U0461305

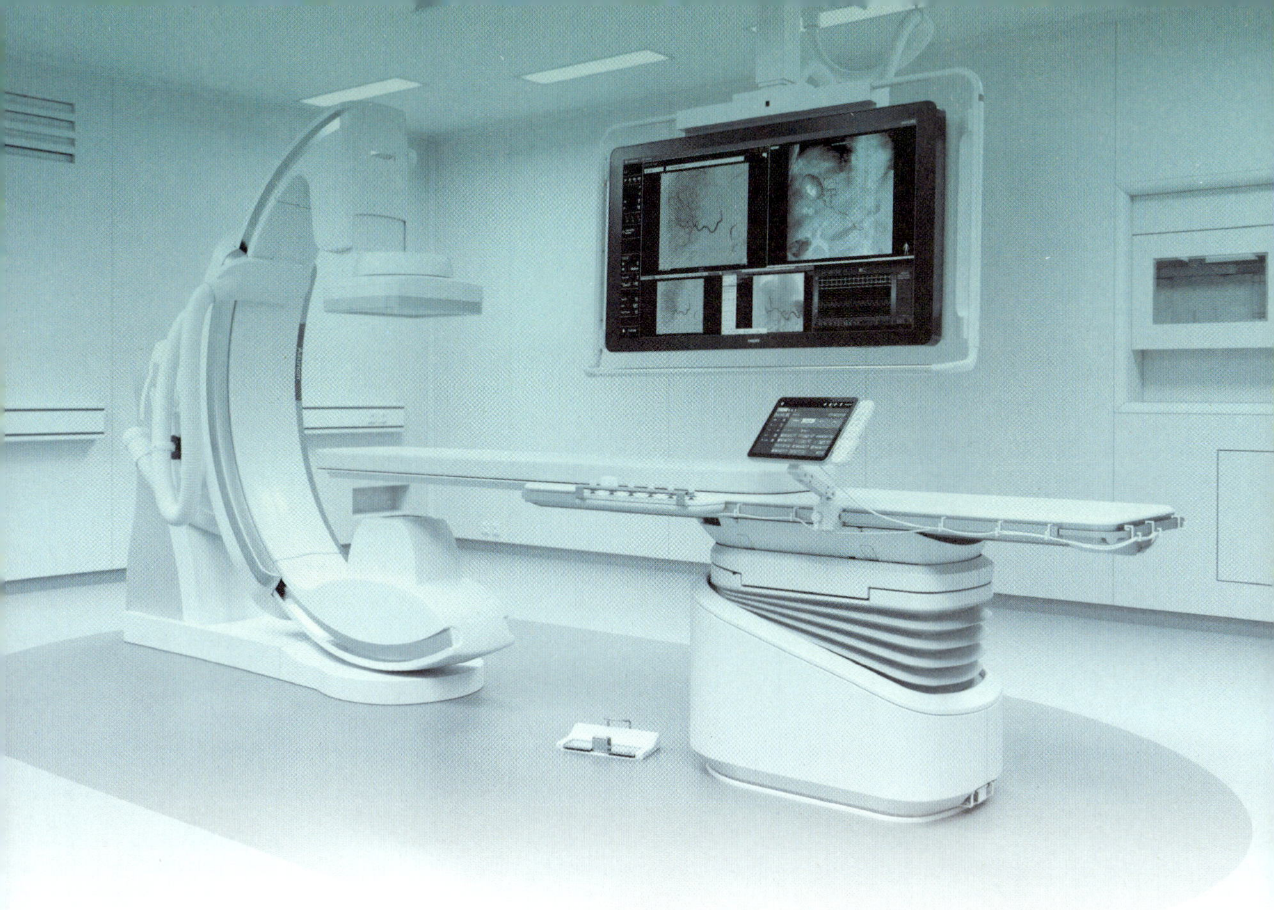

★★★★★

介入手术室
护理管理

主审

王晓燕 甘秀妮 刘 蕾

主编

王小琳 程 琳 崔 颖

重庆大学出版社

图书在版编目（CIP）数据

介入手术室护理管理 / 王小琳，程琳，崔颖主编 . 重庆：重庆大学出版社，2025.4. --ISBN 978-7-5689-5168-5

Ⅰ. R472.3

中国国家版本馆 CIP 数据核字第 2025TA7013 号

介入手术室护理管理

JIERU SHOUSHUSHI HULI GUANLI

主编　王小琳　程　琳　崔　颖

策划编辑：张羽欣

责任编辑：张羽欣　　版式设计：散点设计

责任校对：邹　忌　　责任印制：张　策

*

重庆大学出版社出版发行

出版人：陈晓阳

社址：重庆市沙坪坝区大学城西路 21 号

邮编：401331

电话：（023）88617190　88617185（中小学）

传真：（023）88617186　88617166

网址：http：//www.cqup.com.cn

邮箱：fxk@cqup.com.cn（营销中心）

全国新华书店经销

重庆升光电力印务有限公司印刷

*

开本：787mm×1092mm　1/16　印张：23.75　字数：426 千

2025 年 4 月第 1 版　　2025 年 4 月第 1 次印刷

ISBN 978-7-5689-5168-5　　定价：138.00 元

本书如有印刷、装订等质量问题，本社负责调换

《介入手术室护理管理》

编委会

主　审：王晓燕　甘秀妮　刘　蕾

主　编：王小琳　程　琳　崔　颖

副主编：赵文利　朱　丽　曾小红　杨　清　包建英

编　委：（按姓氏拼音排序）

包建英（江苏省人民医院）

陈冬萍（华中科技大学同济医学院附属协和医院）

谌　磊（陆军军医大学第一附属医院）

陈廷静（陆军特色医学中心）

程　琳（陆军军医大学第一附属医院）

程伊莲（陆军军医大学第一附属医院）

崔　颖（东南大学附属中大医院）

丁　敏（重庆医科大学附属第一医院）

冯　望（重庆医科大学附属第二医院）

顾　露（四川省医学科学院·四川省人民医院）

顾　梅（江苏省人民医院）

郭雯曦（重庆医科大学附属第二医院）

何晓华（南昌大学第一附属医院）

黄超琼（重庆医科大学附属第一医院）

黄　宇（贵州医科大学附属肿瘤医院）

黄郑丽（东南大学附属中大医院）

蒋雨君（重庆医科大学附属第二医院）

井学敏（首都医科大学附属北京佑安医院）
邝　晓（重庆医科大学附属第二医院）
李海云（河南省人民医院）
李　燕（南京医科大学附属南京医院）
刘雪莲（中山大学附属第三医院）
罗　娟（重庆医科大学附属第二医院）
马玉峰（河南省人民医院）
彭会珍（河南省人民医院）
彭　倩（重庆医科大学附属第二医院）
唐　萍（重庆医科大学附属第一医院）
田小红（陆军军医大学第一附属医院）
万红燕（东南大学附属中大医院）
王小琳（重庆医科大学附属第二医院）
王玉娟（重庆医科大学附属第二医院）
温红梅（厦门大学附属心血管病医院）
吴　敏（陆军军医大学第一附属医院）

吴　倩（陆军军医大学第一附属医院）
曹贤轩（重庆医科大学附属第二医院）
徐冰晨（复旦大学附属中山医院）
杨崇明（江苏省人民医院）
杨会琼（四川大学华西医院）
杨　清（陆军军医大学第一附属医院）
余中琴（重庆医科大学附属第一医院）
曾　杰（陆军军医大学第一附属医院）
曾小红（南昌大学第一附属医院）
张义静（东南大学附属中大医院）
赵文利（河南省人民医院）
钟小宁（重庆医科大学附属第二医院）
周洁宏（四川大学华西医院）
朱红玉（重庆医科大学附属第二医院）
朱　丽（复旦大学附属中山医院）

序

随着介入诊疗技术的日新月异发展，介入诊疗护理的内涵不断拓展和延伸，这对介入护理人员的专业素养和技术水平提出了更高、更精、更细的要求。介入手术室作为医院开展介入诊疗活动的重要场所，需要建立系统化且规范化的护理管理制度、护理技术操作流程和护理质量评价标准，以确保患者手术能够安全、顺利地开展。

相比于历史悠久的外科手术室，介入手术室虽然起步较晚，但发展迅速。介入手术具有其独特性：配备大型DSA/CT等影像设备，信息化水平高，需要与设备技术紧密协同等。因此，其护理管理模式与外科手术室不尽相同。国家卫生健康委员会发布的《三级医院评审标准（2022年版）》及其实施细则中，对介入诊疗的技术规范、专业设置、人员配备及设备配置等方面提出了明确要求。然而，目前关于介入手术室的护理管理制度、技术操作流程、护理规范、护理质量评价标准等尚待完善，国内尚缺乏针对介入手术室护理管理的临床实践指南，导致不同医疗机构间的介入手术室管理现状及护理人员专业水平存在较大差异，同质化水平亟待提升。此外，介入医疗的快速发展对护理工作提出了更高的要求。

《介入手术室护理管理》的编写旨在为推动介入手术室护理专业化、标准化、同质化管理提供参考依据。全书聚焦了国内各大医院介入手术室护理管理临床实践经验和最新研究成果，紧密结合国家卫生健康委员会相关规定及最新的行业标准、指南规范，内容涵盖广泛，理论与临床实践相结合，值得国内介入手术室护理同道们学习与借鉴。

滕皋军

中国科学院院士、东南大学附属中大医院

2025年春

前言

护理工作是医疗卫生工作的重要组成部分，在推进健康中国建设、深化医药卫生体制改革、改善人民群众就医体验以及促进社会和谐等方面发挥着重要作用。随着现代介入诊疗技术的飞速发展，对介入护理专业内涵的要求不断提高。其中，规范化的介入手术室管理将有助于推动护理领域的发展，进而促进介入诊疗护理质量的持续改进，保障患者安全，并提高患者的就医体验。然而，目前国内尚缺乏针对性强、系统化的介入手术室护理工作指南及质量控制管理规范，致使各医疗机构介入手术室护理管理质量参差不齐。为此，本书的编写团队汇聚了国内众多知名的介入护理专家和骨干，他们依据国家卫生健康委员会发布的《进一步改善护理服务行动计划（2023—2025年）》和《三级医院评审标准（2022年版）》，致力于通过《介入手术室护理管理》一书的出版，进一步推动介入手术室护理管理的专业化、标准化、同质化进程。

本书分为两篇，共七章。第一篇为介入手术室护理实践管理，主要涵盖了介入手术室护理管理制度、护理管理流程、护理管理规范、护理常规及应急预案等内容。第二篇为介入手术室护理质量管理，制定了针对介入手术室护理专业特性的质量评价标准及质量监测指标，可作为介入手术室护理质量管理的自查对照工具，或等级医院评审时的参考依据，也可作为上级单位对基层单位进行检查指导的参考手段。本书与临床紧密结合，从最新的介入护理视角出发，引入现代护理管理理论，并依据大量国内外介入诊疗相关的指南、文献及专业书籍，经多次讨论修订与反复斟酌，确保了理论指导的针对性、实践指导的可行性、质控管理的持续性。希望本书能为全国介入手术室的护理工作者提供参考与帮助，推动介入护理专科的高质量发展。

在撰写本书的过程中，我们深刻体会到介入手术室护理管理模式与临床病房护理存在着根本性的区别，各类工作标准及质控规范都需要在实践应用中不断加以改进和完善。鉴于编写团队的知识和经验有限，书中难免存在疏漏、错误及其他不足之处。恳请广大读者在使用过程中提出宝贵的意见和建议，以便我们不断完善本书。

在此，谨代表编写团队全体成员，特向参考和借鉴过的文献资料的作者们致以诚挚的谢意！同时，向参与本书编写的编委及编委所在单位给予的大力支持表示衷心的感谢！

王小琳　程　琳　崔　颖

2025年2月

目　录

第一篇　介入手术室

第二篇 介入手术室

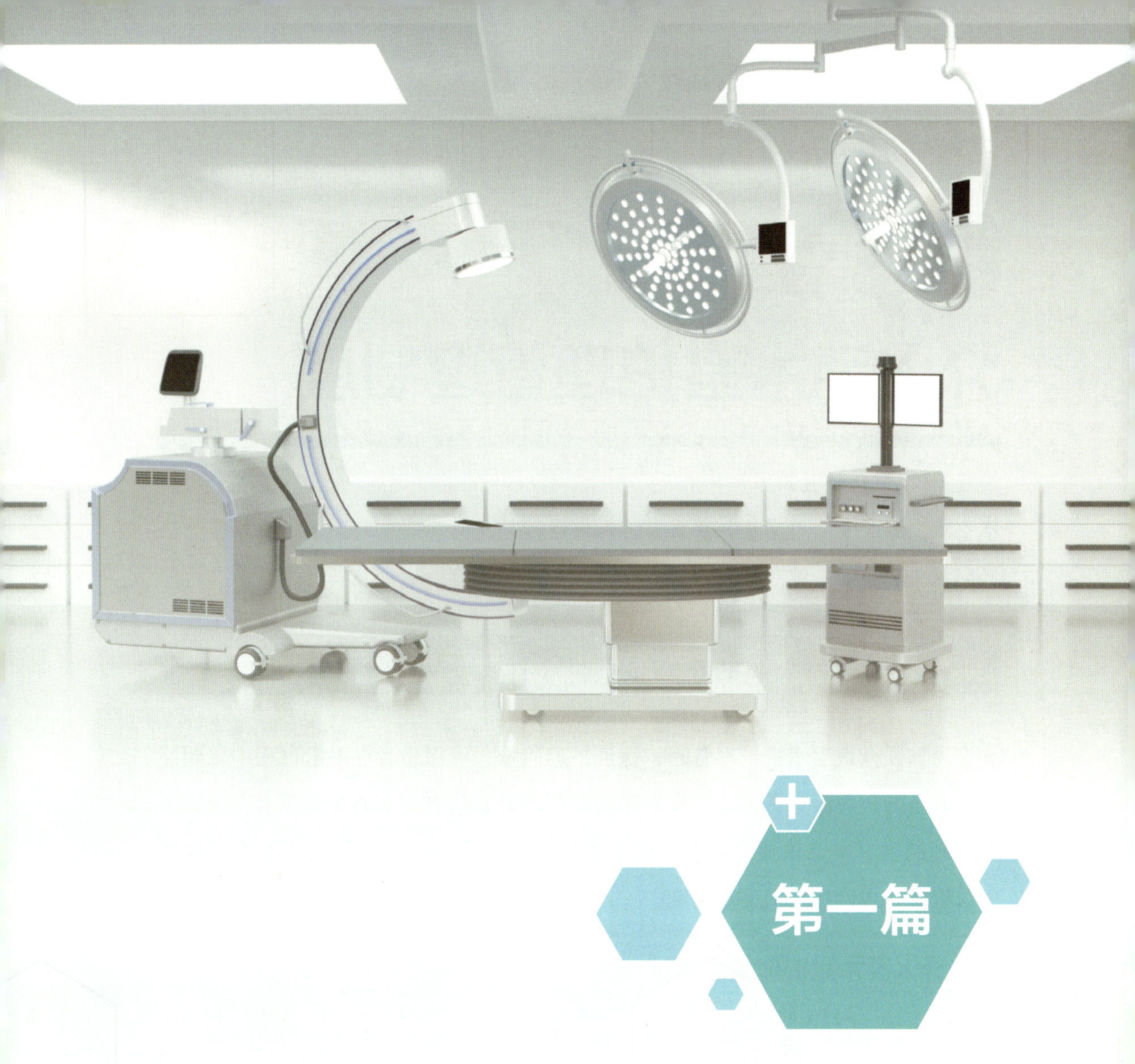

第一篇

介入手术室护理实践管理

第一章 介入手术室护理管理制度

编者：（按姓氏拼音排序）

陈冬萍　程　琳　何晓华　蒋雨君　刘雪莲　彭　倩　王小琳　温红梅　曹贤轩

杨会琼　曾小红　钟小宁

第一节 介入手术室护理组织管理制度

为加强介入手术室护理管理，保证护理质量，确保患者在手术过程中得到优质、安全的护理服务，防止不良事件的发生，需要建立完善的介入手术室护理组织管理制度。本节主要介绍介入手术室护理组织管理架构、介入手术室管理制度，以及介入诊疗技术工作制度。

一、介入手术室护理组织管理架构

介入手术室作为医院内相对独立运作的医疗平台科室，为了配合医院相关临床科室开展介入手术，实现高质量的护理服务，需要建立清晰的组织架构。介入手术室护理组织管理架构如图1-1-1所示。

二、介入手术室管理制度

（1）介入手术室护理人员在护理部及科主任、护士长的领导下开展工作，全体人员工作职责明确，严格按照岗位要求认真履行职责，相互尊重，团结协作。

（2）牢固树立服务临床的意识，主动、积极地为患者服务。当急诊介入手术与常规介入手术发生冲突时，优先安排急诊介入手术。患者行急诊介入手术时，应由管床医生全程陪同。

（3）严格遵守医院各项规章制度、护理操作规程，严格遵守无菌操作原

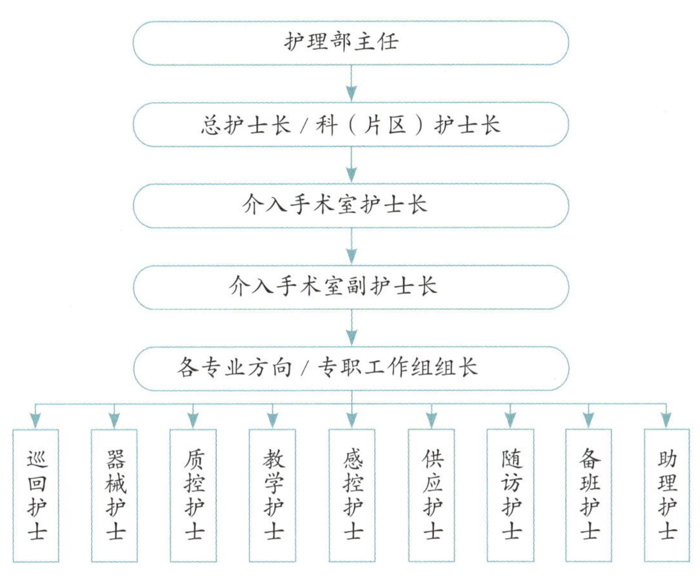

图1-1-1　介入手术室护理组织管理架构图

则，保持手术室内肃静和整洁。

（4）严格遵守劳动纪律。上班期间坚守岗位，不迟到，不早退，不脱岗，不串岗，不干私活，不上网聊天，不谈论与工作无关的话题，不在室内谈笑或喧哗，按照规定路线出入手术室。各类请假按照医院和科室规定的程序进行申请。

（5）定期参加医院组织的各级各类培训，积极参与科室的护理质量与安全、行风建设、教学科研等工作。

（6）上班期间严格按照要求佩戴个人剂量牌，着装整洁，仪表端庄，行为规范，工作期间不得使用私人手机。

（7）介入手术室前台应实行专人管理，非手术相关工作人员严禁入内。进入介入手术室见习或参观须经有关部门批准，持相关证明方可入内。严格控制进入手术室的人员数量。进入介入手术室者，须按要求佩戴帽子、口罩，穿手术室专用洗手衣、巡回衣，更换室内鞋。手术人员暂时离开手术室时，应更换为外出衣、鞋。手术室内不得带入任何食品。

（8）做好介入手术室的消防安全管理工作，定期开展消防安全演练。介入手术室内禁止吸烟，不得使用大功率电器，禁止明火，做到人走电断。

（9）在介入手术中，做好保护性医疗和护理工作。

（10）做好与其他部门的沟通和协调工作。

（11）做好介入手术各类业务报表的登记、统计和上报工作。

三、介入诊疗技术工作制度

（1）严格遵守介入诊疗技术管理规范、操作规范和诊疗指南，严格掌握介入诊疗技术的适应证。

（2）介入诊疗医生、技师和护士须经介入诊疗专业技术培训合格后方可上岗工作。

（3）介入诊疗报告随住院病历一并保存。

（4）建立介入诊疗登记制度，设立“介入耗材条码粘贴本”，保存期限不少于15年，以备产品质量追溯之需。术后将手术患者的介入诊疗器材条码（或其他合格证明文件）粘贴在住院病历的介入手术记录中。

（5）加强介入诊疗技术管理，定期进行临床应用能力评价。主管部门定期进行检查，针对存在的问题进行整改和追踪。

（6）建立健全数字减影血管造影（Digital Subtraction Angiography，DSA）手术室的相关管理制度及介入诊疗技术的操作流程。

（7）介入手术室须符合放射防护要求，急救设施配备完善，具备进行心肺脑复苏抢救的条件。

（8）医院必须使用符合招标采购相关规定、证照齐全、合法、合格的介入诊疗器材。

（9）建立医疗器械不良事件报告制度。

第二节 介入手术室护理人力资源管理制度

护理人力资源是卫生资源的重要组成部分，其合理配置是推动整个护理事业发展的关键。近年来，随着介入医学的不断发展，对介入手术室护理从业人员提出了更高的要求。他们不仅需要掌握介入手术相关疾病的专科知识，熟悉各类介入手术的配合流程，参与急危重症患者的救治工作，还需要掌握介入手术常用医疗设备、仪器、耗材的管理方法，具备药品使用、职业安全与辐射防护等相关知识。为确保介入手术患者治疗与护理的连续性、安全性和专业性，提升介入手术的成功率，介入手术室应建立科学的护理人员岗位设置原则、完善的分层管理培训体系和绩效考核方案。本节主要介绍介入手术室护理人员的从业资质管理制度、护理人员配置及岗位管理制度、护理人员分层级培训与考核制度，以及护理人员绩效管理制度。

一、护理人员从业资质管理制度

（1）从事介入手术室护理工作的人员需要具备完全民事行为能力，符合国务院卫生健康主管部门规定的健康标准，持有护理学专业专科及以上学历证书。

（2）必须持有“中华人民共和国护士执业证书”，并按照要求定期进行注册，确保在执业注册有效期内。

（3）依据《中华人民共和国职业病防治法》和《放射工作人员职业健康管理办法》，定期进行健康体检，参加有关辐射、安全、防护与管理知识培训考核，考试合格并取得相应的培训合格证。

（4）在上岗前，接受岗位资质准入培训，确保达到介入手术室护理岗位所要求的技术能力标准。

二、护理人员配置及岗位管理制度

（一）护理人员配置标准

根据原卫生部发布的《关于实施医院护士岗位管理的指导意见》（卫医政发〔2012〕30号）、国家卫生健康委员会发布的《三级医院评审标准（2022年版）》及其实施细则、《全面提升医疗质量行动计划（2023—2025年）》以及《手术室护理工作指南》等文件要求，参照一般手术室的标准，结合介入手术室的工作特性，护理人力资源配置时应遵循《中华人民共和国劳动法》和《国务院关于职工工作时间的规定》（国务院令174号），确保工作时间每天不超过8小时。结合各医院实际运营情况，如介入手术间的配置数量、每天介入手术台次量、手术种类等，按照所需班次，根据护士群体结构比例进行合理配置。建议介入手术室护士与手术床（间）之比≥3∶1。

（二）护理岗位配置原则

1. 按需设岗原则

介入手术室护理人员配置，是以为患者提供最佳、最安全的诊疗为根本目标和任务。应综合考虑各级医院介入手术室的规模、功能、任务和发展趋势，合理配置人力资源，以保证临床介入手术的顺利完成，持续提升介入护理质量，同时保障护理人员的基本权益和身心健康。

2. 结构科学原则

合理的介入手术室护士梯队建设，是介入护理实现可持续、高质量发展的基础。介入手术室护士梯队结构主要包括年龄结构、层级结构、学历结构、职称结构等。岗位配置不仅要根据介入手术室的岗位职责、操作要求和风险程度，合理调整护理队伍的层级结构；还要结合工作性质、专业特点和教研任务的重要性，优化各岗位人员结构比例。在编制结构中，应纳入不同能级、专业技术职称、学历及专业特长的护士，优化人员组合，确保每个岗位、每种角色、每名护士都能充分发挥潜能，以达到提高工作效率、稳定护理队伍的目的。

3. 紧急调配原则

介入手术室护理人员及岗位设置需要实施动态调配，以适应介入急诊手术和突发公共事件等应急处置及医疗卫生保障工作的要求。为此，介入手术室应成立“突发公共卫生事件护理应急领导小组”，设置组长、副组长和组员。该小组应以患者为中心，科学实施人力资源紧急调配管理，包括应急处理和卫生救援的各项技术、人员、物资的准备，确保及时有效地完成各项抢救和紧急介入手术。

4. 专业人文原则

介入手术室护理是临床护理的延伸。因此，在配备护理人员数量、结构时，应以满足患者手术需要为原则，秉承“以患者为中心”“以质量、安全为核心”的整体护理服务宗旨，合理配置人力资源。介入手术室是医护射线同室操作的临床科室，因此，在配置介入手术室护士时，要突出以人为本原则，充分考虑辐射对护士身体的影响，以及女性生理特点和铅衣对职业健康的影响，适当增配一定比例的男护士。

（三）护理人员素质要求

随着介入医学技术的进步和疾病管理模式的变化，对介入护理专业化的要求日益提高。因此，介入手术室护士除了应具备护士的基本素养，还应具备较高的专业素养，以满足介入护理临床实践发展的需要。

1.思想素质

（1）热爱护理事业，立志投身于介入护理领域，全心全意为患者服务。

（2）严格遵守介入手术室的各项规章制度，坚守岗位，认真负责，一切以患者为中心，具有高度的责任感和同情心，在工作中兢兢业业、一丝不苟。

（3）无私奉献，不怕脏、不怕累，不计较个人得失，自觉克服困难，随时准备投入到急诊介入手术和危重患者的抢救工作中，特别是胸痛、卒中、出血等需要绿色通道紧急救治的患者手术。

2.技术素质

（1）掌握介入医学及护理相关的基础理论知识和专业操作技能。

（2）熟练掌握无菌操作技术和急救技术，熟悉介入手术室各种仪器设备、耗材及药品的使用方法。

（3）精通各专科介入手术的术前准备和术中配合，操作应轻、准、稳、快，能够与手术医生、技师以及其他工作人员配合默契。

（4）善于学习，勇于实践，精益求精，不断提高自身的业务能力和技术水平。严密观察患者病情变化，并能做出准确判断，协助手术医生进行及时、恰当的处理。

3.心理素质

（1）具备良好的心理素质，具有敏锐的观察力和灵活主动性。

（2）性格稳重，情绪稳定，在手术配合中能集中注意力，对随时可能出现的意外情况能沉着冷静地按照应急预案处理，主动配合手术医生，使医生信赖、患者放心。

（3）具备较强的自我控制、应变能力和良好的人际沟通能力，始终保持谦虚自重、亲切和蔼的态度，主动关心患者，协调各方关系，与手术医生、技师等紧密配合，营造良好的人际关系及和谐的工作氛围。

4.身体素质

随时进行的急诊介入手术和危重患者抢救、不断开展的大型高难度介入手术都具有紧迫性、连续性、体力消耗大的特点，同时还要符合辐射防护要求，故手术室护士部分工作时间需要穿戴辐射防护用具。因此，介入手术室护士必须身体健康，拥有强健的体魄和良好的体能耐力。

（四）护理人员岗位职责及任职资格

介入手术室护理人员岗位设置需要结合医院介入手术室的实际情况而定，通常设有护士长/副护士长、护理组长（根据专业方向或分管专职工作不同，可设多名组长）、巡回护士、器械护士、助理护士等岗位。

1.护士长

（1）岗位职责。

1）在医院护理部主任、介入学科/片区护士长及科主任的领导下，负责介入手术室的护理行政管理、护理业务技术管理、护理质量持续改进及护理科研教学管理工作，担任护理质量与安全管理组组长。

2）依据医院及介入手术室护理质量标准，制定并实施护理发展规划与目标、护理质量考评标准、护理质量管理相关制度、护理安全管理措施及工作流程。组织开展护理质量检查评价，推动持续改进工作，做好各类护理报表的统计分析及上报。

3）根据临床各专科介入手术的需求和人力资源情况，合理安排手术间，科学分配护理人员，高效、安全地配合医生完成介入手术。

4）督促各级护理人员严格遵守岗位职责、各项规章制度和技术操作规范，严防护理不良事件的发生。在进行复杂的护理技术操作、新开展手术、疑难手术及抢救患者时，护士长应亲自参与并现场指导，以提升护理人员的专业技术水平。

5）按照要求做好介入手术室的感染防控与辐射防护管理工作。

6）定期组织护理人员参加分级培训与考核，指导和管理实习、进修、规培及专科护士的带教工作，指定教学组长落实教学管理工作。

7）明确本专科护理的发展方向，指导团队积极开展护理新业务、新技术、新项目及护理科研工作，培养具有不同专业特长的介入手术室临床护理专家。

8）负责介入手术室的成本管理，做好药品、器材、卫生设备等物资的申领、报销工作，随时督查急诊手术用品的准备情况，检查毒、麻、精药品及贵重器械、抢救仪器设施的管理情况，合理利用医疗资源。

9）结合医院与科室制定的绩效考核分配原则与方案，审核护理人员的绩效考核结果，确保绩效考核分配公平、公正、合理。

10）负责上级安排的各类外事接待与参观事宜。

11）副护士长协助护士长负责相应岗位的管理工作。

（2）任职资格。

具备护理学专业本科或以上学历、N3级或以上能级、主管护师或以上专业技术职称、从事本专科护理工作5年或以上的护士，精通业务，教学、科研能力突出，且接受过护理管理培训。对于具有硕士、博士学位的护士，可根据其专业能力、管理能力等综合考评后破格提拔。

2.护理质量与安全管理组副组长

（1）岗位职责。

1）协助护士长参与介入手术室的日常护理管理工作，重点负责该区域的护理质量与安全管理，合理安排介入手术，秩序井然。

2）严格落实护理质量与安全管理措施，定期开展护理质控及分析，做好介入手术室护理质量监测指标的统计分析，推动护理质量持续改进工作。

3）牵头组织介入护理质量持续改进项目的申报、方案实施及结题验收工作。

4）坚守工作岗位，承担护理二线值班。

5）严格执行介入诊疗护理技术操作规范，认真执行查对和交接班制度，严防差错事故的发生。

6）指导护士做好介入手术相关的护理配合工作，做好特殊情况的应急准备，积极参与抢救工作。

7）按照要求做好介入手术室的感染防控与辐射防护管理工作。

8）参加进修、实习、规培、新入职及专科护士的教学和临床实践指导工作，参加继续教育学习，持续提升自身的业务技术水平。

9）组织开展护理新业务与新技术，参与科研工作，撰写论文和经验总结。

（2）任职资格。

具备护理学专业本科或以上学历、N3级或以上能级的护士，专业技术水平过硬。可择优选择从事本专科工作5年以上的护士、具有硕士学位的护士或取得介入专科护士资质证书的护士。

3.护理教学科研组组长

（1）岗位职责。

1）在护士长的领导下，担任护理教学科研组组长，协助护士长参与介入手术室的护理教学及科研日常管理工作。重点负责制订本科室内实习、规培、进修、新入职以及专科护士的护理教学工作计划，并组织实施，督促检查。

2）严格落实教学管理职责，定期组织护理教学查房、专科业务学习以及理论与技术操作考核。掌握老师和学员的思想动态及教学工作情况，做好协调与反馈工作。

3）组织落实护理科研培训学习，负责科研数据的收集、整理与分析工作，牵头开展介入护理新技术、新项目以及循证护理的相关工作。

4）其余职责同护理质量与安全管理组副组长的岗位职责第4至8条。

（2）任职资格。

具备护理学专业本科或以上学历、N3级或以上能级的护士，教学能力突出。可择优选择从事本专业工作5年以上的护士、具有硕士学位的护士或取得介入专科护士资质证书的护士。

4.巡回护士

（1）岗位职责。

1）在护士长的领导下，担任介入手术室巡回护士，协助护理组长参与岗位的日常管理和临床护理配合工作。

2）坚守工作岗位，承担护理一线值班。

3）严格遵守介入手术室的各项规章制度和技术操作规程，负责全程落实介入手术患者的相关护理与配合工作，具体包括：①术前应检查手术室环境是否达标，调节空气并保持室内温湿度适宜。检查手术间内各种器械、药品与耗材是否齐全，根据当天手术需要，落实、补充、完善所有物品，使之处于功能状态。②

根据手术预约单合理安排手术间，并提前了解患者病情，熟悉将要开展的介入手术。③患者入室后，为其佩戴一次性手术帽，做好非手术照射部位的辐射防护。主动安慰患者，评估其心理状态，适时开展心理疏导与健康宣教，使患者配合手术。④仔细清点病房带来的物品、药品等，检查术前医嘱是否执行（重点是术前用药），如有遗漏，应及时报告医生并妥善处理。发现患者携带贵重或特殊物品（戒指、项链、义齿或其他钱物）时，应取下并交由相关人员保管。⑤合理安置手术体位，尊重并关怀患者，注意保护患者隐私。⑥完善术前准备，包括建立静脉通路、吸氧、心电监护等，观察并记录患者入室后的生命体征，如有异常，应及时报告医生并积极配合抢救。⑦监督介入手术室工作人员正确执行消毒隔离、无菌技术和辐射防护原则，保持手术间清洁、整齐、肃静。⑧严密观察患者病情变化，准确执行医嘱，及时、准确地完成各项护理工作。⑨树立爱伤观念，操作时动作轻柔，术中关心爱护患者，注意保暖。⑩加强与非全麻患者的沟通，评估其心理状态，适时安抚，加强人文关怀，缓解紧张焦虑情绪，使患者配合手术。⑪负责器械、药品与耗材的保管、使用和计费工作，手术前后与器械护士共同清点，并及时记录。将术中所用置入性耗材、高值耗材的条码按医院要求贴在相应表单上，并签字确认。⑫术后协助医生处理手术穿刺点，将患者安全撤离手术室，及时完善并书写各项护理文书记录，与护送患者回病房的工作人员进行交接。

4）参加进修、实习、规培、新入职及专科护士的教学和临床实践指导工作，积极参加继续教育学习和护理科研工作，持续提升自身的专业技术水平。

（2）任职资格。

具备护理学专业专科或以上学历、N1级或以上能级的护士。可择优选择从事本专业工作1年以上的护士。

5.器械护士

（1）岗位职责。

1）在护士长的领导下，担任介入手术室器械护士，协助护理组长参与岗位的日常管理和临床护理配合工作。

2）坚守工作岗位，承担护理一线值班。

3）严格遵守介入手术室的各项规章制度和技术操作规程，负责全程落实介入手术患者的相关护理与配合工作，具体包括：①提前了解介入手术患者病情，熟悉将要开展的手术类别，充分了解手术步骤，做到心中有数，必要时参加术前讨论。②检查手术所需器械、药品与耗材等是否备齐，发现遗漏应及时补充。根据各专科介入手术要求铺好无菌手术台。③与手术医生、麻醉医生（或放射技师）共同严格落实核查制度，防止差错事故的发生。手术前后与巡回护士共同清点物品，并及时记录。④协助手术医生完成消毒、铺单、穿衣、戴无菌手套等准备工作。⑤监督介入手术室工作人员正确执行消毒隔离、无菌技术、辐射防护等原则，保持手术间清洁、整齐、肃静。⑥配合医生准确传递手术器械、药品与耗材，并保持器械台及手术区的清洁、干燥与无菌，发现疑似污染应立即更换。⑦严密观察患者病情变化，准确执行医嘱，及时、准确地完成各项护理工作。⑧树立爱伤观念，操作时动作轻柔，术中关心爱护患者，注意保暖。⑨加强与非全麻患者的沟通，评估其心理状态，适时安抚，加强人文关怀，缓解紧张焦虑情绪，使患者配合手术。⑩术后协助医生处理手术穿刺点，妥善固定各管路，将患者安全撤离手术室。⑪术毕及时清理手术器械及用物，按医疗废物分类要求进行处置，将锐器放入专用锐器盒。指导保洁员进行介入手术室的环境卫生清扫与消毒工作。对于特殊感染患者，按规定流程进行消毒处置，做好器械、敷料的清洗、打包与消毒工作，清理并补充手术间内各种物品，定位归原，为下一台手术做好准备。

4）参加进修、实习、规培、新入职及专科护士的教学和临床实践指导工作，积极参加继续教育学习和护理科研工作，持续提升自身的专业技术水平。

（2）任职资格。

具备护理学专业专科或以上学历、N1级或以上能级的护士。可择优选择从事本专业工作1年以上的护士。

6.助理护士

（1）岗位职责。

1）在护士长的领导下，担任介入手术室助理护士，协助护理组长、巡回护士、器械护士等参与岗位的日常管理和临床护理配合工作。

2）坚守工作岗位。

3）严格遵守介入手术室的各项规章制度和技术操作规程，负责全程落实介入手术患者的相关护理与配合工作，具体包括：①根据手术预约单合理安排手术开台顺序，提前1天进行术前访视，了解患者的病情、身体状况及心理状态，必要时向其介绍手术流程，给予心理支持。②协助完成患者的术前准备工作，并做好手术间的环境、设备、手术所需器械、药品与耗材的相关准备工作。③协助患者入室，严格落实三方核查制度，防止差错事故的发生。④协助处理术中产生的废弃物和污染物，确保其得到安全处理和消毒。按规定进行环境卫生学监测，做好监测结果的记录工作。⑤协助工作人员将患者安全转运至麻醉恢复室或病房。⑥根据患者手术类别及病情，合理安排术后访视，并做好档案记录工作。

4）积极参加继续教育学习，持续提升自身的专业理论与技术水平。

（2）任职资格。

具备护理学专业专科或以上学历、N0级及以上能级的护士，即来院工作1年以内的新入职护士或规培护士。

三、护理人员分层级培训与考核制度

分层级管理是护理人力资源管理的一个重要环节，是指根据护理人员的职位、职称、实际业务能力等现实条件进行不同级别、不同层次的标准化和目标化管理。为适应护理学科发展的需要，深入贯彻落实《全国护理事业发展规划（2021—2025年）》的精神，坚持以岗位需求为导向，建立和完善专科护理岗位培训制度，培养一支适应护理学科发展的护理队伍。根据国家相关文件的规定和要求，应结合医院及科室的实际情况，实施护士的分层级管理与使用。

（一）分层级原则

根据业务能力，结合工作年限、职称等因素，将护士分为N0—N4五个能级，遵循层级职责明确、能级对应、分工协作、层层指导、共同负责的工作原则，实施护士分层级培训与考核。

（二）总体目标

通过健全临床护理岗位护士分级进阶管理体系，实现能级对应，以提升护理管理质量。该体系为合理调配人力资源、开展护士分层岗位培训、制定护士绩效考核制度提供了依据，有助于建立长期有效的机制以调动护士积极性，逐步实现介入手术室护理岗位设置清晰，合理培养，科学使用，管理层级优化，从而提升护理学科管理水平。

（三）分层级标准

以护士业务能力为主要评价指标，有机结合职称体系，同时参考工作年限（含院外工作年限）等因素，将护士分为N0—N4五个能级，具体标准参照《护理能级岗位说明书》。

1. N0级（入门型）

来院工作1年内的新入职或规培护士，在护士长及其他能级护士的指导下完成介入手术室护理岗位的各项工作。

2. N1级（成长型）

工作1~5年的护士（不含规培学习阶段），具有护士及以上职称；能够胜任介入手术室岗位的常规护理工作。

3. N2级（熟练型）

工作5年以上的护士（本科生工作3年，研究生工作2年），具有护师及以上职称；熟悉介入护理专科理论知识及业务技术操作，能够独立承担临床带教、护理质控等工作，具有一定的临床教学及科研能力。原则上工作满5年者可参与专科护士培训，确因专业发展需要经科室审核可择优推荐为教学组长、责任组长或参加专项培训。

4. N3级（专科型）

工作10年以上的护士（本科生工作6年，研究生工作4年），具有主管护师及以上职称；掌握介入护理专业理论知识及业务技术操作，能够承担复杂疑难病例介入手术护理指导、临床带教、护理研究等工作，具有一定的组织管理能力、良好的沟通协调能力，可担任护士长、责任组长、教学组长。

5. N4级（专家型）

工作12年以上的本科生护士（研究生工作8年），具有副主任护师及以上职称；精通介入护理专业理论知识，业务技术操作娴熟，能够指导、承担和解决介入手术室的专科护理和疑难护理问题，开展护理咨询以及专科指导、护理研究等工作，具有较强的组织管理能力和良好的沟通协调能力，可担任护士长、督导专家。

（四）晋级标准

对于符合层级晋级基本条件的护士，科室护士长需要对申报对象进行资格审查，核实其申报材料是否真实，基本条件是否满足，并按照晋级标准（表1-2-1）考核，逐级审核并上报。

表1-2-1　介入手术室护理人员能级晋级标准

能级	晋级标准
N0 级护士	①本能级录用即准入 ②通过护士执业资格考试 ③通过岗前培训及考核
N1 级护士	①基本年资及职称合格 ②通过基础理论及技能考核 ③综合能力考核合格 ④最近 1 年内无Ⅳ级及以上护理不良（安全）事件发生
N2 级护士	①基本年资及职称合格 ②继续教育学分达标 ③通过基础理论及技能考核 ④通过专科理论及技能考核 ⑤发表综述或个案报道 1 篇 ⑥综合能力考核合格 ⑦教学评价合格 ⑧最近 1 年内无Ⅳ级及以上护理不良（安全）事件发生
N3 级护士	①基本年资及职称合格 ②继续教育学分达标 ③通过基础理论及技能考核 ④通过专科理论及技能考核 ⑤发表统计源期刊论文 2 篇 ⑥综合能力考核合格 ⑦教学评价合格 ⑧最近 1 年内无Ⅳ级及以上护理不良（安全）事件发生

续表

能级	晋级标准
N4级护士	①基本年资及职称合格 ②继续教育学分达标 ③通过基础理论及技能考核 ④通过专科理论及技能考核 ⑤发表统计源期刊论文5篇 ⑥综合能力考核合格 ⑦教学评价合格 ⑧最近1年内无Ⅳ级及以上护理不良（安全）事件发生

（五）培训标准

介入手术室为全院各专科患者提供实施介入诊疗的场所，兼具手术室的一般属性和介入放射学科的专业性。因此，其工作模式、工作范畴、岗位职责、检查和考核标准与临床科室存在显著差异。介入手术室的护理工作要求护理人员应具备扎实的专业知识、良好的沟通能力和娴熟的业务技能，同时还应具备较强的管理意识、服务意识和急救意识。为了提升N0—N4各能级护理人员的专业技能和知识水平，发挥各层级护士的能力和专长，培训工作显得尤为重要。结合介入手术室护理人员的结构特点及科室发展情况，以现代护理观为指导，以患者为中心，运用护理学的基本知识，结合介入放射学的专业要求，制定分层级培训标准。

1. N0级培训标准

（1）基础护理。

1）掌握护理学基础相关理论知识。

2）了解急危重症患者抢救相关理论知识。

（2）基础技能。

1）掌握常见基础护理操作技能。

2）学会心肺复苏、简易呼吸器使用等常见急救技能。

（3）专科护理。

1）了解介入手术护理的工作范围、特点及趋势。

2）熟悉介入手术室各岗位工作流程及N0级护士岗位职责。

3）熟悉介入手术常用药品相关知识。

4）熟悉介入手术室职业危害与辐射防护相关知识。

5）熟悉助理护士的工作流程与职责。

6）掌握常见Ⅰ—Ⅱ级介入手术护理配合技术及相关理论知识。

7）熟悉介入手术的常见健康宣教内容。

（4）专科技能。

1）掌握Ⅰ—Ⅱ级介入手术护理配合技术。

2）熟悉介入手术常用药品的使用与配制方法、不良反应的观察与处理。

3）熟悉介入手术室各类仪器、设备、耗材的使用与管理。

4）能够对介入手术患者进行正确的健康宣教。

（5）护理安全。

1）熟悉常见护理应急预案处理流程。

2）熟悉跌倒、压力性损伤等护理风险评估，并予以预见性处理。

3）掌握感染预防及职业防护相关理论知识。

4）熟悉卫生法律法规相关知识。

5）熟悉护理不良事件管理制度。

（6）教学能力。

能够在老师的带领下完成本科室护理查房工作。

（7）科研能力。

1）学习文献检索及文献阅读的方法。

2）了解文章审核及伦理要求。

3）学习申报专利相关知识。

4）了解院内护理专项质量持续改善项目及新业务、新技术、循证护理相关工作。

（8）综合能力。

1）具备一定的应急处置能力。

2）学习沟通技巧，避免护患矛盾和技护矛盾。

3）具备良好的团队合作精神。

2. N1级培训标准

（1）专科护理。

1）掌握介入手术室各岗位工作流程及N1级护士岗位职责。

2）熟悉器械护士、巡回护士的工作流程与职责。

3）掌握常见Ⅲ级介入手术护理配合相关专业知识。

4）熟悉常见介入术中并发症的观察与处理要点。

5）熟悉介入术中急危重症病情的识别及正确处理。

6）掌握介入手术室常用药品相关知识。

（2）专科技能。

1）掌握介入手术室各岗位工作流程及N1级护士岗位职责。

2）掌握常见Ⅲ级介入手术护理配合技术。

3）熟悉护理不良事件处置及报告制度。

4）熟悉介入手术室常见急危重症病例的抢救方案。

5）熟悉介入手术室各类仪器设备的管理及故障排除方法。

（3）护理安全。

1）熟悉卫生法律法规相关知识。

2）掌握常见护理应急预案处理流程。

3）正确识别压力性损伤、跌倒、静脉血栓等高风险患者，并能正确预防。

4）掌握感染预防及职业防护相关知识。

5）掌握急救药品、器材、设备的使用及管理。

（4）教学能力。

具备针对实习生的临床带教能力，能够独立完成本科室护理查房工作。

（5）科研能力。

1）掌握文献检索、文献精读的方法。

2）撰写论文，尝试向期刊投稿。

3）积极申报专利。

4）参与院内循证护理、新技术、新业务、护理质量改进项目的开展。

（6）综合能力。

1）熟悉应急预案，并能够应对各种突发事件。

2）具备较好的临床思维模式及临床专业化护理技能。

3）具备良好的沟通能力，能够独立处理突发纠纷等情况。

3. N2级培训标准

（1）专科护理。

1）掌握介入手术室各岗位工作流程及N2级护士岗位职责。

2）熟悉手术间管理和抢救器械、药品等的管理。

3）掌握常见Ⅳ级介入手术护理配合相关专业知识。

4）熟悉介入术中麻醉监护的基本知识。

5）熟悉新进耗材的性能和应用知识。

6）掌握介入术中急危重症病情的识别及正确处理。

（2）专科技能。

1）独立配合介入手术室Ⅳ级手术。

2）熟悉新开展介入手术的术前准备与术中配合。

3）依据专业知识和临床经验，早期识别病情变化和介入术中并发症。

4）胜任急诊介入手术的配合与抢救。

5）掌握介入手术室各类仪器、设备的管理及故障排除方法。

6）能够在麻醉医生和手术医生指导下开展介入手术患者的镇痛工作。

7）具备对介入手术急危重症患者的风险评估及应急处置能力。

（3）护理安全。

1）掌握介入专科护理应急预案处理流程，并能够根据具体情况进行流程改进。

2）熟悉卫生法律法规相关知识。

3）掌握介入手术室常见器材、设备的故障排除方法。

4）参与实施科室护理质量持续改进，对不良事件进行分析并提出预防措施。

（4）教学能力。

1）具备良好的教学能力，能够承担介入手术室各类临床带教工作。

2）能够牵头组织教学查房、专题讲座。

（5）科研能力。

1）掌握文献检索、文献精读的方法。

2）能够撰写并发表护理论文综述或个案报道。

3）积极申报专利。

4）掌握循证护理的知识、技能，熟悉循证护理的实践程序。

5）积极申报院内循证护理、新技术、新业务、护理质量改进项目。

（6）综合能力。

1）熟悉介入手术室护理管理方案，参与各小组的协调工作。

2）熟悉护理质量控制的内容，能够参与护理质量的管理、分析及改进。

3）具备较好的临床思维模式及临床专业化护理技能。

4）具备良好的沟通能力，能够预见及处理突发纠纷等情况。

4. N3级培训标准

（1）专科护理。

1）掌握介入手术室各岗位工作流程及N3级护士岗位职责。

2）熟悉介入护理管理相关知识。

3）能够识别各类疾病的严重程度，运用术中风险评估工具，并提供预见性护理。

4）掌握各类介入手术专科护理常规、护理流程及健康教育。

5）掌握介入手术室专科特殊药品的应用，并有效指导下级护士观察处理。

（2）专科技能。

1）配合手术医生处理介入术中各类并发症及抢救。

2）组织专科护理查房、护理个案讨论以及护理疑难病例讨论，并指导和监督下级护士完成。

3）掌握介入手术室常见急危重症病例的抢救方案。

4）具备指导及协助下级护士进行特殊、新开展、疑难及危重患者的护理配合以及较为复杂的专科护理操作的能力。

（3）护理安全。

1）熟悉卫生法律法规相关知识。

2）掌握介入手术室常见器材、设备的故障排除方法。

3）参与实施科室护理质量持续改进，对不良事件进行分析并提出预防措施。

（4）教学能力。

1）具备良好的教学能力，能够承担科室各类人员的临床带教工作。

2）能够牵头组织教学查房、专题、疑难及危重病例讨论。

3）参与实施教学护理质量自查和改进。

（5）科研能力。

1）能够撰写并发表护理论文。

2）积极申报专利。

3）熟悉循证护理的相关理论知识，并能够正确运用循证护理的实践程序。

4）积极申报院内循证护理、新技术、新业务、护理质量改进项目。

（6）综合能力。

1）熟悉介入手术室护理管理方案，参与各小组的协调工作。

2）具有较强的专业能力及较强的组织、管理指挥能力。

3）能够协助护士长进行科室管理，并提出有益的意见和建议。

4）能够在质控、教学、管理、科研中发挥骨干和指导作用。

5. N4级培训标准

（1）专科护理。

1）掌握介入手术室各岗位工作流程及N4级护士岗位职责。

2）具备护理管理相关理论知识。

3）熟悉专科护理会诊流程与指导。

4）熟练掌握介入术中疑难、复杂和紧急问题的解决方法，积极组织协调与指挥多学科联合抢救。

5）修订并完善护理技术操作流程，不断提高护理质量。

6）主持疑难、危重介入手术患者的病案讨论。

7）不断完善介入护理核心制度、岗位职责、工作流程及护理质控标准。

8）了解国内外介入专科护理新进展，制定并完善介入手术护理常规，指导下级护士开展工作。

9）引进并应用护理新技术、新项目，制定新开展介入手术的护理常规。

10）定期检查和修订护理应急预案，并指导护理措施的实施。

11）能够正确指导和培训护士对各类药品的临床应用。

（2）专科技能。

1）掌握介入手术室常见急危重症病例的抢救方案。

2）掌握介入手术室各类仪器设备的管理方法及故障排除方法。

3）具备对急危重症患者手术配合的综合管理技术。

4）指导下级护士解决高风险手术、急危重症患者的疑难护理问题，并提出针对性的解决方案。

（3）护理安全。

1）掌握应急预案处理流程，并能够根据临床工作情况进行流程改进。

2）熟悉卫生法律法规相关知识。

3）指导下级护士完成护理不良事件报告、分析、流程改进。

4）指导下级护士完成护理风险评估，并制订风险防范方案。

5）指导下级护士执行感染控制及职业防护流程及规范。

（4）教学能力。

1）具备良好的教学能力，承担介入手术室各类人员的临床带教工作。

2）牵头组织教学查房、专题、疑难及危重病例讨论。

3）组织护理人员的技术培训和考核工作。

4）完成高质量的专科理论授课。

5）完成学院及医院指派的大班教学任务。

（5）科研能力。

1）撰写并发表护理论文。

2）积极申报专利。

3）积极申报院内循证护理、新技术、新业务项目，积极申报护理科研课题。

（6）综合能力。

1）熟悉介入手术室护理管理方案，参与各小组的协调工作。

2）掌握护理质量控制的内容，能够参与护理质量的管理、分析及改进。

3）能够处理各种突发事件、难处理纠纷事件或投诉事件。

4）协助护士长合理调配人力资源。

四、护理人员绩效管理制度

护理人员绩效管理是人力资源管理中的一个重要环节，是指按照一定标准，采用科学的方法，对护理人员的岗位职责履行情况和工作质量等进行综合评价，以确定其工作业绩的一种有效管理手段。建立科学合理的介入手术室护理人员绩效分配方案，不仅可以强化护理人才队伍建设，激发护理人员的工作积极性，提升护理质量和效率；还可以提升患者与护理人员的满意度，降低护理人员的离职率，有效推动医院工作的可持续发展。

（一）绩效分配原则

（1）坚持按劳分配，多劳多得，优绩优酬。

（2）坚持效率优先，公开、公平、公正。

（3）坚持以工作时间、工作量、岗位责任及工作绩效为主要考核与分配依据，向技术精、风险高、强度大和责任重的临床一线护理人员适当倾斜。

（4）护理人员的个人绩效分配不得与药品、检查、化验及其他医疗业务收入直接挂钩。

（5）对违反国家法律法规及《医疗机构工作人员廉洁从业九项准则》等相关规定的，依据各医疗机构相关管理制度，予以相应的绩效处罚。

（二）绩效分配方案

目前，绝大多数医疗机构所采用的绩效分配方案是护理绩效二次分配方案。护理绩效一次分配方案主要是从医院层面进行统筹分配，防止各科室之间绩效差距过大。

1.护理绩效一次分配方案

护理绩效一次分配方案是指科室绩效薪酬总额的分配方案。科室绩效薪酬总额=直接护理工作量绩效+间接护理工作量绩效−护理可控成本。相关数据主要来源于医院信息系统，并通过高效运营系统完成核算。因此，医院信息系统的支持是护理绩效量化考核与分配的关键所在。

（1）直接护理工作量绩效：介入手术室由于工作环境特殊、专业性强、射线同室操作、急诊手术多、夜间值班无法补休等因素，导致护士工作压力大。因此，绝大多数医院对介入手术室绩效实行单独核算。直接护理工作量绩效主要与手术级别、抢救项目、护理操作难度等内容相关。

（2）间接护理工作量绩效：国内大多数综合医院的介入手术室借鉴外科手术室管理模式，成立综合性介入手术室，作为全院服务平台，负责全院介入手术的预约、手术间及人员安排、技术员与护理人员的配合。介入手术室根据医院信息系统提取的数据，如手术台次、手术级别、手术时间效率、医用耗材费用控制等，作为考核指标。若超额完成目标值，可给予一定比例的奖励。

（3）护理可控成本：主要反映护理人员的成本控制情况，包括人力成本、运营成本（如房租、水电等）、固定成本（如家具、设备等）及物资成本（不可计费的耗材）。

2.护理绩效二次分配方案

护理绩效二次分配方案是指护士个人绩效薪酬总额的分配方案。该方案实行个人岗位基础绩效与个人岗位考核绩效相结合的分配方式，其中个人岗位基础绩效与个人岗位考核绩效所占比例，各家医院有所不同。以某三甲医院介入手术室为例，个人岗位基础绩效占护士个人绩效薪酬总额的70%，而个人岗位考核绩效则占个人绩效薪酬总额的30%。

（1）个人岗位基础绩效：主要体现护士的岗位职责，与所承担的岗位责任和个人岗位等级挂钩。个人岗位等级又与其工龄、学历、职称等密切相关。各家医院赋予护理人员的个人岗位基础绩效系数有所不同。除此之外，各家医院还可根据具体工作安排，即护理人员在履行主要工作职责的同时兼任其他工作内容或满足其他附加条件，可适当增加其个人岗位基础绩效的附加系数，如担任护士长助理、护理组长、硕士或博士研究生导师等。

个人岗位基础绩效=科室绩效总额×70%÷科室岗位基础绩效总分配系数×个人岗位基础绩效分配系数

（2）个人岗位考核绩效：由科室成立绩效考核分配管理小组，按照护理部下发的岗位绩效考核标准，结合各科室特点进行相应层级标准的修订，每月进行考核并公示结果。考核主要针对护士个人工作中的表现和效果进行多维度核心能力评估，根据考核结果决定是否全额发放个人绩效总额的30%。考核标准由护士长、护理组长与全科护理人员共同商讨确定，涵盖考勤纪律、工作量、工作时间、护理质量、业务能力、教学与科研、成果及奖励、护理缺陷、患者满意度等项目，以及涉及加分和减分的其他项目。设立考核指标的标准必须满足可行性、实用性、重要性、科学性和可操作性5个要求。考核对象为介入手术室的全体护理人员，考核小组由组长和组员组成，小组成员必须涵盖各层级护士。绩效考核小组严格按照护士个人岗位考核绩效标准记录每个人的绩效考核原始数据，并指定专人复核数据，而后由护士长对全体护士的考核结果进行公示，同时接受大家对绩效考核评估结果的监督，以确保考核的公平、公正、公开、透明。所有人需要对自身绩效考核结果进行确认，对结果有疑问者可向考核小组申请查实和解答。

（3）绩效考核数据提取：依赖于医院多个信息系统的联动支撑，包括移动护理终端系统（Personal Digital Assistant，PDA）、护理管理系统（包括人事档案、排班管理、质控管理）等。

第三节　介入手术室护理质量管理制度

护理质量是指护理人员为患者提供护理技术和护理服务的效果与程度，是在护理过程中形成的客观表现。介入手术室护理质量是指护理人员在患者介入手术前、手术中、手术后全过程中所提供的服务和安全管理的效果与程度。护理质量管理包含结构质量、过程质量和终末质量，具体内容涉及建立护理质量管理体系、制定专科护理质量标准和指标、制订护理质量管理计划与目标、全员护理质量培训、整理与分析护理质量资源、实施全面的持续质量改进等。本节主要介绍介入手术室护理质量管理架构、介入手术室专科护理质量评价标准，以及介入手术室护理质量监测指标。

一、介入手术室护理质量管理架构

（一）护理质量与安全管理小组组成

1.组长

组长由护士长担任。

2. 秘书

秘书由质量与安全管理小组成员担任。

3. 组员

组员由专科护士、护理组长、教学组长或高年资护士担任。

（二）护理质量与安全管理小组成员职责

1. 组长职责

（1）负责全面的护理质量与安全管理，有序安排质控工作。

（2）制订全面的质量管理目标、质量管理方案，并督导质量控制活动。定期对介入手术室护理质量管理工作进行评估，对加强护理质量管理控制工作提出意见与建议。

（3）针对各项质控中发现的问题，对护理质量进行持续改进。随时掌握全科室护理质量动态，并关注院外相关信息，不断改进质控标准，以提升护理质量。依据检查情况提出奖惩意见，奖惩与护理目标管理考评挂钩。

（4）介入手术室应建立护理缺陷及不良事件管理制度，并对发生的护理缺陷及不良事件的原因、经过、后果及涉及人员进行详细登记。护士长应及时组织相关人员参与讨论与总结，提出处理意见及整改措施，并督促实施。同时，建立护理缺陷及不良事件的“鼓励上报”机制，实行非惩罚性的主动报告制度。

2. 秘书职责

（1）每月协助护士长召开1次科室质控小组会议，会议中分析并探讨科内护理质量现状、存在的问题以及相应的改进措施，做好会议记录。

（2）负责组织并安排各项质控活动，保证按时、按项完成，并持续提升质控水平。

（3）组织护理质控组对查出的问题进行整改跟进，并对整改效果进行验证，直至护理质量得到有效改进。

3. 组员职责

（1）在护士长、组长的指导下，定期对介入手术室护理质量进行检查。检查内容包括介入手术室护理质量的薄弱环节、不安全因素，以及护理常规、操作规范、医院规章制度、各级各类人员岗位职责的落实情况。

（2）对质控中发现的问题进行总结分析，向科室质控组提出建议。组织各质控组进行讨论，针对存在的问题提出改进措施。

（3）针对各项质控中发现的问题，结合护理工作的实际情况，对护理质量进行持续改进。

二、介入手术室护理质量评价标准

介入手术室护理质量评价标准主要包括介入手术室药品管理质量评价标准、护理服务质量评价标准、消毒隔离质量评价标准、护理文件书写质量评价标准、护理安全管理质量评价标准、高值耗材管理质量评价标准等，详见第二篇第一章。

三、介入手术室护理质量监测指标

介入手术室护理质量监测指标是体现和监测护理质量的有效工具，包括结构指标、过程指标、结果指标（表1-3-1），其中指标定义、计算公式、指标意义及采集方法等详见第二篇第二章。

表1-3-1　介入手术室护理质量监测指标

维度	指标名称
结构指标	①医疗机构介入手术室台护比 ②介入手术室工作5年以上护士占比 ③介入手术室护士人均年完成手术例次数 ④介入专科知识和技术培训月均课时数
过程指标	患者安全管理： ①介入手术间环境指标异常发生率 ②防护用品检测合格率 ③手术人员外科手消毒正确率 ④介入手术安全核查正确执行率 ⑤高值耗材闭环管理规范执行率 ⑥患者术前压力性损伤风险评估规范执行率 ⑦患者术中获得性压力性损伤预防护理规范落实率 ⑧患者辐射防护措施落实率 ⑨术中防护用品规范使用率 介入术中管理： ①首台手术准时开台率

续表

维度	指标名称
过程指标	②胸痛患者介入手术 DTB 时间（<90 分钟）达标率 ③脑卒中患者介入手术 DTP 时间（<90 分钟）达标率 ④介入术中药物规范配制执行率
结果指标	介入手术室不良事件管理： ①介入手术患者Ⅱ期及以上术中获得性压力性损伤发生率 ②介入术中低体温发生率 ③介入术中电灼伤发生率 ④介入手术室护士锐器伤发生率 满意度测评： ①患者对介入手术室护理满意度 ②介入手术室护士工作满意度

第四节 复合手术室管理制度

复合手术室是（Hybrid Operation Room）是将原本需要在不同手术室分期完成的重大手术，合并到一个手术室内一次性完成，一站式进行影像学诊断、介入治疗和外科手术的特殊手术室。在复合手术室中，实时影像学的引导、介入技术与传统外科技术的有机联合，不同学科医生的协同作战，让各类复杂手术得以“一站式解决”，能极大提升危急重症、疑难病症的综合诊疗能力，达到精准治疗、减少创伤、缩短术后恢复时间、提高整体疗效的目的。我国复合手术室的临床应用已进入高速发展期，在脑血管病诊治、心血管系统危急重症救治、急诊创伤处理、高危妇产手术等领域展现出了极大的价值。

顺利开展一站式复合手术的关键在于有效融合外科手术管理与介入手术管理。管理模式在体现外科手术基本特征的同时，还要突出介入手术的基本特征。复合手术室的管理应依据外科手术相关规章制度的要求，结合其实际特点制定规范化管理制度，以确保手术顺利进行。本节主要介绍复合手术室的建筑设置与布局、复合手术室人员管理制度、复合手术室设备配置与器械耗材管理制度，以及复合手术室工作流程与安全管理制度。

一、复合手术室的建筑设置与布局

复合手术室是将外科手术系统与大型影像设备（DSA、CT、MRI）进行整合的一体化、数字化、智能化、信息化的洁净手术室。在复合手术室基础上，将患者的医疗信息、影像等数据进行系统集成，为手术医生、麻醉医生、手术护士提供全面的患者医疗相关信息，也为手术观摩、手术示教、远程教学及远程会诊等提供可靠平台。

（一）复合手术室的类型

1.单一组合方式

DSA复合手术室、CT复合手术室、MRI复合手术室。

2.多功能组合方式

DSA+CT复合手术室、DSA+MRI复合手术室、DSA+CT+MRI复合手术室。

（二）复合手术室的建筑设置与布局

与传统手术室相比，复合手术室在建设过程中，经常会涉及建筑结构、放射（电磁）屏蔽、医疗设备安装、净化空调、系统调试及检测等多学科内容的配合。应根据各专科手术特点进行布局规划，确保空间足够大，既满足外科手术操作条件，也符合所选医学影像设备的场地环境要求，设计合理，标识明确。

（1）不同功能复合手术室的用房尺寸可参考《复合手术室建设标准》（T/CAME 30—2021）。主要建筑用房包括手术间、主机房、设备间、控制间等功能区域，其中控制间观察窗的尺寸不应小于1 500 mm×900 mm（宽×高）。同时，可根据条件和需要设置辅助房间，如仪器设备间、铅衣间、物品间、示教室、谈话间等。

（2）应纳入洁净手术部整体布置，符合《医院洁净手术部建筑技术规范》（GB 50333—2013）。依据《医院洁净手术部建筑技术规范》，DSA复合手术间的空气净化标准应达到洁净手术室Ⅰ级标准（特别洁净手术室）。复合手术间DSA系统常见的安装方式为吊顶式、落地式和移动式，根据洁净手术室的专业要求及结构梁高度要求，复合手术间的净高度应大于2.9 m，所在楼层高度宜控制在4.5~4.8 m。复合手术室手术间的建筑面积不应小于48 m^2。

（3）应采用固定主机或移动主机2种方式合理布置用房和通道。主机房、设备间、控制间的设计应遵循医学影像设备的安装要求，包括设备定位、电缆沟、天轨、电源及设备基础等详细设计。设备间内应设置地漏。

（4）医用放射线设备及电动门连锁控制。

（5）CT、DSA复合手术室的射线防护建设应符合《放射诊断放射防护要求》（GBZ 130—2020），墙面、地面、天花板、前后门、观察窗等均应采用能有效阻挡辐射源强度的铅等防护材料。

（6）MRI手术室的选址需要考虑建筑物周围环境对磁共振设备的影响。评估附近电梯、建筑设备的影响，宜距离设备MRI磁体10 m以外。MRI手术室的面积应大于普通手术室，一般要求在60 m^{2}以上，跨距宜在8.5 m以上。MRI复合手术室的主机房应采用直流白炽灯照明，不允许使用荧光灯、调光器。主机房上空不允许有其他专业管线穿越。

（7）对于使用的大型设备，需要考虑其重量对楼板承重的影响，必要时在建设中增加手术间地面厚度或增设承重设施。

（8）信息化、智能化等设计应满足医院的总体规划，符合安全、高效、节能的要求。通过控制间的观察窗应能完全观察到手术间内所有区域。通过中央监护系统应能观察到患者的生命体征变化。

（9）手术间的环境评价和防护，应根据所选医学影像设备的类型，通过环境保护主管部门的环境评估和卫生监督主管部门的卫生评价。

二、复合手术室人员管理制度

（一）人员培训

1.无菌技术培训

所有参与复合手术的医疗、护理及相关技术人员均应参加无菌技术培训。复合手术的开展需要介入医生、外科医生、麻醉医生、体外循环医生、手术室护士、介入手术室护士及放射技师共同参与。所有参与复合手术的医务人员在入室前均应参加外科手术室无菌技术培训，各级医院医务人员及相关技术人员均应加强无菌观念，在整个手术诊疗过程中严格执行无菌技术操作规范，降低患者手术部位感染风险。

2. 放射防护培训

所有参与复合手术的医务人员均应参加放射防护培训。在介入手术过程中，进入手术间时应穿戴专用防护用品，如防护服、防护面屏、防护围领、防护帽、防护眼镜等。

3. 业务技术培训

复合手术的实施需要多学科配合，所有参与复合手术的医务人员均应参加复合手术室制度流程、设备规范操作及安全使用、电离和（或）电磁辐射防护等岗前培训，并具备手术所需资质，具备较强的组织、参加抢救的能力。

（二）人员配备

1. 复合手术室人员配备

复合手术室护理岗位应配备1名以上手术室护士，以确保术中护理安全。DSA复合手术室应配备放射技师，协助完成术中的造影和及时影像学测评。

2. 复合手术间人员控制

复合手术的实施需要多临床科室协作，参与复合手术的医务人员人数远超单纯外科手术、介入手术。因此，应严格限制手术间人数，限制进修实习人员进入手术间参观，尽量减少人员流动，避免因过多人员进出而增加患者术中感染风险。各专科医生根据手术进程分批进入DSA复合手术室。

三、复合手术室设备配置与器械耗材管理制度

（一）DSA系统与相关设施的选择

1. DSA系统的选择

DSA机架大多数采用C形臂结构，按机架类型分为悬吊式、落地式、双向式和移动式。复合手术室DSA系统的选择应优先考虑血管造影机图像质量与机架灵活性。手术间的送风口通常设置于手术台上方，因此，DSA的C形臂应在确保可使用范围的基础上，尽量远离手术床，以减少对外科手术操作及手术间空气净化的影响。

2. 手术床选择

手术床应兼顾介入治疗与外科手术操作的要求，配备2种床板：全碳纤维床板和多关节的手术床板。根据手术类型的不同，选择相应的床板，并通过专用车进行更换。这也是复合手术室能被多个学科共用的基础。多功能手术床的运动要与DSA的运动进行位置配准，实现一体化控制，避免在手术过程中发生碰撞，造成设备损坏。根据神经外科、脊柱外科、骨科、泌尿外科等学科的特殊需求，手术床还需要配置头架、腿板、手板等附件。

3. 复合手术间的其他设备设施

复合手术涉及心脏外科、血管外科、神经外科等多个领域，集合了外科手术与介入治疗的全部功能。因此，除了DSA系统和手术床，还应配置麻醉机、心电监护仪、无影灯、负压吸引器、高频电刀、冰箱、温箱、胸骨锯、除颤仪、体外循环机、变温水箱、微量注射泵、超声机、制冰机、连续心排量仪和血液回收机等相关仪器设备，根据使用需求选择。

（二）复合手术相关仪器设备管理

1. 专人建档管理

由复合手术室指定专人负责各类仪器设备的档案管理工作，负责核查、建档，对从购置到报废各环节的记录和资料进行分类整理。在设备使用前，要对相关人员进行培训，并做好日常使用登记和定期维护、保养。

2. 合理放置

复合手术室内医疗仪器较多，手术间内应设定仪器设备的固定放置位置，合理布局，消除安全隐患。仪器设备应有明确标识，并悬挂操作流程图。

3. 设备运行环境要求

（1）合理控制设备运行温度。应持续监控设备运行状态，减少温度过高或过低对设备运行产生的不利影响。手术室内部应安装变频温度控制系统，结合温度传感器及自动化温控芯片，实现手术室内部温度的优化调控，从而提升手术室内部环境的整体稳定性。一般而言，医疗工程技术人员应将手术室内部温度控制在（22±2）℃，并针对温度状况进行跟踪监督。

（2）重视季节变化对设备的影响。夏季时，设备运行散热可能存在一定困难，影响手术室内部设备的正常使用；冬季时，设备运行可能面临较大的温差，同时可能产生冷凝水现象，这些都会对设备运行造成故障。因此，技术人员应关注设备运行过程中的温度变化，及时采取相应措施和预案进行处置，减少突发温度变化对DSA复合手术室设备运行造成的影响。

（三）复合手术室手术器械维护与耗材管理

1. 精密器械管理

复合手术室的精密器械应由专人管理，采用器械管理追溯系统对所有手术精密器械实施全程质量监控管理，以提升手术器械管理质量。灭菌合格的器械应放置于温湿度适宜的无菌物品室内，妥善登记和保存。

2. 高值耗材管理

DSA复合手术室可根据医院耗材管理要求，设立医用耗材二级库。医用高值耗材应由专人管理、发放，并建立规范的医用高值耗材使用制度。医用耗材收费系统、库存系统应与医院信息系统（Hospital Information System，HIS）关联，并由专人监督管理，及时补货。

3. 专人管理

复合手术室涉及学科多、手术部位多，开放手术器械和一次性耗材种类繁多，手术方式也较复杂，手术配合的护士应实施专科化管理和亚专科设置，保障手术效率、质量和安全。

四、复合手术室工作流程与安全管理制度

（一）术前评估与安全核查

术前评估与安全核查制度是确保患者手术安全的重要环节之一，是准确进行手术风险评估和关键质量控制的有效方法。复合手术患者的术前访视，除了应关注其慢性病史、手术史及皮肤完整性，还应着重关注患者有无既往碘不良反应史及肾功能情况。

（二）复合手术室射线防护及防护用具管理

（1）复合手术室应做好四周墙体、地面、天花板、手术电动门及设备间门窗的X射线防护工作，总防护强度>2.5 mmPb（毫米铅当量）。

（2）手术间应配备铅衣、铅帽、铅围脖、铅眼镜等射线防护用具。孕期及备孕期的医务人员应避免进入复合手术间工作。医务人员的X射线防护用具应放置于手术间内的专用位置，每天由专人清点、清理、消毒及登记。不使用的个人防护用品应妥善存放，避免折叠放置。使用中的个人防护材料及用品应每年至少检查1次，防止因老化、断裂或损伤而降低防护质量，一旦发现上述情况应及时更换。

（3）手术间的外门上方应设置红色安全警示标志灯，与医用放射线设备连锁控制。

（三）复合手术室感控管理

1.复合手术前外科消毒

所有参与复合手术的医务人员（包括放射技师）在进行操作前，均应进行手卫生，所有参与手术操作的医务人员在术前均应进行外科手消毒。

2.复合手术室设施清洁消毒

详见本章第九节。尤其注意C形臂轨道的定期清洁。

（四）辐射安全管理

1.患者安全

（1）术前做好影像学评估，选择最佳径路和透射角度，缩短X射线照射时间和曝光量，尽量选择低频率、短时间的采像程序和脉冲减影方式。

（2）除常规术前访视外，对于复合手术中涉及的MRI检查，需要在术前1天依据磁共振筛查表逐项与手术患者及其家属进行核对。对于体内有植入物的患者，应请磁共振影像医师评估潜在风险，确认是否可接受磁共振扫描。必要时，将相关风险添加到手术知情同意书中，并由手术患者或其家属签字确认。

（3）术中在确保无菌操作和手术野充分暴露的前提下，合理使用防护用品遮挡患者与手术透视无关的部位，尤其是甲状腺、性腺等。

2.医务人员安全

（1）复合手术室应加强放射防护的监督管理，设置电离辐射警告标志。

（2）辐射防护用品的配置应符合《放射诊断放射防护要求》（GBZ 130—2020）。进行辐射类手术操作时，操作人员必须穿戴铅衣、铅裙，佩戴铅帽、铅围脖、铅眼镜等防护用品。

（3）在术中进行核磁扫描时，巡回护士应将所有磁共振不兼容的物品移出5高斯标志线以外。

（4）手术人员应满足手术室准入条件，定期接受体格检查。同时，按照要求接受个人剂量监测，规范佩戴剂量监测仪。

（5）按照环评部门的规定，定期对手术室进行放射防护性能检测并存档。

第五节 介入手术室患者安全管理制度

护理安全是指在护理服务的全过程中，不因护理失误或过失而使患者的机体组织、生理功能、心理健康受到损害，甚至造成残疾或死亡。影响护理安全的因素包括人员因素、管理因素、技术因素、患者因素、设备因素、环境因素等。本节主要介绍患者安全核查管理制度、转运与交接安全管理制度，以及安全应急预案等。

一、患者安全核查管理制度

（一）接患者入手术室身份识别及安全核查

（1）严格执行患者身份识别制度，不得仅以床号或姓名等作为识别患者身份的唯一依据，应使用2种或2种以上的身份识别方法。

（2）接送人员应持“介入手术患者交接记录单”前往病区，与病区护士共同核对患者的科室、姓名、性别、年龄、住院号、诊断、介入手术名称、要携带的药品、影像资料及术前准备情况等。对于涉及双侧、多重结构、多平面部位的手术，应对手术侧或部位进行规范统一的标记。接送人员与病区护士需要共同至患者床边再次核对，确认无误后分别在交接记录单上签字。同时，指导患者移除活动义齿及金属饰物，交由患者家属保管，并将患者安全转运至介入手术室。

（3）接送人员将患者转运至介入手术室后，应与巡回护士按照交接记录单逐项核对手术患者的姓名、病案号、手术方式等信息，确认无误后带领患者进入手术室候诊区等待。

（4）对于清醒且具有完全行为能力的患者，应采用提问加核对腕带信息的方式核查患者身份；对于低龄、高龄、意识不清、语言交流障碍等患者，应由陪同人员陈述患者姓名并核对腕带信息；若无家属陪同，则必须核对腕带信息，以确保患者身份信息正确。对于因过敏、四肢肿胀、皮肤完整性受损等原因无法佩戴腕带的患者，应告知其相关风险，并寻求替代方法识别患者身份，同时将打印的腕带粘贴于适宜位置，并在手术护理记录中注明患者无法佩戴腕带的原因。

（5）对于通过绿色通道入院的无家属陪同且无意识的患者，可暂时使用“无名氏”替代姓名。如遇多名无名氏患者进行介入手术，可在“无名氏”后按“1、2、3……”进行编号，同时在腕带姓名处填写“无名氏+编号”，在腕带右下角空白处填写患者“来源地”，其他信息如实填写。双人核对无误后为患者佩戴腕带，待患者身份明确后，更换标有患者确切信息的腕带。

（6）在极端紧急且可能危及生命的情况下，应优先抢救患者，再核对患者身份信息。

（二）介入手术前身份识别及安全核查

患者进入介入手术室后，严格执行三方核查制度：由具备执业资格的介入手术医生、麻醉医生或技师、巡回护士三方，在麻醉实施前、手术开始前、患者离开手术室前，共同对患者身份、手术部位等内容进行核查。

1. 局部麻醉手术患者核查

对于局部麻醉手术，由巡回护士、介入手术医生、技师三方严格按照“手术安全核查表”逐项核查，确认无误后方可开始手术。

2. 全身麻醉手术患者核查

在麻醉实施前，由麻醉医生、巡回护士、介入手术医生三方共同核对患者信息；在手术开始前，由介入手术医生、巡回护士、麻醉医生三方严格按照“手术安全核查表”逐项核查，确认无误后方可开始手术。对于手术部位有特殊标记的患者，需要在三方核查的3个节点同时核对患者的手术部位。

（三）介入术后身份识别及安全核查

（1）在手术结束前，由巡回护士、介入手术医生、技师三方，再次核对患者的身份信息及手术信息（全身麻醉术后需要麻醉医生参与核对），确认无误后方可结束手术。

（2）在出室前，接送人员与巡回护士再次按照“手术安全核查表”逐项核查，确认无误后方可将患者移出手术间送回病区。若为全麻患者，需要麻醉医生陪同将患者送回病区。

（四）术中用血、用药及手术器械安全核查

（1）严格执行各项医疗、护理操作的“三查八对”制度，防止医疗差错和事故的发生。

（2）术中若使用手术器械，应严格执行物品清点制度。手术助手与巡回护士或器械护士应在手术开始前、关闭空腔脏器前（复合手术）、关闭切口前共同清点物品和器械，以防遗留于患者体内。如有不符，应立即暂停手术进行寻找；如寻找未果，应在手术护理记录单上注明原因，并由术者、第一助手、巡回护士或器械护士、麻醉医生（全麻手术）共同签字确认，同时由术者报医务部备案。

（3）用药时应严格执行“三查七对”制度与抢救制度。术中执行口头医嘱时，应复述并与手术医生双人核对无误后方可使用，同时保留安瓿、药瓶以备查对，并详细记录在“手术护理记录单”上。术后应及时提醒医生补录医嘱。

（4）术中耗材使用时，需要检查耗材包装有无损坏、开裂，核查有效期，严格执行查对制度。在打开包装前，与手术医生再次核对耗材的名称、规格、型号，杜绝耗材使用错误。

（5）介入手术室输血，须经双人（巡回护士与手术医生或技师）“三查八对”，确认无误后方可输入。输血结束后保留输血袋以备再次查对。

（6）术中所用药品均应记录在“手术护理记录单”上，术中所有高值耗材均应完成“耗材使用清单”的填写，并参照医院耗材管理制度完成条码张贴。

（7）使用无菌物品时，应严格检查无菌物品的包装是否完整以及有无潮湿、损坏，核查消毒灭菌的有效期及灭菌标识。

二、转运与交接安全管理制度

介入手术患者的转运与交接是介入手术过程中的重要环节，包括接送手术患者出入介入手术室和介入手术室内患者转运及交接2个部分。

（一）接患者入室

（1）接送人员更换外出服、外出鞋并检查转运交通工具性能，提前30分钟接患者至介入手术室。

（2）接送人员协助意识清醒且能行走的患者入室换鞋。依据“手术安全核查表”与巡回护士逐项核对患者身份信息，交接患者随身携带的仪器、药品、血液制品、病历及影像资料等。

（3）介入手术室护士为患者测量入室时的生命体征。查看患者的神志、皮肤、通道、管路情况，必要时为患者建立静脉通道，进行心理护理等术前准备。

（二）患者室内转运及交接

待手术台空置后，巡回护士与接送人员将患者运送至手术台，与介入手术医生、麻醉医生或技师核对患者信息，交接资料、管路等。

（三）送患者出室

（1）在手术结束后，护士为患者擦净皮肤上的血渍，整理好衣被，妥善固定管路。对于全麻患者，应多人协作将其移至转运床上。

（2）巡回护士与接送人员（全身麻醉患者需要麻醉医生陪同）将患者转运至复苏间（局部麻醉患者不需要）。

（3）巡回护士持“术后护理交接表”和麻醉医生（局部麻醉患者不需要）一起与复苏间责任护士、接送人员进行患者信息、仪器、管路物品交接。

（4）接送人员更换外出衣、外出鞋，运送患者回病区。运送患者时，接送人员站在患者头侧，观察病情变化；须拉好床栏，以防坠床；保障各种转运设备电源充足，避免仪器设备压在患者身上；对于病情危重患者，转运时需要有医生陪同；对于全身麻醉患者，转运时需要有麻醉医生陪同。

三、护理应急预案

（一）患者介入术中发生病情变化的应急预案

详见第一篇第五章第一节。具体包括患者在介入术中发生含碘对比剂不良反应、晕厥、窒息、空气栓塞、迷走神经反射、失血性休克、心搏骤停、心脏压塞、心律失常、急性脑梗死、脑出血等的应急预案。

（二）患者介入术中发生不良事件的应急预案

详见第一篇第五章第二节。具体包括患者在介入术中发生非计划性拔管、跌倒/坠床、身份错误、医疗设备故障、耗材缺失或损坏等的应急预案。

（三）介入手术室发生环境安全事件的应急预案

详见第一篇第五章第三节。具体包括介入手术室突发火灾、突然停电、突然泛水、辐射事故及应对特殊感染手术的应急预案。

第六节　介入手术患者抢救管理制度

介入手术虽然风险通常较低，但仍有可能出现需要紧急抢救的情况，如低血容量性休克、过敏性休克、呼吸心跳骤停等。建立介入手术患者抢救管理制度的目的是确保在紧急情况下能够迅速、高效、规范地实施抢救措施，最大限度地保障患者的生命安全，从而提升介入医疗的质量和诊疗水平。本节主要介绍介入手术常见并发症、抢救管理总体目标，以及抢救管理具体要求。

一、介入手术常见并发症

1. 出血

出血是最常见的并发症，通常由导管穿刺部位或手术区域血管损伤所致。

2. 气胸

气胸主要由穿刺锁骨下静脉时损伤胸膜所致。

3. 动脉瘤破裂

常见于颅内动脉瘤，因动脉瘤壁薄弱、位置特殊或术中患者血压控制不佳等导致破裂。

4. 血栓形成

导管操作可能引起血栓形成，血栓脱落后可导致肺栓塞、脑栓塞等，造成急性缺血和梗死。

5. 心脏压塞

心脏压塞是因心包积液过多或迅速增加，导致心包腔内压力急剧上升，进而引起心排血量和回心血量明显下降的血流动力学紊乱综合征，是心脏介入诊疗手术严重的并发症之一。

6. 心室颤动

心室颤动由术中介入导管刺激、冠状动脉中滞留对比剂、起搏器植入术前使用异丙肾上腺素、冠状动脉损伤等所致。

7. 心肌梗死

在冠状动脉介入治疗中，导管操作可能引起冠状动脉痉挛或闭塞。

8. 过敏反应

含碘对比剂可能引起中、重度过敏反应，甚至过敏性休克。

9. 器械相关并发症

植入导管、支架或其他器械在术中发生意外损坏或移位，从而引发急性并发症。

二、抢救管理总体目标

1. 保障诊疗安全

建立抢救管理制度，规范抢救流程，有助于医技护团队在紧急情况下有条不案地进行抢救，提高抢救成功率。

2. 提升团队协作能力

定期进行培训和模拟演练，有助于提高医技护团队的协作能力，使医生、技师、护士在面对突发情况时能够迅速、准确地执行各自的职责。

3. 降低医疗事故风险

建立科学、系统的管理制度，可预防和减少由于急救不当或抢救延误造成的医疗事故，保障患者和医务人员的利益。

4. 保障合法权益

完善的抢救管理制度是医疗机构履行法律责任和伦理义务的一部分，有助于在医疗纠纷中提供明确的操作依据，维护医院和医务人员的合法权益。

5. 改进护理质量

对每次抢救过程进行记录和复盘，有助于发现潜在问题和不足，不断优化和改进抢救措施，提升整体医疗质量。

三、抢救管理具体要求

（一）制定管理体系

1. 组建专业团队

建立多学科专业人员的抢救团队，包括介入放射科医生、心脏介入医生、麻醉医生、护士和急救人员等，确保每位成员都接受相关抢救培训和演练。

2. 配备抢救药品与设备

确保手术室内配备有完善的抢救设备和药品。

3. 建立预警系统

建立术中监测及预警系统，包括监测患者的心电图、血压、心率、血氧饱和度等生命体征，并设置相应的预警数值，一旦超出范围即时报警。

4. 制订应急流程

制订针对不同紧急情况的应急流程，明确各环节的责任人员和操作步骤，确保在最短时间内做出正确的决策并采取相应的处理措施。

5. 制订培训方案

定期组织模拟演练，包括模拟各种突发状况下的抢救行动，提高团队协作能力和抢救效率。同时，定期进行相关抢救知识培训，使每位成员都能够熟练掌握抢救技能。

6.术前评估

在术前对患者进行全面评估，识别可能存在的风险因素，并采取相应的措施进行风险管理，防止突发情况的发生。

7.记录和总结

对每一次抢救进行详细记录和总结，包括事发经过、抢救措施、效果评价等，为日后的抢救工作提供经验积累和借鉴。

（二）抢救管理措施

1.器械与物品

手术器材、敷料应足量备齐，由专人管理并每天清点，及时补充、更换、维修、消毒；特殊器械应定期检查，确保其处于完好备用状态。

2.抢救设备与药品

确保急救设备（如除颤仪、呼吸机、心电监护仪等）功能良好，并由专人负责管理，定期检查。每班应备有足量的抢救物品及药品，固定放置，以保障突发抢救时的即时使用。

3.人员素质要求

熟练掌握各种抢救技术，熟悉抢救物品的使用方法，严格执行各项操作规程和抢救规程；具备高度的责任心和应急能力，全力以赴投入到抢救工作中。

4.急危重症患者接诊要求

接到急诊会诊电话后，通知护士准备手术间。患者进入手术室后，及时评估其病情，给予心电监护，严密观察患者的神志、瞳孔、皮肤、口唇颜色、肢体温度、尿量及生命体征等情况，并详细、精准记录。

5.抢救措施

（1）根据评估结果，合理安排抢救人员，由科主任、上级主管医生或在场的年资最高的医生负责组织和实施抢救工作。

（2）密切配合手术医生进行抢救，做好患者的心理护理。

（3）根据患者具体情况，立即给予吸氧，必要时给予吸痰，保证呼吸道通畅。同时，建立两条以上留置针静脉通道，保障抢救药品的有效输注。

（4）做好紧急情况下口头医嘱的执行。

1）医生下达口头医嘱，执行者复述两遍确认，再经双人核查无误后方可执行。

2）记录医嘱名称，注明执行时间，并保留安瓿、用物、包装等。

3）抢救结束后，医生必须在6小时内依据抢救记录及保留的安瓿、用物、包装等补开医嘱，护士确认后签字。

（5）抢救过程中严格执行查对制度。抢救物品使用后，及时清洁与消毒，归还原处并补充，摆放整齐。若抢救传染病患者，应按照介入手术室院感防控管理规范进行处理。

（6）认真书写“抢救护理记录单”，字迹清晰，项目齐全，内容真实全面，能够体现疾病发生、发展、变化的过程，确保护理记录的连续性、真实性和完整性。

（7）对于重大抢救或特殊情况，应依次报告科主任、医务部或医院行政总值班，必要时请相关科室协助。

第七节　介入手术患者围术期访视制度

为了减少与介入手术相关的并发症，提升介入手术围术期护理质量，促使患者快速恢复正常功能，介入手术室应建立患者围术期访视制度。医务人员根据患者病情及个体差异，制订适合患者的详细、科学的手术计划。患者病情变化时，能够及时应对处理，使患者得到及时、科学、有效的治疗。本节主要介绍访视对象、访视人员、术前访视制度、术后回访制度，以及质控管理。

一、访视对象

原则上所有择期介入手术均建议进行术前访视和术后回访，门诊手术、急诊手术可以不进行访视。

二、访视人员

护士长合理安排访视人员。一般情况下，访视由助理护士或巡回护士负责，确保工作落实到位。

三、术前访视制度

（一）访视时间

访视通常安排在手术日前一天下午进行，周一手术的可安排在上一周的周五下午进行。

（二）访视内容

1. 自我介绍

访视人员应主动进行自我介绍、问候患者，说明访视的目的。

2. 术前评估

术前评估包括基础疾病（病史）评估、实验室检查、功能/影像学检查、用药评估、心理评估、风险评估和患者准备7个方面。

（1）基础疾病（病史）评估。

详细询问患者有无高血压、糖尿病、肝炎、结核、疟疾等病史，同时必须明确有无心脏病史（如心肌梗死、心力衰竭、心律失常、心脏瓣膜疾病等）以及既往介入手术和外科手术治疗史，也需要明确有无活动性感染、外周或中枢性血管疾病、肝肾功能不全、慢性阻塞性肺疾病、妊娠、出血倾向、溶栓治疗或血小板糖蛋白Ⅱb/Ⅲa受体拮抗剂应用的相对或绝对禁忌证（如胃肠道或尿道出血、近期大型手术、脑卒中等）。

（2）实验室检查。

实验室检查项目包括血常规、电解质、肝肾功能、凝血酶原时间（Prothrombin Time，PT）/部分凝血活酶时间（Partial Thromboplastin Time，PTT）以及感染性疾病指标等。必要时，还需要检查甲状腺功能和药物浓度（如地高辛、茶碱、抗心律失常药等）。

（3）功能/影像学检查。

功能/影像学检查包括基本的介入治疗前应描记的12导联心电图、超声心动图、肺功能检查、计算机体层摄影血管造影（Computer Tomographic Angiography，CTA）扫描检查等。对于专科疾病的治疗、外周血管疾病患者等，非创伤性检查有助于确定阻塞性病变的部位和严重程度，同时便于必要时安全地使用大口径鞘管。

（4）用药评估。

1）评估患者对某些物质有无过敏史至关重要，如碘对比剂、阿司匹林或其他常用药物。询问患者既往有无使用碘对比剂后出现中、重度不良反应史，有无哮喘，有无糖尿病，有无肾脏疾病，有无肾脏手术史，有无使用肾毒性药物或其他影响肾小球滤过率的药物，有无高血压，有无痛风病史，有无其他药物不良反应或过敏史，有无脱水、充血性心衰现象。

2）需要高度关注相关疾病。①甲状腺功能亢进：甲状腺功能亢进尚未治愈者禁止使用碘对比剂。②糖尿病肾病：使用碘对比剂前需要咨询内分泌专科和肾脏病专科医生。

3）术前特殊用药。许多非心血管药物与心血管药物或碘对比剂有着重要的相互作用，因此，患者进行充分的术前用药准备是基本且重要的。各专科手术前有特殊用药要求，如心房颤动射频消融患者需要提前2~4周口服抗凝药，冠状动脉介入治疗患者术前需要口服抗血小板药物（如阿司匹林、替格瑞洛负荷量等），使用碘对比剂患者术前需要进行水化治疗，起搏器植入患者必要时需要应用抗生素等。

（5）心理评估。

由于介入治疗技术属于有创性手术，存在一定的风险。部分患者可能对介入手术的疗效、预后感到担忧，对介入手术的安全性、可行性产生质疑，进而在介入治疗后出现抑郁、焦虑等心理障碍，严重影响患者的生存质量及预后。因此，在术前访视时，工作人员应主动关注患者的心理状态，及时发现患者的心理问题，为介入术中患者的有效配合以及术后康复护理提供科学依据。

（6）风险评估。

术前应用评估量表评估患者发生压力性损伤、跌倒、非计划性拔管等的风险，以及其日常生活能力、疼痛程度和营养状况等。根据评估结果，给予相应的预防和护理措施。血管介入术前应常规检查双侧下肢动脉搏动情况，便于术后观察对照。

（7）患者准备。

1）皮肤准备：术前1天清洁穿刺部位皮肤。对皮肤毛发较长的患者，可在术前1天或当天根据手术部位决定是否备皮。

2）禁食禁饮：对于全身麻醉的患者，需要遵医嘱术前4~8小时禁食禁饮。

3）休息：术前晚保证充足的休息与睡眠，若入睡困难，遵医嘱给予镇静药。

4）着装：更换清洁的病员服，取下活动性义齿、首饰、金属物品等。

5）排泄：训练床上大小便，并于术前排空大小便。对于全身麻醉或神志意识不清的患者，应根据手术时长要求，必要时留置尿管。

3.手术相关内容宣教

向患者讲解整个手术流程，包括接送时间、入室时间、手术时长、接送情况、麻醉情况、手术体位和可能出现的不适等。

4.患者特殊问题及注意事项

需要关注患者的特殊问题及注意事项，确保个性化护理，提高手术安全性。

四、术后回访制度

（一）回访时间

术后第1天回访。

（二）回访内容

1.评估术中情况

了解手术方式、麻醉类型，以及手术过程是否顺利；记录术中出血、输血、补液量以及留置鞘管、引流管的情况等，以判断手术创伤程度以及对机体的影响。

2.评估患者身体状况

（1）一般情况：评估患者的体温、脉搏、呼吸、血压，同时观察其意识状态。

（2）伤口情况：评估穿刺点有无渗血、渗液、淤紫。

（3）导管：评估导管的种类、数量、位置及作用，观察引流是否通畅，以及引流液的颜色、性状和量等。

（4）肢体功能：评估术后肢体感知觉恢复情况及肢体活动度。

（5）术后不适：询问患者有无疼痛、恶心、呕吐、腹胀等不适，以及不适的程度。

（6）术后并发症：了解术后有无穿刺点并发症、碘对比剂相关并发症或与手术操作相关的其他并发症。

（7）辅助检查：查看生化检查结果，尤其注意肾功能相关指标、疾病相关检查指标。

3.评估心理—社会状况

评估术后患者家属对手术的理解和态度，关注患者术后的心理感受。

4.健康宣教

给予患者关于休息与活动、康复锻炼、饮食与营养、用药指导、伤口处理、定期复查等方面的健康教育。

5.评价反馈

收集患者及其家属对介入手术室工作人员的评价。

6.征求意见

征求患者或其家属的意见，将特殊情况反馈给护士长。

五、质控管理

（1）由专人负责访视单的质量控制，护士长定期检查访视工作的落实情况。

（2）对于未做好访视工作的人员，建议依据科内奖惩相关规定处理。

第八节　介入手术室消毒隔离管理制度

介入手术虽属于微创技术，但本质上仍属于侵入性操作，尤其随着一些新型介入治疗手术及复合手术的发展，对消毒隔离、感染控制管理提出了更细、更高的要求。研究表明，介入手术室环境是患者术后感染的重要危险因素之一。正确执行消毒隔离制度能够最大限度地减少环境中的病原体，从而显著降低感染风险，有效预防和控制医院感染，保障医疗质量与安全。因此，应建立统一的介入手术室消毒隔离制度，严格控制并定期监测介入手术室环境质量。本节主要介绍病原体的来源、环境卫生学监测制度、空气消毒隔离制度、环境与物品表面消毒隔离制度、特殊感染手术消毒隔离制度、清洁工具的使用管理制度，以及含氯消毒剂的使用管理制度。

一、病原体的来源

1. 手术环境

手术全过程若未按规范进行消毒与灭菌，手术室空气中的悬浮微生物、辅助设备可通过空气及接触途径成为病原体的潜在来源。

2. 器械和设备

若未按规范进行消毒与灭菌，器械和设备可能携带病原体进入患者体内，或在使用过程中不规范操作导致无菌器械被污染。

3. 医务人员

医务人员若未严格遵守无菌操作规范，可通过手部接触或污染的衣物，将病原体传给患者。

4. 自身菌群

患者皮肤和黏膜上的常驻细菌（如金黄色葡萄球菌、表皮葡萄球菌等）可通过血液或其他体液传播，尤其在开放性创伤情况下，从而引发感染。

二、环境卫生学监测制度

（一）空气监测

1. 采样时间

（1）Ⅰ类环境（复合手术室）：在洁净系统自净后进行相关医疗操作前采样。

（2）Ⅱ类环境（普通手术室）：在消毒或规定的通风换气后进行相关医疗操作前采样。

2.检测方法

（1）Ⅰ类环境：参照《医院洁净手术部建筑技术规范》（GB 50333—2013）要求进行检测，采取空气采样器法，检测时将采样器置于室内中央0.8~1.5 m高度，每次采样时间<30分钟；室内面积>10.0 m^2时，每增加10.0 m^2增设1个采样点。采样器的使用方法参照相关品牌说明书。合格标准参照《医院消毒卫生标准》（GB 15982—2012），环境空气中细菌菌落数≤4.0 CFU/皿（30分钟）。

（2）Ⅱ类环境：参照《医院洁净手术部建筑技术规范》（GB 50333—2013）要求进行检测，采取平板暴露法，室内面积≤30.0 m^2时，设内、中、外对角线3点，内、外点应在距墙壁1.0 m处；室内面积>30.0 m^2时，设4角及中央5点，4角的布点部位应在距墙壁1.0 m处。将普通营养琼脂平皿（直径9.0 cm）放置于各采样点，采样高度为距地面0.8~1.5 m，暴露15分钟后盖上平皿盖并及时送检。合格标准参照《医院消毒卫生标准》（GB 15982—2012），环境空气中细菌菌落数≤4.0 CFU/皿（15分钟）。

（二）物体表面监测

1.采样时间

（1）清洁区应根据现场情况进行采样。

（2）潜在污染区与污染区应在规范消毒后进行采样。

2.采样面积

（1）手术室被采面积<1.0 m^2时，采样范围取全部表面。

（2）手术室被采面积≥1.0 m^2时，采样范围取1.0 m^2。

3.采样方法

（1）将5 cm×5 cm灭菌规格板放在被检物体表面，选用1支浸有无菌0.03 mol/L磷酸盐缓冲液或0.9%氯化钠注射液采样液的棉拭子，在规格板内横竖往返各涂抹5次，并随之转动棉拭子，连续采样1~4个规格板面积，剪去手接触部分，将棉拭子放入装有10 mL采样液的试管中送检。

（2）对于门把手等小型物体，可用棉拭子直接涂抹物体进行采样。若采样物体表面有消毒剂残留，采样液应含相应中和剂。

（3）物体表面的细菌菌落数应≤5.0 CFU/cm²，不得检出致病性微生物。

（三）医务人员手卫生监测制度

1.外科手消毒

（1）先洗手，后消毒。

（2）在不同患者手术之间、手套破损或手部被污染的情况下，应重新进行外科手消毒。

（3）外科洗手的方法与要求。

1）洗手前应摘除手部饰物，修剪指甲，指甲长度不超过指尖。

2）取适量洗手液清洗双手、前臂和上臂下1/3，并认真揉搓。

3）清洁双手时，应使用清洁指甲用品清除指甲下的污垢，并使用揉搓用品清洁手部皮肤皱褶。

4）使用流动水冲洗双手、前臂和上臂下1/3。

5）使用干手用品擦干双手、前臂和上臂下1/3。

（4）外科冲洗手消毒的要求。

1）取适量手消毒剂涂抹至双手、前臂和上臂下1/3的每个部位，并认真揉搓3~5分钟。

2）在流动水下从指尖向手肘方向单一冲净双手、前臂和上臂下1/3，使用经灭菌的布巾彻底擦干。

3）冲洗水应符合《生活饮用水卫生标准》（GB 5749—2022）的规定。

4）若冲洗水的水质不达标，手术人员在戴手套前，应使用速干手消毒剂消毒双手。

5）手消毒剂的取液量、揉搓时间及使用方法应遵循产品的使用说明。

（5）外科手消毒的注意事项。

1）不得佩戴假指甲或装饰指甲，保持指甲及其周围组织的清洁。

2）在外科手消毒过程中，双手应位于胸前并高于肘部，使水从手部流向肘部。

3）洗手与消毒可使用海绵、其他揉搓用品或双手相互揉搓。

4）术后摘除手套后，应使用洗手液清洁双手。

5）使用后的清洁指甲用品、揉搓用品（如海绵、手刷等）应放入指定容器。

6）揉搓用品、清洁指甲用品应一人一用一消毒或一次性使用。

2. 采样时间

（1）手卫生、接触患者或进行医疗操作前进行采样。

（2）特殊监测需要根据具体情况进行采样。

3. 依从性监测

（1）采用直接观察法。

在日常医疗护理活动中，不告知观察对象，随机选择观察对象，观察并记录医务人员手卫生时机及执行情况，计算手卫生依从率，以评估手卫生的依从性。

（2）观察时间与范围。

根据评价手卫生依从性的需要，选择具有代表性的观察区域和时间段；观察持续时间不宜超过20分钟。

（3）观察内容。

1）每次观察后详细记录观察日期、起止时间、观察地点和观察人员。

2）记录每个手卫生时机，包括被观察人员类别（医生、护士、护工等）、手卫生指征、是否执行手卫生以及手卫生的方法。

3）同时观察其他内容，如手套佩戴情况、手卫生方法的正确性及错误原因。

4）观察人员可同时最多观察3名医务人员，每次观察1名医务人员不宜超过3个手卫生时机。

3. 检测方法

（1）倾注培养法。

采样和培养方法应遵循《医院消毒卫生标准》（GB 15982—2012）。

（2）涂抹培养法。

采样方法应遵循《医院消毒卫生标准》（GB 15982—2012）；检测时，将采样管充分振荡后，分别取不同稀释倍数的洗脱液0.2 mL接种于2份普通琼脂平板表面，用灭菌L棒涂抹均匀，置于（36±1）℃恒温箱培养48小时，计数菌落数。

（3）手卫生消毒效果。

1）卫生手消毒后，监测的细菌菌落总数应≤10.0 CFU/cm^2。

2）外科手消毒后，监测的细菌菌落总数应≤5.0 CFU/cm^2。

三、空气消毒隔离制度

（一）普通介入手术室

（1）普通介入手术室可通过配备空气净化消毒装置的集中空调通风系统、循环风紫外线空气消毒器、静电吸附式空气消毒器或空气净化屏进行消毒。

（2）依据《医院空气净化管理规范》（WS/T 368—2012），普通介入手术室应达到空气中细菌菌落总数≤4.0 CFU/（直径9 cm平皿，监测15分钟）的标准。

（3）医院应定期对介入手术室的空气质量进行检查和指导，并对空气净化与消毒设施的使用和管理人员、医务人员进行空气净化与消毒相关法律法规和标准等知识的培训，明确各自的职责和任务，确保空气净化设施的正常运行。

（4）除运送仪器、工作人员和患者通行外，应保持手术室门处于关闭状态。一旦手术开始，要尽量减少开门次数，以减少微生物的进入和无菌区域潜在微生物的传播。

（5）使用循环风紫外线空气消毒器或静电吸附式空气消毒器时，应遵循国家卫生健康委员会消毒产品卫生许可批件批准的产品使用说明，在规定的空间内正确安装并使用。

（二）复合手术室

（1）复合手术室应采用空气洁净技术进行空气消毒，手术开始前30分钟应启动空气洁净系统，持续运行至手术结束后半小时方可停止。

（2）依据《医院洁净手术部建筑技术规范》（GB 50333—2013），复合手术室的建筑布局、基本配备、净化标准和用房分级等应符合《洁净手术室用房的分级标准》。

（3）对于需要开展心脏外科、血管外科、神经外科等手术的复合手术室，其净化标准应达到Ⅰ级洁净用房标准，即手术区空气洁净度级别达到5级，周边区域空气洁净度级别达到6级；对于仅开展血管外科手术的复合手术室，其净化标准至少应达到Ⅱ级洁净用房标准，即手术区空气洁净度级别达到6级，周边区域空气洁净度级别达到7级。

（4）在设计层流罩覆盖面积时，要充分考虑复合手术区所需面积，特别是要确保覆盖手术床的运动范围。复合手术室的百级层流罩的尺寸要比一般的百级层流罩大，常见尺寸为3.1 m ×3.0 m。必须保持超净外壳的外围清洁，避免夹带不洁净的空气。

（5）依据《医院空气净化管理规范》（WS/T 368—2012），做好空气洁净技术的维护与保养；设专门维护管理人员，按照设备的使用说明进行保养与维护；制定相应的运行手册，包含检查和记录。

四、环境与物品表面消毒隔离制度

（一）原则

（1）应遵循先清洁后消毒的原则，采取湿式清洁方式。

（2）制定标准化操作规程，包括清洁与消毒的工作流程、作业时间和频率、清洁剂与消毒剂的名称、配制浓度、作用时间以及更换频率等。

（3）根据环境表面类型和污染程度选择合适的清洁剂。对于明确存在病原体污染的环境表面，应根据病原体类型选择有效的消毒剂。按照消毒剂的使用说明书进行操作。无明显污染时，可使用一次性消毒湿巾进行清洁与消毒。

（4）手术区域或控制室的清洁工作应有序进行，遵循由上至下、由里向外、由轻度污染到重度污染的顺序。清洁工具应分区使用，实行颜色标记。

（5）对于高频接触、易污染、难清洁与消毒的表面，可采取屏障保护措施，用于屏障保护的覆盖物（如塑料薄膜、铝箔等）实行一用一更换。

（6）在诊疗过程中，如发生患者体液、血液等污染情况，应立即进行污点清洁与消毒。

（7）环境表面不宜采用高水平消毒剂进行日常消毒。

（8）使用后或污染的擦拭布巾或地巾不应重复浸泡在清洁用水、使用中的清洁剂或消毒剂中。

（9）被患者体液、血液、排泄物、分泌物等污染的环境表面，应先使用可吸附的材料将其清除，再根据污染的病原体特点选择适合的消毒剂进行消毒。

（10）在实施清洁与消毒作业时，应设有醒目的警示标志。

（二）手术间日常清洁与消毒

（1）手术间每天启用前，宜使用清水对物体表面进行清洁。

（2）术中发生血液、体液污染手术台周边物体表面、地面及设备或疑似污染时，应立即对污点进行清洁与消毒。

（3）接台手术之间，应对手术台及周边1.0~1.5 m范围内的高频接触物体表面进行清洁与消毒。

（4）全天手术结束后，应对所有物体表面进行终末清洁与消毒（2.0 m以上的墙面、天花板除外）。

（5）每周应对手术间所有物体表面（包括高空处表面）、回风口、送风口进行清洁与消毒。

（6）辅助间、走廊、生活区的物体表面每天清洁1~2次；地面清洁频率应根据污染程度确定，每天2~3次，确保地面干净、干燥、无尘、无污垢、无碎屑、无异味。

（7）手术患者出入门口地面应保持清洁，随时清扫过道地面。进入手术间的推车、医疗用品、设备等应保持清洁。

（8）洗手池应配备防溅设施，管道不应裸露，池壁应光滑无死角，应每天进行清洁与消毒。

（三）地面和物体表面的清洁与消毒

1.地面的清洁与消毒

当地面无明显污染时，采用湿式清洁。若地面受到患者血液、体液等明显污染，应先用吸湿材料去除可见的污染物，再进行清洁与消毒。

2.物体表面的清洁与消毒

（1）无明显污染时，采用湿式清洁。若物体表面受到明显污染，应先用吸湿材料去除可见的污染物，再进行清洁与消毒。

（2）为保护仪器设备免受污染，应使用保护套，尤其是在特殊感染患者使用仪器设备前。对于精密仪器设备表面的消毒，宜使用含有双链季铵盐的一次性消毒湿巾，操作简便，无异味，对仪器设备表面无损害，杀菌快，抑菌时间长，一次一巾。

（3）临床常用的辐射防护物品包括铅衣、铅帽、铅脖套、防护眼镜等，使用后应按要求清洁并悬挂放置。定期检测，确保其在有效期内使用。若防护用品受到患者体液、血液污染，应及时进行消毒，可使用含有双链季铵盐的一次性消毒湿巾等，避免使用含酒精或含氯消毒剂。

（4）两台手术之间，应及时将医疗废物以密闭方式移至操作间外。

（5）手术台床单一人一用一更换，未经清洁、消毒的手术间不得连续使用。

（6）接送患者的推车应每天进行清洁与消毒。对于接送隔离患者的推车，使用后应及时进行清洁与消毒，并更换车上所有用品。

五、特殊感染手术消毒隔离制度

（1）朊病毒、气性坏疽、呼吸道传染病及突发原因不明的传染性疾病患者手术结束后，应依据《医疗机构消毒技术规范》（WS/T367—2012）进行终末清洁消毒。对于开放性肺结核患者，建议在专科医院集中收治，如需手术，应安排在负压手术间进行，包括术后复苏。

（2）对于疑似或确诊的朊病毒、气性坏疽及突发原因不明的传染性疾病患者，应尽量选用一次性诊疗用物、器械；对于需要复用的器械和物品，使用后应放入专用的器械回收箱并密封，箱外标识，回收后集中处理。

（3）所产生的医疗废物必须使用双层黄色医疗废物袋进行收集并密封，袋外标识。对于环境、地面、物体表面的处理，应参照《医疗机构消毒技术规范》（WS/T 367—2012）执行。

六、清洁工具的使用管理制度

（1）不同区域的清洁工具应有明确标识，区分使用。每个手术间进行清洁时，需要更换清洁工具。

（2）清洁工具的配置数量、复用处置设施应与手术室规模相匹配。

（3）擦拭布巾和地巾应选择不易脱落纤维的织物，宜使用细纤维棉布和脱卸式地巾。

（4）复用擦拭布巾使用后应清洗干净，并在有效氯250 mg/L的消毒剂（或其他有效消毒剂）中浸泡30分钟，之后冲净消毒剂，干燥备用。

（5）复用地巾用后清洗干净，在500 mg/L有效氯消毒剂中浸泡30分钟，冲净消毒剂，干燥备用。

（6）有条件的医疗机构宜采用热力型清洗–消毒机，将使用后的布巾、地巾等物品放入清洗机，按照设备的使用说明进行机械清洗、热力消毒、机械干燥，装箱备用。

（7）用于处理被特殊病原体（如朊病毒和气性坏疽病原体）污染的布巾和地巾应一次性使用，使用后进行双层密闭封装，按医疗废物处理。

七、含氯消毒剂的使用管理制度

（1）对于一般病原体污染，采用有效氯500 mg/L的消毒剂消毒。

（2）对于细菌芽孢、结核分枝杆菌、经血传播的病原体污染，采用有效氯2 000 mg/L的消毒剂消毒。

（3）病原体不明确者，按标准预防的理念，一律使用有效氯2 000 mg/L的消毒剂消毒。

第九节 介入手术室院感防控管理制度

随着介入诊疗技术的广泛应用和患者需求的日益多样化，介入手术量持续增长。然而，由于介入手术室的医务人员部分来自放射科及内科，多数人未接受过无菌技术操作的系统化培训，加之人员流动性较大、机房空间相对密闭，医院感染（简称“院感”）的风险较高。通过制定并实施介入手术室院感防控管理制度，可有效预防介入手术室感染事件的发生，从而保障患者的安全，提升医疗服务质量。本节主要介绍院感防控管理体系、院感防控管理措施。

一、院感防控管理体系

1.完善制度

制定规范的院感防控管理制度，明确介入手术室内不同区域的清洁和消毒标准，包括手术台、手术器械、手术环境等，确保手术室环境符合卫生标准。

2.培训考核

构建院感防控培训方案，包括卫生操作规程、院感预防知识等，并定期组织相关人员参与考核。

3.监测报告

建立院感监测系统，定期对环境、设备、患者及医务人员进行监测，同时建立院感事件报告制度，确保发现的院感事件能够得到及时报告和处理。

4.感染控制

建立感染控制体系，包括操作流程规范、感染监测与报告、介入手术室内感染源控制等，确保介入手术室内感染风险得到有效控制，进一步提高介入手术室的运行效率和工作质量，减少因院感而导致的手术延误或手术复杂度增加。

5.安全用药

建立药品使用和管理制度，确保药品的存储、配制和使用符合相关规定，防止药品污染引发院感。

二、院感防控管理措施

（一）人员管理

1.着装管理

（1）工作人员应通过专用通道进入介入手术室，在指定区域内更换经消毒的手术服装及拖鞋，正确佩戴手套、口罩、帽子等防护用品，防止病原体通过医务人员传播给患者。

（2）根据诊疗要求选用合适的口罩，确保口罩遮盖口鼻。帽子分为布质帽子和一次性帽子，应能完全遮盖头发。布质帽子应保持清洁，并根据使用情况每天或每次使用后更换与清洁。若帽子被患者体液（血液、组织液等）或分泌物污染，应立即更换。

（3）洗手衣上衣应系入裤子内，并保持清洁干燥。一旦污染，应及时更换。内穿衣物不得外露于洗手衣或参观衣外，如衣领、衣袖、裤腿等。不佩戴无法被洗手衣遮盖的首饰（如戒指、手表、手镯、耳环、珠状项链等），不美甲。

（4）术中可能出现血液、体液或其他感染物飞溅、雾化、喷出等情况，应根据标准预防原则、不同传播途径疾病的预防与控制需要及疾病危害性，选择适合的个人防护用品，如防护眼镜、防护面罩等。

（5）进入介入手术室洁净区的非手术人员（如检查人员、医学工程师等）应穿着隔离衣，完全遮盖个人着装，更换手术室拖鞋，规范佩戴口罩、帽子。

（6）工作人员离开手术室时（如送患者回病房等），应穿着外出衣和鞋。

2.行为管理

（1）严格执行手卫生制度，包括医务人员手卫生操作规范、手卫生设施设置与管理等，确保介入手术室内手卫生监测符合要求。

（2）医务人员在术前必须对患者进行感染风险评估，了解患者的传染史、症状及实验室检查情况等，有针对性地采取院感防控措施。

（3）医务人员在执行各项操作流程时，应严格遵守无菌技术原则。

（二）器械物品管理

（1）建立手术器械管理制度，包括手术器械的清洁、消毒与灭菌、包装与贮存等，确保手术器械符合卫生标准。其中，无菌物品与非无菌物品应分开放置。无菌物品应按灭菌日期先后顺序放入专柜，过期物品应送供应室重新处理。

（2）对于重复使用的器械、器具、物品（如换药碗等），使用后应去除污物，并放置于专门的容器中，随后由消毒供应中心统一回收处理。

（3）若物品被朊病毒、气性坏疽或突发原因不明的传染病病原体污染，应明确标识，并及时告知消毒供应中心的回收人员。

（4）治疗车上的物品应摆放有序，上层为清洁区，下层为污染区，严禁物品洁污混放。

（5）建立规范的医疗废物处理流程，严格执行医疗废物分类处置要求，确保医疗废物不会成为院感病原体的传播途径。

（三）传染病患者管理

（1）传染病患者：在无特殊情况下，应遵循先做无菌手术，后做感染手术的原则。

（2）需要隔离的患者：在手术通知单上注明感染情况。对于HBsAg阳性、HIV阳性或其他传染病患者，做好登记，术中尽可能使用一次性用品。

（3）气性坏疽患者：采用3%过氧化氢溶液冲洗伤口。对于诊疗器械，应先消毒，再清洗，后灭菌，并使用1 000~2 000 mg/L含氯消毒剂浸泡30~45分钟，若有明显污染，使用5 000~10 000 mg/L含氯消毒剂浸泡≥60分钟。物体、环境表面采取1 000 mg/L含氯消毒剂擦拭。

（4）终末消毒：使用3%过氧化氢按照20 mL/m³的浓度进行气溶胶喷雾消毒，湿度要求70%~90%，密闭24小时。床单、被褥、衣物等应专包密封，标识清晰，采取压力蒸汽灭菌后再清洗。地面、墙壁（高度2~2.5 m）、物体表面、手术床、手术灯等采取含氯消毒剂喷洒或使用一次性消毒湿巾擦拭。所有医疗废物应转送至医用垃圾站统一焚烧处理，转运途中严密封闭，严防污物外溢。术后手术器械应经过双消毒后送供应室灭菌。

第十节　介入手术室医疗废物管理制度

介入手术是一种以微创技术为基础的医疗诊断与治疗方式，主要使用一次性耗材，因此在日常工作中会产生较多的医疗废物。由于布局空间有限、不便集中暂存、无法实现即时转运等问题，介入手术室成为院感高危科室之一。建立并实施介入手术室医疗废物管理制度，可促进介入手术室产生的废物得到安全、高效和合规的处理，从而最大限度地降低对环境、医务人员及患者健康的潜在风险，从而提高介入手术室医务人员对医疗废物的管理水平。本节主要介绍医疗废物的分类、总体目标，以及医疗废物管理要求。

一、医疗废物的分类

1. 感染性废物

感染性废物是指携带病原微生物、具有引发感染性疾病传播危险的医疗废物。

2. 损伤性废物

损伤性废物是指能够刺伤或割伤人体的废弃医用锐器。

3. 病理性废物

病理性废物是指在诊疗过程中产生的人体废物和医学实验动物尸体等。

4. 药品性废物

药品性废物是指过期、淘汰、变质或被污染的废弃药品。

5. 化学性废物

化学性废物是指具有毒性、腐蚀性、易燃易爆性的废弃化学物品。

6. 液体医疗废物

液体医疗废物是指患者的体液（如腹水、羊水、胸腔积液等）、血液及其他排泄液体、引流液、排泄物、废弃化学试剂等。

二、总体目标

1. 预防感染

有效管理和处置感染性废物，可防止病原体的传播和交叉感染，确保介入手术室环境的清洁与安全。

2. 安全运输

确保医疗废物在介入手术室内的收集、储存及运输过程中符合标准，严防医疗废物泄漏。

3. 合规处置

依据国家和地方的相关法律法规，采取适当方法对手术室内产生的各类医疗废物进行合规处理，包括高温焚烧、化学处置、物理处置等。

4. 有效利用

在医疗废物处理过程中，尽可能实现资源的有效利用和能源的节约，减少对环境的不良影响，提高医疗废物处理的可持续性。

5. 员工安全

保障介入室内工作人员在处理医疗废物时的安全，提供必要的培训和个人防护装备，预防意外伤害和职业暴露。

6. 持续改进

建立健全监测和评估机制，定期审查和改进医疗废物管理方案，确保其符合最新标准和最佳实践。

三、医疗废物管理要求

（一）制定管理体系

1.管理原则

分类收集原则、减量化原则、闭环管理原则。

2.日常管理

定点放置，定色分辨，定量盛装，定时收集。

3.收集容器管理

应清楚标识产生日期、产生科室、医疗废物名称等信息。

4.医疗废物闭环管理

收集、处置、暂存和转运等医疗废物管理工作应严格遵循《医疗废物管理条例》及其配套文件、医院相关制度要求执行。

5.医疗废物管理流程

医疗废物管理流程包括但不限于：医疗废物的收集时机，包装物/容器的正确使用方法，有效封口方式，隔离的（疑似或确诊的）传染病患者产生的医疗废物包装与收集方法，医疗废物的交接记录、转运路线、转运人员防护及环境清洁程度等具体要求。同时，应特别强调术中产生的计数类废物需要单独收集，不得与其他废物混淆。

6.培训与考核

建立医疗废物管理、培训、考核等机制，发现问题及时改进。

（二）医疗废物管理措施

1.感染性废物

（1）术前处理。

应集中放入黄色医疗废物专用包装袋。

（2）术中处理。

1）被患者血液、体液、排泄物污染的纱布、纱垫等计数类废物，清点完成后应统一放入黄色医疗废物专用包装袋。

2）手术产生的残余缝线，术后由巡回护士统一放入黄色医疗废物专用包装袋。

3）取出的植入物/使用后的一次性医疗器械，应做好相关信息登记，按医疗废物处理。

（3）术后处理。

清理手术间内所有感染性废物，并按相关要求进行处置。收集时，双层包装应分层封扎，采用鹅颈式封口，按要求注明相关信息。包装袋外表面被污染时，应加套一层黄色医疗废物专用包装袋，手术结束后立即移出手术间。

2.损伤性废物

（1）收集方法。

损伤性医疗废物收集容器多为不同规格的锐器盒，其数量、大小及放置位置等应根据手术种类、实际使用量、废弃锐器大小等实际需求设置。

（2）转运方法。

应在锐器盒外加套黄色医疗废物专用包装袋，采用鹅颈式封口。传染性患者手术产生的废物，术后应进行双层包装、分层封扎，并注明相关信息再进行转运。

（3）术中处理。

1）用于注射、穿刺、采血等有创操作的损伤性医疗器具，使用后应直接放入锐器盒内，锐器盒应放置在安全、便于投放的位置。

2）手术台上用于切割、缝合、穿刺等损伤性医疗器具，应统一暂时存放于无菌台的安全区域内，术后统一放入锐器盒内。

3）带有导线的锐利器具，锐器部分应放入锐器盒内，导线部分按感染性废物处理。

3.病理性废物

（1）收集方法。

术中切除的病理性废物可放置在适合的容器内，暂存于手术器械台车上。

（2）术中处理。

1）病理性废物应妥善保存，按照医院病理相关工作制度进行处置。

2）需要送病理检验的传染性或特殊感染性病理性废物，应放入双层黄色医疗废物专用包装袋内，采用鹅颈式封口、分层封扎；包装袋外表面应有警示标识，以提醒相关人员做好必要防护。

3）病理性废物不得由任何人私自带离手术室，应依据医院相关工作制度进行处置。如有特殊需求，应上报医院管理部门，按照相关手续办理并备案。

4.药品性/化学性废物

（1）收集方法。

收集容器为锐器盒/桶，放置数量及选取规格应根据实际需求设置。少量的药品性废物可放入感染性废物袋内，但应在标签上注明。

（2）术中处理。

1）使用细胞毒性药品后，应将药瓶、污染的注射器等物品放入容器盒中封存，并标明相关信息，方便追溯。若容器外表面被化疗药品污染，应加套一层黄色医疗废物专用包装袋后再行转运。

2）毒麻药品及精神类药品、放射性药品应严格按照《麻醉药品和精神药品管理条例》及国家、医院有关规定进行销毁。

5.泄漏与污染处置原则

（1）感染性废物泄漏。

先用一次性吸附材料（如纸巾、纱布垫/棉垫、新型吸附材料等）去除可见污染物，再进行清洁消毒。

（2）损伤性废物泄漏。

立即通知周围人群避开遗洒区域，工作人员处置时应戴防刺手套，使用工具将锐器尽快放入锐器盒内，并做好被污染环境的清洁消毒。

（3）药品性废物泄漏。

粉末状药品应用湿性材料清理，随后对污染区域进行清洗处理。

（4）特殊药品泄漏。

化疗细胞毒性药品、放射性药品等特殊药品泄漏，应按医院相关流程进行紧急处理，并及时上报。

（5）储存污染物的包装袋（或容器外表面）破损或被污染。

应增加一层包装，并对周围被污染的环境进行清洁消毒。

6.医疗废物管理培训与考核

（1）培训对象。

医疗废物管理的培训应面对所有在介入手术室内工作的医务人员，包括麻醉医生、介入手术室护士、实习学生、进修人员、工勤辅助人员、保洁人员等。

（2）培训内容。

医疗废物分类、收集、转运、应急处置及个人防护。

（3）培训频率。

1）每年定期进行全员培训，制度更新后及时培训并进行考核。

2）相对固定的医务人员每年培训不少于2次，新入职的医务人员的岗前培训内容中应包含医疗废物分类及收集相关知识与技能，考核合格后方可上岗。

（4）培训及考核形式。

采用面授、视频、实地操作、现场演示等形式开展培训，通过线上答题、晨会提问、现场考核等形式检验培训效果。

（5）培训及考核记录文件。

相关文件应保留3年，文件内容包括培训课件、签到表格、考核试卷、影像资料等。

（6）监督执行。

1）护士长定期监督制度执行情况，每月督导各岗位人员的实际操作与执行情况，每季度进行1次现场考核。

2）考核和评估内容应与培训内容相一致。

3）定期督导手术人员对医疗废物知识培训及考核情况，对监督过程中发现的问题及时指正，共性问题认真分析，强化培训，必要时组织讨论并持续改进。

第十一节 介入手术室医用耗材管理制度

为规范医疗器械临床使用管理，保障医疗安全，国家相继发布并更新了《医疗器械监督管理条例》《医疗器械临床使用管理办法》《医疗器械不良事件监测和再评价管理办法》等规章制度。医疗器械是指直接或间接用于人体的仪器、设备、器具、体外诊断试剂及校准物、材料，以及其他类似或相关的物品（包括所需的计算机软件）。医用耗材作为医疗器械的重要组成部分，其规范使用对于疾病的预防、诊断、监护、治疗及生命的支持或维持至关重要。介入手术室医用耗材（简称“介入耗材”）是介入手术成功开展的一类重要医疗器械，耗材品种繁多、型号多样、专业性强。因此，应规范介入耗材的遴选、采购、验收、储存、使用、监测及评价等环节，以提高效率，减少成本，降低临床耗材使用风险，从而达到提升医疗质量、保障医疗安全的目标。本节主要介绍医用耗材管理机构及职责、介入耗材遴选采购管理制度、介入耗材验收入库请领管理制度、介入耗材贮存管理制度、介入耗材使用管理制度、介入耗材废损管理制度，以及医疗器械不良事件监测管理制度。

一、医用耗材管理机构及职责

（1）医用耗材管理委员会是医用耗材管理实施的决策机构，负责贯彻执行国家、省、市各级医疗卫生管理部门及医用耗材管理部门的相关政策；研究审定医用耗材的遴选、采购、验收、贮存及使用的具体实施方案；指导、监督、检查各项管理工作的开展。

（2）保障保卫部/采购部门是医用耗材遴选、采购、验收、贮存、发放的统一管理部门，并下设一级库房。

（3）医务部是医用耗材临床使用、监测、评价等专业技术服务的统一管理部门。

（4）监察审计室负责受理与医用耗材遴选及采购相关的投诉，并进行及时调查、反馈及报告。

二、介入耗材遴选采购管理制度

（一）介入耗材遴选流程

（1）介入手术室应通过物资管理系统填写并提交《耗材准入申请单》。

（2）医务部、采购部门应分别对科室申请准入的耗材进行临床使用必要性评估和初步市场价格调研，初筛后的产品将提请医用耗材管理委员会研究审定。

（3）采购部门应依据医用耗材管理委员会的决议，组织委员会同意准入耗材的厂家、规格型号及价格等信息的确定工作。

1）若会议未指定厂家，采购部门应按要求挂网公示、组建谈判小组、谈判，并确定拟准入产品。

2）若会议同意准入指定产品，采购部门应按要求组建谈判小组，完成与厂家或指定代理商的谈判。

3）若会议同意以确定单价准入指定产品，采购部门应按要求牵头后续的准入流程。

（4）在确认拟准入产品的具体信息后，采购部门应填写品名、注册证号、生产厂家、规格型号、挂网类型、供货价格、供货单位等信息，并提交医保、医务、院感、财务等职能部门及分管领导审批，再办理产品编码新增、价项匹配和医保对照等手续。

（二）介入耗材采购流程

（1）在介入耗材的采购执行过程中，应严格遵守《医院招标采购管理办法》和《医疗机构医用消耗材料管理办法》等规定。所采购的介入耗材应具有医疗器械生产许可证、医疗器械产品注册证》，且应从生产企业和取得医疗器械经营许可证的经营企业购买。进口产品应具有国家市场监督管理总局核发的医疗器械产品注册证。

（2）所有介入耗材实行严格授权管理，由专人领用。对于首次进入医院的介入耗材，应按照新的医用耗材申请程序进行办理。

（3）根据科室的申请，对常规准入耗材进行定时采购。介入手术室应对耗材的名称、规格、型号、类别、使用情况、供货服务以及采购方式等方面进行审核，审核通过后由采购部门组织实施采购。

（4）对于临时申请准入（未常规准入）的新耗材采购，介入手术室应提出项目申请及技术需求，由医院耗材管理委员会组织专家论证、分管院长审批后交由采购部门组织实施采购。

（5）若国家、省、市等各级医疗保障管理部门或卫生健康主管部门对医用耗材组织集中采购、带量采购等，则采购程序应依据相关政策要求和指导精神进行调整。

三、介入耗材验收入库请领管理制度

（一）介入耗材验收入库制度

（1）介入耗材的验收工作，原则上应由一级库房的物资管理员负责完成。验收时，应建立进货查验记录，真实、完整、准确地登记验收情况。

（2）入库查验记录内容包括医用耗材的名称、型号、规格、数量、批号（生产批号、编号、序列号、灭菌批号）、有效期、注册证号或备案凭证号、生产企业名称、供货商名称、联系方式、储运条件、到货日期等信息。验收人员应签署验收日期并给出验收合格结论，而后方可入库。

（3）对于进口介入耗材，还应核验其最小包装单位是否粘贴中文标签，并检查标签是否规范。规范的进口介入耗材中文标签内容应包含以下信息。

1）产品名称、型号、规格。

2）注册人或备案人的名称、住所、联系方式，代理人的名称、住所及联系方式。

3）注册证编号或备案凭证编号。

4）生产企业的名称、住所、生产地址、联系方式及生产许可证编号或生产备案凭证编号；若产品为委托生产，还应标注受托企业的名称、住所、生产地址、生产许可证编号或生产备案凭证编号。

5）生产日期、使用期限（或失效日期）。

6）根据产品特性应标注的图形、符号及其他相关内容。

7）必要的警示、注意事项。

8）特殊储存、操作条件或说明。

9）若产品在使用中可能对环境产生破坏或负面影响，或具有放射性、辐射性，其标签中还应包含警示标志或中文警示说明。

（4）当标签因位置、大小受限无法全部标注时，应确保标签内容至少涵盖产品名称、型号、规格、生产日期、使用期限（或失效日期），并明确标注“其他内容详见说明书”。

（5）未在医院供应目录内、不符合遴选规定、无质量合格证明、包装破损、标识不清、过期失效或其他可能影响使用安全的介入耗材，不得验收入库。

（6）对于需要冷链管理的介入耗材，验收时应严格落实冷链管理要求，核查各环节的温度记录，确保温度合格且可追溯。

（7）介入耗材的进货查验记录应保存至规定使用期限届满后2年，或使用终止后2年；植入性介入耗材的进货查验记录应永久保存，并纳入物资管理平台进行管理。

（8）完成进货查验程序后，物资管理员应及时办理入库手续，仔细核验供应商提供的配送单据、发票等凭证，确保信息准确无误，做到账账相符、账实相符、账证相符。

（二）介入手术室耗材领用制度

（1）为促进介入诊疗的安全高效，应根据介入手术耗材的使用特点及使用数量，按照临床使用情况动态调整介入耗材的基数。耗材应按需领用并提前储存在介入手术室二级库中，实行专人专管制度。

（2）二级库领用的介入耗材基数应根据合同目录产品及临床使用情况来确定，并据此制定“二级库预库耗材目录表”，内容包括品名、品牌、规格/型号、有效期、库存基数等。建立请领入库的物资管理台账。

（3）介入耗材请领流程。

1）介入手术室根据实际需求向采购部门提交采购申请单。

2）供应商按照申请单备货。

3）供应商持预入库单及货物在采购中心一级库验货。

4）物资管理员查验货品和送货单，核对产品有效期、灭菌日期、生产批号、序列号、灭菌方式、中文标识、产品注册证号、合格证等，检查外包装有无破损、是否整件包装、有无中文标识。

5）验收合格后，物资管理员应在送货单上签字确认，并将预入库单、送货单等相关材料存档备案。

6）货物入库至一级库房。

7）根据介入手术室耗材使用情况，按需将介入耗材送至介入手术室二级库储存。

（4）结合介入诊疗术式，选择适合的介入耗材。

四、介入耗材贮存管理制度

医院保障保卫部设置独立的一级库房，并实行分区管理；介入手术室设置相对独立的二级库房，各级库房均应设置相对固定的物资管理员，并严格按照产品说明书、包装标签标示的要求，规范贮存介入耗材。

（一）医院一级库房介入耗材管理制度

（1）入库的介入耗材应按照定位标识合理放置并储存，保持库房洁净干燥。

（2）介入耗材入出库应有登记，保证材料存储卡、账、物一致。

（3）物资管理员应规范落实库房温湿度监测，每天记录2次贮存区域的温度、湿度数据。

（4）规范介入耗材有效期管理，一级库房应将有效期不足3个月的耗材纳入近效期管理范畴，临近效期的耗材应提前更换，过期的耗材应按照相关规定报废或退回供应商。

（5）规范介入耗材盘点工作，除了清点耗材数量，还应按照贮存条件、有效期限、包装情况等要素进行全面检查。使用盘点记录表详实记录盘点实际情况，确保账账相符、账实相符、账证相符。盘点记录表须经盘点人员签字确认，一经确认，不可涂改。

（二）介入手术室二级库房介入耗材贮存管理制度

（1）介入手术室的二级库房应设置在靠近手术间的限制区域内，确保库房环境清洁、明亮。

（2）二级库房的场所、设施及条件应与贮存的介入耗材品种、数量相匹配，并配备相应的防火、防潮、防虫设施，必要时还应配备监控摄像头。

（3）二级库房避免无关人员出入，禁止非医务人员接触和使用介入耗材。

（4）二级库房应指定一名专职介入耗材管理人员，负责耗材的订货、验收、储存、发放、盘点等工作。每月定期对库存耗材进行盘点，确保账实相符、库存合理。

（5）二级库房应保持温度≤24 ℃，湿度≤60%，每天检查并登记。配备空气净化装置，根据感控要求清洁消毒空气及物表环境，确保生物学检测结果合格。

（6）二级库房内应设置存放架或存放柜，载物架必须离地≥20 cm、距墙壁≥5 cm、离天花板≥50 cm。

（7）介入耗材应以小包装形式存放，各类物品应设有标牌，有序分类，并区分不同批号。耗材应按照有效期先后顺序规范放置和取用，近效期耗材应明确标识并专区存放。过期的耗材不得使用。

（8）无菌物品与非灭菌物品必须分区域存放。

五、介入耗材使用管理制度

（一）介入耗材使用管理制度

（1）介入手术室应加强介入耗材使用人员的学习和培训，确保其严格按照产品使用说明书、技术操作规程规范使用。

（2）一次性介入耗材必须遵循一次性使用原则，禁止重复使用。

（3）科室在领取介入耗材时，应执行质量检查程序。检查介入耗材内外包装是否完好、密封条是否牢固；包装注明的产品名称、规格型号、灭菌日期、有效期等是否清晰齐全、安全有效。不合格产品禁止接收。

（4）在使用风险程度较高或植入类介入耗材前，应与患者及其家属充分沟通，告知可能存在的风险，并由患者（或其家属）签署知情同意书。同时，应将介入耗材的名称、关键性技术参数等信息，以及与使用质量、安全密切相关的必要信息记录在病历等资料中。

（5）在介入耗材使用过程中，应严格落实查对制度和医院感染管理相关规定。使用前，应严格核对产品名称、型号，并检查产品外包装及性能是否完好、是否在有效期内；经双人核实后，按照无菌要求规范开启、使用无菌介入耗材。

（6）在使用过程中，一旦发现介入耗材疑似污染，应立即停止使用并更换新的耗材。若疑似发生耗材不良事件，应立即停止使用，确保患者安全优先，并按照医院医疗器械不良事件报告流程规范上报，不得擅自与供货商进行退换货处理。若发生热源反应、感染或其他异常情况，必须及时留取样本送检，并按规定详细记录，及时报备医务部、护理部、药学部及采购部门。

（7）介入耗材使用后，应按照收费管理相关规定严格落实收费工作，完善耗材使用登记。严格按照医疗废物管理规定处置使用后的介入耗材，并交由具备相应资质的公司统一回收，规范医疗废物交接记录。

（8）在非正常工作时间或紧急手术需要使用非库存介入耗材时，拟使用人员应报告护士长及一级库房物资管理员，通知供应商紧急送货，由介入手术室护士代为验收签字。供应商持验收单据、介入耗材包装补办入出库手续。

（9）规范介入耗材盘点工作。采购部门落实介入手术室二级库房的督查职责，每季度1次，督查内容包括手术患者姓名、住院号、使用耗材品种、名称、品牌、规格、数量、批号/条码、效期、计费价格、手术医生、供货商等详细信息的登记情况。联合相关职能部门进行二级库房介入耗材实物盘点工作，每半年1次，核查二级库房内实物与账面数据的一致性，确保介入耗材使用管理的规范性。

（二）介入耗材SPD管理流程

医用耗材SPD（Supply Processing Distribution，SPD）管理是一种以保证院内物资质量安全、满足临床需求为宗旨，以物流信息技术为支撑，以环节专业化管理为抓手，以强化医院物资管理部门的全程监管、协调外部需求与内部需求为主导，对全院医用物资在院内的供应、加工、配送等物流的集中管理方法。介入耗材SPD管理的具体流程如下。

1.赋码收货

（1）物流中心将所有介入耗材名称、规格、型号、生产厂家、注册证号、中标编码等基础信息详细录入系统，介入手术室根据需求发送介入耗材订单。

（2）供应商根据接收的订单信息备货，下载配送单并随同介入耗材送达医院。

（3）物流中心耗材管理员下载配送单或扫码，检查实物与供应商的厂家码、批号、效期、序列号是否一致，同时进行耗材合规性验证。SPD管理平台验证解析厂家码与备案号的匹配性，如不一致，系统提醒签收人员拒绝后续操作流程；如一致，系统则自动生成该耗材唯一的物资条码。耗材管理员签收、打印上架指示单、入库上架。根据耗材属性，SPD管理平台自动提示送货路径至物流中心或介入手术室二级库房，二级库房扫码确认验收后，将其放置于耗材智能柜。

2.应用管理

（1）设定介入医务取用耗材的相应权限。

（2）根据患者介入诊疗需求，领用人扫描胸牌/识别指纹后打开智能柜，按需取物，智能柜自动扫描高值耗材条码，并将品种、规格、条码、批号、效期、领用时间、领用人等信息传送到SPD管理平台。

（3）使用耗材后，护士直接在HIS中扫SPD条码收费，由HIS将计费信息传送至SPD管理平台，再传至智能柜系统。系统自动记录使用医生与收费护士姓名。

（4）手术结束后，领用人将未使用的介入耗材扫码归还智能柜，SPD管理平台对归还品种信息、归还时间、归还人等数据进行自动匹配，并得出最终领用数量。

（5）SPD管理平台根据HIS收费的消耗数据及实际领用数据，基于条码与患者自动匹配的原则，自动显示已完全匹配及未完全匹配。未完全匹配则及时查找原因。匹配完成后，在SPD管理平台确认，形成科室消耗，扣减库存。

3.配送管理

介入耗材智能库可以自动盘点库内所有耗材，并将库存数据实时上传至物流云平台。耗材管理人员通过监控介入耗材库存，根据库存上下限系统生成科室补货计划；供应商也可通过物流云平台，对耗材院内库存量进行数据共享。当库存量低于安全储备量时，系统将会自动向供应商发出提示，要求其及时补货。耗材到货后，系统自动提醒送货。耗材管理人员打印拣配单，核实实物，打印配送单，进行耗材配送。

4.结算管理

（1）耗材管理员每月对已确认消耗的预入库介入耗材进行汇总确认，形成并发送开票通知单。

（2）供应商收到通知，确认并开具发票，发票在平台上录入维护后送达医院。

（3）SPD管理平台的工作人员下载发票，并将发票信息与实际结算信息自动匹配，而后复核发票数据，并将其传送至医院综合运营管理平台，由财务人员再次复核。

（三）介入耗材使用追溯管理制度

实行介入耗材的使用追溯管理制度，可以及时查找并处理可能存在的耗材使用安全隐患，最大限度地降低医疗事故发生的概率，保障患者健康和权益。

（1）介入耗材从申请、验收入库、科室请领、储存使用，到耗材记录单、病历资料等，均应实现可追溯性。

（2）医院一级库房通过对介入耗材生产批次、流通环节、销售渠道等信息录入、追溯和监管，实现耗材的全过程可控、全过程管理，以确保产品质量和安全。

（3）所有介入耗材均由医院采购部门统一落实采购计划，并经医院一级库房查验入库，介入手术室按需请领并规范使用。原则上，禁止任何介入耗材未经一级库房入库而直接送达介入手术室二级库房，但以下情况除外。

1）需要在术中才能明确使用产品规格型号且未在医院备货的特殊耗材。

2）开展新技术、特殊手术、临时救治所需且未在医院备货的特殊耗材。

3）紧急需要、班外时间等特殊情况，临时送货使用的耗材。

（4）完善介入耗材使用登记工作，包括介入手术人员、患者姓名、住院号、使用材料名称、型号、数量等信息。规范执行收费工作。

（5）规范落实介入耗材和植入材料的登记张贴工作。植入材料包括支架、起搏器、封堵器及瓣膜等，使用后应完善医疗器械质量验收及植入性医用材料跟踪记录单的记录，详细登记材料名称、型号规格、注册证号、生产批号、出入库时间、验收情况、供货单位、生产企业、产品有效期、产品质量外观及患者信息等。植入性医用材料跟踪记录单1式2份，1份病历归档，1份一级仓库留档。植入材料所对应的条码分别张贴在患者手术知情同意书及植入性医用材料跟踪记录单上。

六、介入耗材废损管理制度

（1）介入耗材在医院一级库房或介入二级库房保管期间，若因损毁、变质、霉烂、过期等各种原因无法继续使用，应由二级库房退至一级库房，一级库房物资管理员须通过物资管理平台申请报损。

（2）单次报损金额>5万元，经院长办公会审议同意后实施；单次报损金额

>1万元且≤5万元，经保障保卫部分管领导、财务部分管领导审批同意后实施；单次报损金额≤1万元，经保障保卫部主任、财务部主任审批同意后实施。保障保卫部负责实物销毁，财务部负责相应的账务处理。

（3）已完成报损审批的耗材，应由一级库房物资管理员按医疗废物销毁并保留相应的销毁记录（医疗废物转移联单）1年。在销毁前，应剪毁无菌包装、标签，并记录耗材名称、数量、失效日期等信息。

七、医疗器械不良事件监测管理制度

（一）医疗器械不良事件定义与范畴

（1）医疗器械不良事件是指已上市的医疗器械（含医用耗材、试剂、医用仪器设备），在正常使用条件下发生的，导致或可能导致人体伤害的各种有害事件。

（2）存在下列情况之一者为严重伤害。

1）危及生命。

2）导致机体功能永久性损害或机体结构永久性损伤。

3）必须采取医疗措施才能避免上述永久性损害或损伤。

（3）以下情况不列入医疗器械不良事件。

1）超过生产企业规定使用期限或重复使用一次性器械导致的不良事件。

2）医疗器械生产企业在产品说明书等技术文件中已表明可能产生的副作用或有建议性提示。

3）使用错误导致的不良事件。

4）患者自身原因、并发症或未遵医嘱的行为导致的不良事件。

（二）医院医疗器械不良事件管理机构及职责

医院应成立医疗器械不良事件监测领导小组，下设医疗器械不良事件监测管理工作办公室，负责医用耗材、试剂及仪器设备不良事件的监测管理工作。领导小组成员及其主要职责：组长由分管领导担任，统筹负责全院医疗器械使用质量安全与不良事件监测的管理工作；副组长由保障保卫部主任、医务部主任、护理部主任担任，组织开展医疗器械使用质量安全与不良事件监测工作的监督与检查；组员由各临床、医技科室科主任担任，具体实施本科室医疗器械使用质量安全与不良事件监测工作。各使用科室应指定1名医疗器械不良事件监测联络员，负责本科室医疗器械不良事件的上报工作。

（三）医疗器械不良事件报告程序

1.个例医疗器械不良事件报告程序

（1）使用科室发现或获知可疑医疗器械不良事件后，应及时通过相应系统填写“可疑医疗器械不良事件报告表”，上报院级不良事件管理员。若事件导致死亡，应在1天内报告；若事件导致严重伤害、可能导致严重伤害或死亡，应在3天内报告。

（2）院级不良事件管理员在收到可疑医疗器械不良事件报告后，应立即调查原因，汇报领导小组组长，并在《医疗器械不良事件监测和再评价管理办法》规定时限内上报国家不良反应监测系统。

2.群体医疗器械不良事件报告程序

（1）使用科室一旦发现或获知群体医疗器械不良事件，应立即通过电话等方式报告院级不良事件管理员。

（2）院级不良事件管理员在收到使用科室上报的群体医疗器械不良事件报告后，应立即调查原因，汇报领导小组组长，并按《医疗器械不良事件监测和再评价管理办法》规定报告。

（四）医疗器械不良事件报告原则

（1）报告不良事件应遵循“可疑即报”的原则，即当怀疑某事件为医疗器械不良事件时，均应按医疗器械不良事件及时报告。报告内容应真实、完整、准确。

（2）导致或可能导致严重伤害或死亡的可疑医疗器械不良事件均应报告。

（五）介入耗材不良事件管理应急预案

（1）在使用介入耗材过程中，若发现耗材质量相关问题，应立即停止使用，并立即向医务部、护理部及招标采购部门报告耗材不良事件。相关部门应及时通知其他科室停止使用该类耗材。如出现患者伤害情况，应本着“患者安全优先”的原则及时处置，将对患者的不良伤害降至最低。

（2）采购部门负责将问题耗材回收至库房并封存备检。

（3）采购部门应向临床提供具备同种功能的合格替代品，保证临床工作的正常进行。

（4）医务部、护理部及采购部门应共同了解不良事件的经过。

（5）采购员和仓库管理员检查问题产品，了解并记录产品公司资质、产品名称、外包装、存在问题、是否规范操作等情况。

（6）采购员应通知供应商提供本批次耗材相关质量检验合格证明。

（7）采购部门应 对出现的问题进行初步评估，在排除质量问题后，向临床科室出具情况说明书。若疑为产品质量问题，则将封存的问题耗材样品送交法定机构复检。

（8）复检质量合格者，恢复原供应关系。复检质量不合格者，采购部门应配合相关职能部门向供应商提出理赔申请，并向相应的药品监督管理部门报告，永久终止供货关系。

（9）采购部门应针对类似情况及时审查，以完善管理流程，杜绝再次发生同类不良事件。

第十二节 介入手术室常用药品管理制度

介入手术室常用药品分为非急救药品和急救药品两大类。非急救药品主要包括常用诊断药品（对比剂）和辅助用药。介入手术室护士应熟悉各类药品的管理要求、剂量、规格、使用方法、不良反应及处理等，以确保介入手术能够准确、及时、有效地进行。因此，为加强介入手术室常用药品的管理，保证药品质量，确保患者用药的准确性和安全性，预防差错、事故及医疗纠纷的发生，特制定介入手术室常用药品管理制度。本节主要介绍非急救药品管理制度、急救药品管理制度，以及药品不良反应处置制度。

一、非急救药品管理制度

1.药品柜的管理

介入手术室应设立药品柜，柜门外张贴外用药、内服药、注射剂等标识，柜门内各种药品应分区储存。存放药品的装置外部应标注药品的通用名、剂量和基数等信息。对于药品名称、外观或外包装看似、听似、一品多规等易混淆药品，应相对分开存放，不可相邻摆放，并设置明显的警示标志，避免药品混淆。药品柜内不得存放非药品。

2.药品的种类、基数和领用

介入手术室应根据自身特点，提出备用药品的目录及基数，经护理部和药学部核准后方可领用，领取时尽量避免近效期药品入账。备用药品的品种及基数不宜过多，并相对固定，既要满足临床用药需要，又要避免药品积压。

3.药品的交接

应安排专人每天管理，建立药品交接记录本，做到班班交接、账务相符，以满足使用需要。

4.药品的检查

应安排专人每周检查药品的质量、数量，防止药品积压、变质、过期等。对于近效期的基数药品，可上报药剂科调换。在检查过程中，要注意观察药品的外观及质量变化，包括药品包装、标签、生产批号、有效期等，如发现过期、浑浊、变色或标签模糊不清楚等药品，禁止使用。安瓿、输液瓶等如有裂缝或瓶口松动，不得使用。

5.药品的使用和补充

药品的使用应遵循“先进先出、先产先出、近效先用”的原则，避免药品过期带来的安全隐患或不良后果。药品使用后，应由手术医生开医嘱，介入手术室凭使用药品清单及时到药学部领取药品后归还，以保持基数不变。药品仅供本院患者使用，其他人员不得私自取用；使用前、使用中和使用后均须核对，并注意观察用药后的不良反应。

6.药品的储存

药品不能直接接触地面，应距地面≥20 cm，距侧方墙面5~10 cm。药品应严格按照国家标准的药品说明书所列贮存条件存放。对于要求严格遮光、避光贮存的药品，应采取遮光、避光措施。对于要求冷藏的药品，应放置于冰箱内冷藏。每周清理冰箱1次，保持冰箱内整洁；使用温度计监测温度，确保温度维持在2~8 ℃，每天上下午各监测1次并记录，如使用非无霜冰箱，则每半个月除霜1次并记录。对于要求阴凉处储存的药品，可在常温（25±2）℃下储存。严防药品破损、霉变、失效；药品存放区应进行温湿度监控，每天上下午各记录1次。

7.高警示药品的管理

高警示药品的储存应设置专门的高警示药品储存药架或药柜，每个存放单元外应设置高警示药品提示牌，药品前面张贴相应的高警示药品警示标识，使用时必须双人核对。

8.麻醉药品和精神药品的“五专”管理

（1）专人负责：指派专人负责药品请领、药品保管、使用过程管理、回收和废液管理相关的登记和交接工作等。

（2）专柜加锁：使用保险柜或智能调配柜，配置防盗和监控报警，实行双人双锁管理。

（3）专用账册：临床科室管理专用账册。

（4）专册登记：进出药品逐笔记录，废液处置也应记录；账册使用后保存3年。

（5）专用处方：专用麻精药品处方。使用麻醉药和第一类精神药品时必须双人核对。第二类精神药品应专柜抽屉储存，贴有精神药品标识，严防丢失。

9.碘对比剂的管理

应建立出入库登记本，做到账物相符。请领前清点库房，根据使用情况填写请领计划单，由护士长签字确认后送交药房。药房将碘对比剂送入科室后，科室应签收入库；或由临床医生开处方，由患者自行到药房领取碘对比剂后使用。碘对比剂的管理应根据药品说明书要求定点存放，距地面≥10 cm，距墙面≥30 cm，标识明显，温度在30 ℃以下，避光，防X射线，密闭保存，防止效能降低。推荐在使用前将碘对比剂放置于恒温箱内，加温至37 ℃后使用。

二、急救药品管理制度

1.建立急救药品清单

将清单张贴在急救车内显眼位置，包括急救药品的名称、规格、基数及存放位置。

2. 急救车内药品实行基数管理

药品按基数与医院统一规定的排列顺序摆放，做到“四定”：定位置、定专人、定数量、定品种。药品标识清楚，有效期应在6个月以上。急救车内药品应放置于固定位置，不得随意挪动或更换位置。

3. 急救车内专科急救药品

介入手术室可根据用药特点增加急救药品，定位存放。备用的急救药品应整盒保存，外包装盒标签应完整、清晰。不允许将药名、剂量不一致的药品放置于同一药盒内。

4. 急救药品的使用及补充

使用急救药品时，要求快速、准确、及时。护士在执行前应复述一遍药品信息，得到认可后再使用，每次核对须由2人以上共同完成。急救药品的取用应遵循“左进右出”的原则，即每次取用从该药的最右边开始，每次补充根据药品的有效期决定摆放位置。若补充的药品有效期长于已有的药品，则摆放在最左边；若补充的药品有效期短于已有的药品，则摆放在最右边；以保证每次取用的药品均为有效期最近的。使用的药品应记录于急救医嘱记录本，并保留空安瓿以备查对。抢救结束后，及时清点并补齐药品，以备后用。如因药房缺药等特殊原因无法补齐时，应在急救药品交班本上注明，并报告护士长协调解决，以确保抢救用药充足。

5. 设立专门急救药品交班本

交班本中应标明所有急救药品的名称、规格、剂量、数量、有效期，本物必须完全相符。分管急救车药品的人员应定期检查及记录，使用一次性封条封存并双人签字确认，护士长应每月检查急救车药品的交接情况并签字确认。

三、药品不良反应处置制度

（1）当患者发生药品不良反应时，应立即停止输注该组药液，更换输液器，改用0.9%氯化钠注射液或葡萄糖注射液静脉滴注。

（2）及时通知医生，遵医嘱给予抗过敏、抗休克或激素治疗，以及降温退热等处理。

（3）密切观察患者的神志变化、生命体征、尿量，以及对治疗处置后的反应。

（4）安慰患者，缓解其恐惧感。

（5）保留剩余药液和输液器，查找引起药品不良反应的原因。

（6）及时向护理部、药品不良反应室备案，并填写“药品不良反应登记表”。

第十三节 介入手术室安全输血管理制度

输血作为临床治疗各种疾病和抢救急危重患者常用的医疗手段，其安全性和有效性直接关系到患者安危。为准确执行输血制度及技术规范，确保介入手术患者能及时、安全地接受血液输注，避免差错事故及医疗纠纷的发生，特制定介入手术室安全输血制度。本节主要介绍输血安全管理制度、输血反应处理及报告制度、输血不良反应处理及报告流程，以及输血器使用规定。

一、输血安全管理制度

1.输血治疗前

在输血治疗前，主管医生应向患者或其近亲属说明输血的目的、方式和风险，并签署临床输血治疗知情同意书。对于因抢救生命垂危的患者而需要紧急输血，且无法取得患者或其近亲属意见的情况，经医疗机构负责人或其授权负责人批准后，可立即实施输血治疗。

2.采集血样时

采集血样时，必须双人核对医嘱、临床输血申请单、贴好条码的试管，到患者床旁执行身份确认，确保无误后准确采集血样。若同时有两名以上患者需要备血，必须严格遵守“一人一次一管”的原则，逐一分别采集血样，严禁同时采集两名患者的血样。

3.收血时

收血时，应由2名医护人员共同认真检查血袋标签是否完整清晰、血袋有无破损渗漏、血液有无凝块、血液颜色是否正常；同时，还应共同核对患者床号、姓名、性别、住院号、血袋号、成分码、血型、交叉配血试验结果、血液种类、血量、血液有效期，核对无误后，双方共同签字确认收血完成。收到的血液应在半小时内输注，血液从发出到输血结束的最长时限为4小时。如遇特殊情况未能按时输血，应及时与输血科联系，不得将血液放入普通冰箱内保存。

4.查对

输血前、输血时、输血后，均应严格执行查对制度。

5.输血前

输血前，应挂上醒目的血型标识牌，并告知患者血型；将血袋内的成分轻轻混匀，避免剧烈震荡。血液内不得加入其他药品，如需要稀释，只能使用0.9%氯化钠注射液。

6.输血时

输血时，应由2名医护人员携带病历共同到患者床边，核对患者床号、姓名、性别、住院号、血袋号、成分码、血型、交叉配血试验结果、血液种类、血量、血液有效期等，核对无误后，使用符合标准的输血器进行输血。输血前后，使用0.9%氯化钠注射液冲洗输血导管。若连续输用不同供血者的血液，前一袋血输尽后，使用0.9%氯化钠注射液冲洗输血器，再接下一袋血继续输注。输血时应遵循“先慢后快”的原则，起始速度宜慢，观察15分钟无不适后，再根据病情、年龄及输注血液制品的成分调整输注速度，同时，严密观察受血者有无输血反应，如出现异常情况，应及时遵医嘱给予相应处理，并上报输血科，在网上填写“输血不良反应登记表”。

7.输血后

输血后，认真检查穿刺部位有无血肿或渗血现象，并做相应处理。

8.护理记录

做好输血相关的护理记录，包括输血的时间、种类、血量、血型、血袋号、成分码，以及有无输血反应等。

9.血袋管理

在血袋标签上写明结束时间，并将血袋放入冰箱（4 ℃）保存24小时，以备必要时核查送检，24小时后，由外勤中心工作人员将血袋送回输血科。

10.护理交接

若手术结束未能将血制品完全输注患者体内，需要与患者所在病房的护理人员做好交接工作。

二、输血反应处理及报告制度

（1）一旦发生输血反应，视输血反应程度及类别立即减慢或停止输血，停止输血时应更换输液器并输注0.9%氯化钠注射液。

（2）通知手术医生及护士长，遵医嘱进行救治处理，并启动输血反应应急预案与流程。

（3）做好病情观察，记录病情变化和处理经过。

（4）必要时采集患者血标本进行复核。

（5）将未输完的血液和输血器材立即送交输血科低温保存。

（6）填写“输血不良反应登记表”，24小时内送交输血科保存。

（7）分析发生输血反应的原因，预防输血反应的再发生。

三、输血不良反应处理及报告流程

（1）当患者发生输血不良反应时，视输血反应程度及类别立即减慢或停止输血，停止输血时应更换输液器并输注0.9%氯化钠注射液。

（2）通知手术医生及护士长，联系输血科。

（3）当患者病情危重时，备好抢救药品及物品，配合医生进行紧急救治。

（4）若患者为一般过敏反应，遵医嘱用药处理。

（5）安慰患者，缓解其焦虑情绪。

（6）加强巡视及病情观察，做好记录。

（7）将未输完的血液和输血器材送交输血科低温保存，必要时采集患者血标本。

（8）填写“输血不良反应登记表”，24小时内送交输血科保存。

（9）分析发生输血反应的原因，预防输血反应的再发生。

四、输血器使用规定

（1）输血时应使用符合国家标准的一次性输血器。

（2）输血前应详细检查产品包装密封性、有效期，核对产品型号。如产品包装破损、保护帽脱落、内有异物、超过有效期等，禁止使用。

（3）打开包装后应立即使用，且一次性使用，用后销毁，禁止重复使用或另作他用。

（4）输血器应贮存于阴凉干燥处，防止其与挥发性化学药品（如樟脑、松节油、氯仿等）混放。

第十四节　介入手术室仪器设备管理制度

医用仪器设备是指医院用于医疗、教学、科研、预防、保健等工作，具有卫生专业技术特征的仪器设备。医用仪器设备作为医疗机构不可或缺的工具之一，为提供精准、高效的医疗服务发挥着重要作用。介入手术室仪器设备种类繁杂，应用广泛，为规范仪器设备管理，依据《医疗卫生机构医学装备管理办法》《医疗器械监督管理条例》等文件要求，结合医疗仪器设备使用管理的评估、采购、验收入库、使用、维修与维护、报废等环节制定相应制度，保障仪器设备资产管理维护，规范仪器设备操作规程，降低仪器设备折损率，助力介入手术安全高效，达到提升医院经济效益和社会效益的目标。本节主要介绍介入手术室仪器设备购置评估管理制度，介入手术室仪器设备采购申请、论证与实施管理制度，介入手术室仪器设备验收管理制度，介入手术室仪器设备使用培训管理制度，介入手术室仪器设备维修保养制度，以及介入手术室仪器设备报废管理制度。

一、介入手术室仪器设备购置评估管理制度

（一）仪器设备配置原则

（1）根据医院长期发展的科学规划与介入手术室的工作目标，结合年度医学装备投资预算进行合理配置。

（2）依据国内外医学装备技术发展水平和医院业务发展的实际情况，配置具有明显社会效益的医学装备，提高诊疗技术，保证医疗安全，提供优质服务。

（3）严格执行医学装备购置论证制度，优先配置功能适用、技术适宜、节能环保的医学装备，注重资源共享，杜绝盲目配置。

（4）根据医院学科发展及介入诊疗工作需要，实行动态调整。

（二）仪器设备配置方案

（1）必须具备卫生行政部门批准开设的相应介入诊疗科目，并配备具有相应资质、能力的专业技术人员。

（2）医用的业务用房、水电、防护、环保等基础设施条件应满足相关标准和要求。

（3）医学装备选型要注重经济、适用。医院应遵循“阶梯配置”的原则，选择适宜的机型，提高医学装备的功能利用率。

（4）开展特殊诊疗项目时，应确保具备相应的其他医学装备支持。

（5）以介入各专科建设发展需要为前提，结合医院实际情况、科室环境、人员配备及介入患者需求等，按年逐步按需配置。

二、介入手术室仪器设备采购申请、论证与实施管理制度

（一）采购申请

科室根据各介入诊疗专科的发展规划和日常工作需求，通过采购系统填写医用仪器设备类的《采购申请单》，并附上详细的需求方案、初步市场行情报告、其他单位同类项目可比情况说明等。预算单价≥50万元的设备，需要填写《效益论证报告》，论证内容应当包括配置必要性、社会和经济效益、预期使用情况、人员资质等。预算单价<50万元的设备，由医疗机构确定论证方式。

（二）采购审批与论证

购置单项或同类批量预算项目，应根据项目金额大小，按需经分管领导、主要领导审批后，报院长办公会审议，审议通过后，由采购中心负责实施采购。

1.开展详实的市场调研工作

采购中心依据介入手术室和归口管理部门提交的需求资料，对拟采购项目进行深入的市场调研。

2.确定采购方式并生成采购参数

组织院内调研会，确定采购方式并生成采购参数。采购中心组织调研小组对采购项目进行现场调研和论证，确定采购方式并提出采购参数。采购参数包括：

技术要求、售后服务要求、付款条件等。

3.确定招标代理机构

采购中心在监察审计部门的监督见证下，随机抽取确定对应项目的招标代理机构。

4.确定招标（采购）文件

采购中心根据调研小组生成的采购参数，结合项目特点，形成招标（采购）文件初稿，经相关领导审核同意后定稿。

5.发布采购信息公告

招标代理机构按照相关规定，通过中国政府采购网等指定网站发布采购信息公告，采购中心通过医院官网同步公开信息。

6.开展项目评审工作

招标代理机构按照相关规定开展项目评审工作，必要时采购中心可根据项目特点邀请院内相关人员作为专家参与项目评审。

7.发布中标（成交）结果公告

采购中心按照相关规定，在医院官网发布中标（成交）结果公告。

（三）采购实施

1.确定招标（采购）文件。

采购中心形成招标（采购）文件初稿，经相关领导审核同意后定稿。

2.发布采购信息公告

采购中心按照相关规定，在医院官网发布采购信息公告。符合《中华人民共和国政府采购法》第三十一条第一项规定情形的，即只能从唯一供应商处采购的，可采用单一来源方式采购。公告内容包括：采购人、采购项目名称；拟采购货物或者服务说明、拟采购货物或者服务预算金额；采用单一来源方式的原因及相关说明；拟定的唯一供应商名称、地址；公示期限；采购人联系地址、联系人和联系电话。公示期限不得少于5个工作日。

3.开展项目评审工作

采购中心牵头组建评审小组，按照招标（采购）文件要求开展项目评审工作。

4. 发布中标（成交）结果公告

采购中心按照相关规定，在医院官网发布中标（成交）结果公告。

三、介入手术室仪器设备验收管理制度

新购进的仪器设备必须严格按照验收程序进行验收，由介入手术室和保障保卫部共同验收，确认合格后方可入库。

（一）验收人员

仪器设备的到货安装验收工作必须由介入手术室主任、护士长或其指定专人，以及保障保卫部工程师、厂商代表共同参与。对于需要申请进口商检的设备，还应邀请当地商检部门人员参与验收工作。若涉及信息类软件，须由信息科人员协同验收。

（二）验收流程

1. 外包装检查

检查外包装是否磕碰，是否有拆开痕迹；防倾倒或防撞击标志是否处于正常状态。若发现仪器设备外包装或外观损坏，应现场拍照，整理相关资料并及时向供货单位或厂家提出调换或索赔。

2. 开箱检查

检查包装箱内是否有用于保护或包裹的填充物；检查仪器设备外观是否完好，如仪器设备外壳或内部损坏，应现场拍照并记录，及时向供货单位或厂家提出退换货。

3. 数量检查

根据合同条款及配置清单逐一清点箱内仪器设备，检查配置是否齐全。

4. 信息核对

根据合同条款检查仪器设备品牌，核对仪器设备名称、规格型号、出厂厂家、注册证等信息是否与采购合同一致。登记仪器设备的出厂日期、仪器设备编号等信息。

5.仪器设备安装调试

由厂家工程师负责安装及功能调试，确保仪器设备安装完整、工作正常。根据合同条款或配置清单逐一完成仪器设备软、硬件功能调试。

6.应用质量验收

仪器设备安装调试完成后，应按照厂商提供的各项技术指标或招标文件中承诺的技术指标、功能和检测方法，逐项验收。

7.培训与考核

设备管理部门应组织供应商或厂家对仪器设备的使用及维修人员进行培训与考核，并做好记录。

8.文档收集

仪器设备验收所需材料包括但不限于：注册证、随货清单、设备安装报告、合格证或出厂检测报告、简易操作说明卡、设备使用说明书、箱内包含的其他纸质资料。对于进口医学设备，还需要提供相应的报关单和入境检验检疫证明。设备管理部门将验收材料存入医用设备验收档案，并向介入手术室提供设备使用说明书。

（三）验收审批

新购仪器设备在正常试运行后（原则上不少于15天），根据设备金额按照相应的流程，由设备管理部门发起，介入手术室配合，共同完成验收审批流程并形成验收报告。验收报告需要归入验收档案存档。

四、介入手术室仪器设备使用培训管理制度

（一）仪器设备使用培训制度

（1）新设备投入使用前，介入手术室的操作人员必须进行培训并考核合格，方可正式上岗操作设备。

（2）对于特殊设备，如DSA机，操作人员必须接受相关部门的培训与考核，获得上岗资质后方可上岗，禁止无证上岗。

（3）医院设备管理部门与介入手术室应联合定期开展仪器设备操作人员的使用再培训和再考核。原则上，急救设备的培训考核不少于每年1次，其他设备

的培训考核不少于每2年1次。考核不合格者，暂停设备操作，直至重新考核合格。

（4）仪器设备培训具体内容。

1）操作使用培训：针对介入手术室的所有操作人员。培训内容包括培训仪器设备基本工作原理、正确操作方法、操作流程、使用时的注意事项等。操作人员应现场参加操作培训，并在培训记录上签字，同时，通过提问考核、现场演示等方式确认具备独立操作能力。

2）日常保养培训：针对介入手术室的所有操作人员和医院管理设备工程师。培训内容包括设备摆放位置、外部环境要求、开机预热及其他注意事项。

3）维护、维修培训：针对医院设备管理工程师。培训内容包括培训仪器设备的基本工作原理、基本结构、功能模块、部件名称、常见故障处理方法及其他注意事项。

（二）仪器设备使用管理制度

（1）使用前，科室应检查仪器设备质量，遵照产品使用说明书和临床诊疗规范，制定标准化、可获取的操作规范或规程。

（2）介入手术室仪器设备实行分类专人负责、专人使用制度，无证或未经培训的人员不可上机。操作人员应经过严格培训，熟悉设备性能、基本结构和操作方法，培训合格后方可上机。DSA应由具备资质的放射技师专人负责和使用。

（3）仪器设备应定位放置，注意防潮、防尘，保持清洁。

（4）确保仪器设备存放环境（如控制室、介入诊疗操作间和设备机房）的温湿度适宜（室温20~22 ℃，湿度≤70%），环境整洁。

（5）规范落实仪器设备使用流程，使用前应查验仪器设备的完好性，严格执行仪器设备操作规程。使用后，应严格按照医院感染管理规定对设备或部件进行清洁、消毒或灭菌，并整理归位。

（6）规范落实设备日常巡检管理。对于价值≥20万元（或根据各医院要求）的仪器设备和急救生命支持类设备，介入手术室应每天进行开机状态、运行状况等巡检并登记。其余设备每周检查并登记。设备维护工程师应对负责的仪器设备进行日常巡检并登记，每月至少1次。仪器设备维修、维护、保养时，应及时进行详细登记。

（7）仪器设备应按规定进行定期质量控制检测。检测后，应粘贴设备质量状态的检测标识（如“合格”“停用”等），注明有效期。任何人不得随意撕毁检测标识。

（8）仪器设备发生使用安全事件或出现故障时，科室应立即停止使用，并通知设备维修人员进行检修。经检修后，若仪器设备仍达不到使用标准，不得再使用。

（9）操作人员应爱护仪器设备，严格遵守以下要求。

1）仪器设备运行期间，操作人员不得擅离工作岗位，如遇仪器设备故障，应立即停机，切断电源，停止使用，以确保患者安全。同时，做好“故障”标识，防止他人误用。

2）仪器设备发生故障时，操作人员应立即启动应急预案，必要时调用或更换同类其他仪器设备，及时报告介入手术室主任/护士长及医院设备维修人员，由医院设备管理部门检查后，视情况决定自修或外修。科室操作人员不得擅自拆卸或检修仪器设备。

3）操作人员下班前，应按规定顺序关机，并切断电源、水源、气源等。对于需要连续工作的仪器设备，应做好交接班手续。

4）操作人员应规范落实仪器设备日常使用保养工作，保持仪器设备清洁；使用后，应将各种附件妥善放置，不得遗失。

（三）仪器设备账册管理制度

（1）仪器设备档案应遵循“集中统一管理”的原则，做到档案齐全、账目明晰、完整准确。

（2）根据医院要求，按需确定应建立管理档案的仪器设备。

1）仪器设备采购资料：申购材料、招投标资料、购买合同、大型医学装备配置许可证、配置清单、安装验收记录、培训记录等。

2）仪器设备资料：产品样本、各类证件、使用手册、维修手册、保养维修资料等。

3）使用管理资料：操作保养规程、维修记录、计量检查、效益分析、维修及检测记录等。

（3）档案的保管期限应至仪器设备报废为止。对于大型医疗仪器设备，其档案应保存至仪器设备规定使用期限届满后5年或使用终止后5年。

（四）医疗医学装备质量、效益分析制度

（1）成本效益分析主要包括仪器设备的总收入、折旧、总支出成本等。通过分析医学仪器设备成本回收期、计算收支结余，为医院大型医用仪器设备的经济发展提供数据支持。

（2）介入手术室应安排专人负责对DSA操作保养，及时记录运行情况，熟悉各项性能指标，配合医院设备管理部门对仪器设备的各项质量、效益指标进行分析评估，包括仪器设备使用、功能开发、社会效益、成本效益分析等。

（3）医院设备管理部门应定期组织DSA的质量、效益分析工作，与科室密切配合，确保各项评估指标的准确可靠。

（4）装备管理委员会应定期对DSA的质量、效益分析报告进行审议，提出整改建议，为医院医学装备建设提供决策依据，并监督整改落实到位。

（5）仪器设备使用分析主要包括仪器设备开机率、故障情况、不良事件及质控检测情况等。

1）DSA开机率=全年实际启动仪器设备天数（实际工作量）/全年应启动仪器设备天数（理论工作量）×100%。

2）DSA设备故障情况：软、硬件故障次数，维修配件平均到货天数，故障修复平均天数等。

3）不良事件及质控检测情况：全年不良事件上报例数，本年度是否经过质量检测等。

五、介入手术室仪器设备维修保养制度

（一）仪器设备保养制度

1.积极落实预防性维修

针对各类仪器设备的特点，科学制定预防性维护计划和程序，原则上（或依据各医院要求），急救及生命支持类仪器设备、价值≥20万元的仪器设备应每季

度保养1次，价值<20万元的仪器设备应每半年或每年保养1次，按照计划规范执行三级保养制度。

2. 三级保养制度

（1）一级保养：由介入手术室负责，包括开机前确认功能正常，机器自检，每天使用后仪器设备表面清洁、归位等。一旦发现问题，及时报修。

（2）二级保养：由医院设备管理部门及工程师执行预防性维护保养，包括仪器设备的内部除尘、功能测试、校准等。

（3）三级保养：由厂家工程师负责DSA的定期预防性维护、性能检测及易损件更换等。三级保养频率以维保合同为准，由介入手术室、医院设备管理部门结合DSA的使用情况与厂家工程师确认保养时间。

（二）仪器设备维修制度

（1）使用科室提出设备维修申请后，医院设备维修工程师应及时响应并处理。维修完成后，维修人员应详细填写维修记录，并反馈使用科室。

（2）对于急救仪器设备，维修人员应迅速抢修，不得以任何理由拖延扯皮，确保临床介入诊疗的需要。对于无法解决的疑难问题，应及时上报。

（3）更换维修配件产生的费用，由使用科室提出申请，按照医院维修采购规定执行。

（4）医院设备管理部门应协助使用科室制定仪器设备操作规程，指导科室规范落实仪器设备日常保养工作，并提供技术支持、业务指导、安全保障与咨询服务。

（5）非维修人员无权私自拆卸维修医学装备，违反规定者将追究其赔偿责任。

（6）若临床科室因违规操作或管理不当造成仪器设备损坏，设备管理部门负责鉴定并及时上报医院处理。

（7）对于已达到使用寿命或经多次维修后质量控制检测显示性能指标无法达到规定质量技术参数的仪器设备，予以报废。

（三）仪器设备巡检制度

（1）科室仪器装备责任人或操作人员应对仪器设备的基本状况进行日常检查，按照规定每天或每周规范检查仪器设备，一旦发现问题，及时记录并反馈。

（2）设备管理工程师应每年定期落实医用仪器设备巡检工作，对重点医用设备根据风险评估等级进行定期质量安全监测巡检。

（3）设备管理工程师在巡检时，应做到眼见、耳听、鼻闻、手摸。对仪器设备的医学环境（如防静电、防尘、防潮湿、防蚀、防霉等）、水电气路进行巡检，对仪器设备的运行情况、磨损程度进行检查，及时发现潜在问题，提出维护改进措施，有针对性落实维修前的各项准备工作，以提高维修质量，缩短维修时间。

（四）仪器设备损坏遗失处理制度

（1）若仪器设备发生非自然损坏或丢失，由使用科室或责任人承担赔偿责任。

（2）因非工作需要而使用仪器设备造成损坏或丢失，由责任人赔偿全部损失。

（3）因工作需要而使用仪器设备造成损坏或丢失，由责任人所在科室赔偿全部损失。

（4）对于故意损坏或丢失仪器设备、弄虚作假谎报仪器设备流失而变相盗窃、造成仪器设备损坏或丢失但隐瞒不报逃避责任的行为，除责成赔偿全部损失外，还将视其具体情节给予行政处分，并保留追究其法律责任的权利。

六、介入手术室医用仪器设备报废管理制度

（一）医用仪器设备申请报废条件

（1）超过使用年限，仪器设备的一次性修理费用超过其修复后价值的40%。

（2）仪器设备结构陈旧，技术明显落后，性能无法达到要求或已无法修复。

（3）原产品粗制滥造，质量低劣，年完好天数低于50天，已无法改装利用。

（4）严重影响使用安全，能源耗费大或造成严重公害。

（二）医用仪器设备报废程序

（1）使用科室提交报废申请，注明报废原因，医院仪器设备管理人员及设备管理部门负责人审批。设备管理维修技术人员鉴定，其负责人审核。

（2）完成审批流程后，医院设备管理部门指派专人到使用科室回收报废资产，并进行临时保管。

（3）医院设备管理部门按照相关规定将报废资产上报上级部门审批。

（4）医院设备管理部门在获得上级部门批准后，将同意报废的医用仪器设备实物交由指定回收机构，并依据规定统一处理。任何科室、工作人员不得擅自处置相关医学装备。

（5）医院设备管理部门根据上级部门的批复回单，办理资产核销手续。

第十五节 介入手术室辐射防护管理制度

介入手术需要在X射线照射下进行近距离同室操作，因此医务人员身体各部位会受到不同剂量的辐射照射，且介入手术操作过程复杂、时间长，其受照剂量远大于一般的X线诊断检查。为贯彻落实《放射诊疗管理规定》《放射性同位素与射线装置安全和防护条例》《放射工作人员职业健康管理办法》等法律法规要求，加强医院放射性同位素与射线装置的安全管理，保障工作人员和患者的健康安全，促进介入放射事业的健康发展，必须高度重视介入放射的辐射防护，尽可能降低辐射危害。从事放射介入的医务人员必须加强自我防护意识，掌握防护原则和具体防护措施。本节主要介绍介入手术室环境建设管理制度、介入手术室区域辐射管理制度、介入手术室防护用品配置与管理制度、介入手术室设备检测制度，以及介入手术室人员放射防护制度。

一、介入手术室环境建设管理制度

（1）按相关法律法规，介入手术室机房建设需要进行职业病危害预评价、控制效果评价和环境评价等卫生学评价。环境影响评价或环境影响登记备案、竣工环境保护验收通过后，方可取得放射诊疗许可证和辐射安全许可证，从事许可登记范围内的放射介入诊疗工作。

（2）介入手术室项目建设时，应遵守“三同时”原则，即防护设施与主体工程同时设计和评价、同时施工、同时校验和使用。

二、介入手术室区域辐射管理制度

（1）在手术室入口处设置安全联锁装置、电离辐射警示标识、工作状态信号灯、安全报警装置，并醒目张贴放射防护注意事项。

（2）定期对DSA设备进行维护保养，记录使用、维护情况并存档。

（3）每年定期配合有资质的机构对DSA设备进行防护性能与质量控制检测和辐射工作场所防护检测，发现问题及时整改，并将整改结果上报医院管理部门，再逐级上报相关职能部门。医院放射防护管理专职人员负责资料存档。

三、介入手术室防护用品配置与管理制度

1.防护用品配置要求

（1）辅助防护装置：必须配置铅悬挂防护屏/铅防护吊帘、床侧防护帘/床侧防护屏风，必要时选配移动铅防护屏风。在介入手术过程中，应使用悬挂的透明铅防护屏风及床侧防护帘，床侧防护屏风作为第一道防护，当DSA两侧均有人员暴露时，应在手术台两侧安装辅助防护设施。其尺寸应根据实际临床手术要求确定，至少能防护第一手术者位、第二手术者位。使用铅屏风时勿大力推拉，避免其损伤，床侧防护帘勿随意折叠，以免破裂。

（2）个人防护用品：必配铅橡胶围裙、铅橡胶颈套、铅防护眼镜、铅防护手套，选配铅橡胶帽子。介入手术室工作人员应穿着合身的铅衣及铅围脖，尽量减小铅衣与铅围脖间的空隙，且操作时尽量远离主射束。可优先使用铅面罩，若无则使用铅眼镜，镜面大小至少为27 cm^2。

（3）DSA手术区：配齐辅助防护设施以及放射工作人员与患者的个人防护

用品，并确保所配防护用品符合国家标准。其中，辅助防护设施铅当量应不小于0.25 mmPb（临床中多为0.50 mmPb），移动铅防护屏风铅当量应不小于2.00 mmPb。从事介入工作的放射人员个人防护用品铅当量应不小于0.50 mmPb；患者甲状腺、性腺防护用品铅当量应不小于0.50 mmPb；儿童放射防护用品铅当量应不小于0.50 mmPb（防护用品的具体要求参见GB Z130—2020）。首次使用前，应由有资质的放射卫生技术服务机构对透视防护区检测平面上的周围剂量当量率进行检测，以验证辅助防护设施的有效性。个人防护装置建议每年检查1次。

2.防护用品保管要求

（1）介入手术室工作人员定期进行铅防护用品使用和保管的培训。

（2）放射防护用品实行统一编号、登记，并固定放置在不受阳光直射、远离热源、通风良好的室内；建议每年检测1次防护用品性能，对检测不合格的防护用品予以报废更换，一般铅衣使用年限为5~6年。

（3）使用铅衣前应检查其内外表面是否有损伤，附属配件连接是否牢固，然后依次穿戴铅衣、铅围脖。勿穿着铅衣蹲、坐、躺或靠压。使用后应将铅衣等防护用品放平或用衣架挂起，不能折叠，以免造成破裂。

（4）介入手术开始前，防护屏风应使用无菌塑料套覆盖，床侧防护帘外面可使用一次性塑料袋包裹，每台手术结束后需要及时更换。

（5）个人防护用品严禁与强酸、强碱等化学物品接触，使用后需要定期使用清水清洁，再用铅防护用品专用消毒剂或放入铅衣消毒柜消毒。被血液、体液污染的放射防护用品可用含有双链季铵盐的湿巾等进行清洁消毒或放入铅衣消毒柜消毒。

四、介入手术室设备检测制度

1.个人剂量监测仪

个人剂量监测仪用于检测介入手术室工作人员的外照射剂量，管理部门需要对所受辐射有效剂量进行评价，确保放射工作人员的受照剂量符合国家标准。

2.便携式辐射防护测量仪

便携式辐射防护测量仪用于检测辐射水平，可应用于DSA机房防护检测和近台同室操作透视防护区检测平面上周围剂量当量率的检测等。当辐射超过警报级别时，该设备会发出声音报警。体积较小，方便携带。

五、介入手术室人员放射防护制度

我国《电离辐射防护与辐射源安全基本标准》（GB 18871—2002）规定，工作人员的职业照射水平连续5年内的年平均有效剂量限值为20 mSv，任何一年的最大有效剂量限值为50 mSv；公众人员接受的辐射年有效剂量限值为1 mSv（特殊情况下，如果5个连续年的年平均剂量不超过1 mSv，则某一单一年份的有效剂量可提高到5 mSv）。

1.工作人员放射防护

（1）从事介入诊疗的放射工作人员应符合《放射诊疗管理规定》《放射工作人员职业健康管理办法》要求的职业健康标准。在岗期间每2年进行1次放射工作人员职业健康体检，并建档保存资料。

（2）工作人员应熟练掌握业务技术，接受放射防护相关法律知识的培训，持有《放射工作人员证》《大型设备上岗证》及《辐射安全与防护考核》合格证明。

（3）孕期及哺乳期放射工作人员不得参与可能造成职业性内照射的工作，哺乳期妇女在其哺乳期间应避免接受职业性内照射。

（4）工作人员进入放射工作场所时必须佩戴个人剂量监测仪，并按规定正确穿戴放射防护用品。

（5）工作中应尽可能使用较低的、合理的射线剂量以满足诊疗需求。对于血管介入手术，可使用脉冲产生足够的诊断图像，积极缩小视野，当散射线辐射最小时，可移除滤线栅。

（6）术前详细规划，例如使用3D工作站。

2.患者放射防护

（1）在介入诊疗前，工作人员应告知患者及其家属辐射对其健康的潜在影响。对于已怀孕或有生育计划的患者，原则上不能进行介入手术。如因病情确需介入手术，应取得患者及其家属的知情同意。

（2）在患者进入DSA手术间入口处张贴放射防护注意事项。

（3）对于介入手术患者的敏感部位，如性腺、甲状腺、晶状体等，应遮盖有效屏蔽物。

（4）术中应将患者尽可能安置在靠近检测器的位置，可使用影像融合、数字变焦和适当尺寸的数字监视器，以减少辐射暴露。

第十六节　介入手术室个人剂量监测仪佩戴和管理制度

为保障放射工作人员的职业健康与安全，根据《中华人民共和国职业病防治法》《放射性同位素与射线装置安全和防护条例》和《放射工作人员职业健康管理办法》，从事放射与介入诊疗工作的医务人员应主动佩戴个人剂量监测仪。本节主要介绍个人剂量监测仪的佩戴及保管要求、个人剂量监测管理制度。

一、佩戴及保管要求

（1）工作人员进入放射工作场所时，须佩戴个人剂量监测仪，严禁未佩戴个人剂量监测仪进入工作场所进行照射检查或介入诊疗。

（2）进入放射工作场所时，应将个人剂量监测仪正确佩戴在胸前并固定好。介入手术医生宜佩戴两个剂量监测仪，一个佩戴在铅衣内，一个佩戴在铅衣外锁骨对应的衣领位置；若只有一个剂量监测仪，应佩戴在铅围裙外锁骨对应的领口位置。如有需要，介入手术医生可考虑在眼睛水平位置佩戴头箍剂量监测仪，在手部佩戴腕部剂量监测仪、指环剂量监测仪等。

（3）放射工作人员应佩戴标注有本人信息的个人剂量监测仪，并保持其表面清洁，标识清晰且无磨损。严禁人为将剂量监测仪放在介入手术室，以免造成误照射。

（4）非工作期间，个人剂量监测仪应由本人妥善保管，存放在无人工射线源照射、无日晒的地方，远离热源，严禁私自打开。若有遗失或损坏，及时上报补发并按要求赔偿。

（5）不能外借个人剂量监测仪，不能冒用他人剂量监测仪。

二、个人剂量监测管理制度

（1）公共卫生（保健）科放射专职管理人员负责医院个人剂量监测仪的发放、回收和档案管理，建立并终生保存个人剂量监测档案，同时将其纳入个人职业健康监护档案。

（2）外照射个人剂量监测周期为3个月，科室应指定专人配合公共卫生（保健）科进行个人剂量监测仪的更换。

（3）当放射工作人员一年中的有效剂量达到或超过5 mSv，或单周期（季度）剂量超过1.25 mSv时，科室应配合公共卫生（保健）科对其进行真实剂量调查，并根据调查结果做好相应的放射防护措施。

（4）若放射工作人员遭受较大剂量或意外照射，应及时与公共卫生（保健）科放射防护专职管理人员联系，并将其个人剂量监测仪及时送检，以确定受照剂量并采取相应的防治措施。

（5）放射工作人员应严格按规定佩戴放射个人剂量监测仪。科室质控小组、公共卫生（保健）科、医务部应定期对佩戴情况进行监管。

第十七节　介入手术室参观管理制度

介入手术室是对患者实施介入手术及抢救治疗的场所，涉及多学科、多系统的疾病治疗，临床应用范围非常广泛。随着微创介入诊疗技术的普及与快速发展，越来越多的医院开始开展与介入医学相关的诊疗技术。介入手术室的核心管理任务在于确保医务人员能不受干扰地实施手术，防范患者在手术中发生感染或出现其他医疗事故。同时，介入手术室还承担着人员培养、技术交流、对外展示等功能。如何尽最大可能降低参观人员对手术室环境及手术人员的负面影响，是介入手术室综合管理所面临的重要难题。因此，建立健全的介入手术室参观管理制度对保障介入手术的顺利进行及患者安全具有深远意义。本节主要介绍介入手术室参观申请制度及参观管理制度。

一、介入手术室参观申请制度

（1）参观人员欲进入介入手术室参观，应先提出参观申请，完善审批手续（外来人员进入手术室参观需要经科主任、护士长、医务部签字，本院人员进入手术室参观需要经护士长批准），相关负责人在审批参观人员名单时，应参照所参观介入手术室的准入人数、拟参观日介入手术安排类别、时间等情况，在审批单上明确注明参观手术室名称或编号、参观人数、时间等内容。

（2）介入手术室巡回护士应根据手术室参观审批单对参观者进行评估，确认其身体状况是否符合进入手术室的要求（如无传染性疾病、身体无创伤、无呼吸道疾病、认知功能正常等），并根据情况由护士长或巡回护士对参观者进行入室前健康教育。

二、介入手术室参观管理制度

（一）着装要求

（1）参观人员进入介入手术室前，应按规定更换专用衣裤、口罩、帽子、鞋，规范着装。

（2）进入介入手术室的流程：穿戴参观衣、帽子、外科口罩，对镜检查穿戴是否合规。口罩应罩住口鼻，帽子应将所有头发包裹并遮住刘海，参观衣应罩住所有裸露皮肤。

（3）参观结束离开时，应将衣帽等按规定放置于指定位置或归还给指定人员。

（二）辐射防护要求

（1）介入诊疗设备发射出的X射线可能会给工作人员造成一定的辐射危害，参观人员应做好自身射线防护。参观人员应了解基础的医疗射线防护知识，增强防护意识，做好时间防护及距离防护，合理使用防护用品进行全方位防护。

（2）在介入手术过程中，如需要进入手术间，应严格执行防护规章制度，注意做好X射线防护，规范穿戴铅衣、铅帽、铅围脖和防护眼镜等防护用品。

（三）人员与环境要求

（1）参观人员应严格遵循批准的活动范围，通常在控制室区域参观，不得随意进入手术间。由于部分医疗机构的介入手术室为非层流手术室，一般采取传统的紫外线照射或等离子空气消毒等方式进行消毒，因此，手术室内空气无法实时动态净化，手术间内的人、物流动是影响手术室内空气洁净程度的重要媒介。在手术进行时，应严格控制参观人数，不得超过3人，避免因过多人员进出而增加患者术中感染风险。

（2）参观人员不得在手术区域内大声喧哗及谈论与学习无关的话题。由于介入手术大多为局麻手术，患者处于清醒状态，参观人员在手术室内应动作稳、准、轻，不得跑跳、快步走动、随意挥手、大声讲话、谈笑、随意坐卧等。

（3）参观人员原则上应在手术准备就绪后方可进入指定区域，不得随意走动或串访其他手术间，更不准由污染手术间进入无菌手术间，以防院内交叉感染。

（4）参观人员应严格遵守介入手术室管理制度及无菌技术原则。在参观过程中，不得与患者、手术医生、巡回护士或器械护士直接接触，不得妨碍手术者正常操作。

（5）介入手术室内仪器设备多，且操作复杂性较高，手术涉及众多精密器械与介入耗材等无菌物品，参观人员应爱惜手术室内各项设备设施，未经批准不得随意触摸、搬动、使用手术室内物品、药品、器械等，应听从巡回护士的安排，如区域站位、距离要求等。

第十八节 介入手术室信息化管理制度

随着信息技术的广泛应用，医院数字化建设已成为国内医院的建设目标之一。数字化、智能化、信息化是现代医疗发展的新趋势，医院业务软件、数字化医疗设备、网络平台组成三位一体的综合信息系统，有助于医院实现资源整合、流程优化，降低运营成本，提高服务质量、工作效率和管理水平。随着介入诊疗技术的不断提高和介入器材的持续改进，医疗仪器设备也在优化升级，因此，倡导有条件的医院建立数字化介入手术室，将计算机网络技术、自动控制技术、图像信号处理技术及综合布线技术等融为一体，以进一步完善介入手术室管理系统，实现以患者为核心的介入手术全流程信息化管理。本节主要介绍介入手术室信息化系统配置要求、介入手术室的信息化技术管理与应用制度。

一、介入手术室信息化系统配置要求

（一）整合医疗信息系统

将DSA设备与介入手术室工作站、医院信息系统、实验室信息系统（Laboratory Information System，LIS）、影像归档和通信系统（Picture Archiving and Communication System，PACS）、影像设备、血管内超声（Intravenous Ultra Sound，IVUS）、光学相干断层扫描（Optical Coherence Tomography，OCT）、血流储备分数（Fractional Flow Reserve，FFR）等系统信号通过标准接口进行数据衔接，实现对病例信息、影像采集数据的自动抓取、整合、集成，建立信息化、数字化综合管理平台，便于临床数据一站式便捷查询，提高工作效率，同时可将更多数据作为重要的科研资料储备，也方便对数据进行质控。此外，还可使多类型检查设备与手术影像有效关联，实现术前综合影像诊断评估和术中辅助手术支持，从而提高手术成功率，减少手术时间，降低并发症发生率。

（二）建立数字化手术室系统结构（模块）

（1）为推行手术流程化管理，建议将介入图像网络系统模块、介入病例管理系统模块、介入手术室工作流程系统模块、核算系统模块、科研辅助系统（核心实验室）模块、介入诊断系统模块、病例跟踪与随访系统模块等整合在一起，实现患者预约、术前访视、术前准备、医患沟通、手术信息发布、术中配合记录、术后随访管理、人员管理、药品管理、耗材管理、计费核算管理、临床路径管理、单病种管理等全程无缝隙管理，提高工作效率，优化人力资源配置。

（2）为助力教学、远程医疗及视频学术会议，可安装医、教、研数字化多媒体系统。通过接入手术室视频、音频信号的采集系统，规范化布线，定期调试设备等，实现多手术间、多场景的视频教学、手术转播、会议转播及远程医疗指导等。

（3）推行介入手术室无胶片化、无纸化信息处理（包括图像及文本的存储、传输、报告、报表等），实现手术室与医院信息网的整合，以达到建设布局合理化、管理信息智能化、手术设施整体化、工作环境人性化等目标，从而构建高效、舒适、安全便利的数字化手术室。

二、介入手术室的信息化技术管理与应用制度

（一）介入手术影像系统应具备的条件

（1）符合DICOM3.0及HL7标准。

（2）兼容多模态影像（包含DSA、CT、MRI、OTC、IVUS、超声心动图等）。

（3）能够管理患者的文件夹及工作列表。

（4）实现图像的自动接收与传输。

（5）支持介入手术影像的后处理分析。

（二）介入手术室信息化管理制度

1.介入手术预约排台管理

由于介入手术室工作的专业性、特殊性，既要完成平诊手术，又要完成较多的急诊手术，在抢救危重患者时，护理人力常常不足。为优化排班机制，更加合理地利用人力资源，病区医生应通过HIS进行介入诊疗手术的预约申请，介入手术室则利用手术排台系统进行合理快速的人员、手术间、台次安排，并同步传输至HIS，方便相关科室浏览查阅排台信息。排台系统可自动接收HIS下达的手术申请，完成手术安排（包括急诊手术），能够分配、提交、清空、追踪、打印、查询、统计手术排班信息，并具有手术预约取消和变更功能。同时，不同的状态支持不同的颜色标记，便于识别。

2.介入手术医疗护理记录

介入手术医疗护理记录包含介入手术交接记录单、安全核查单、护理记录单、耗材记录单等表单的管理，应全面实现无纸化运行。例如，通过PDA扫描患者腕带实现信息化转台管理、手术状态的管理以及结构化快速护理记录等，降低医务人员的工作负担，提高手术室工作效率和医疗护理水平。

3.介入诊疗病例资料管理

介入诊疗病例资料包括临床基线资料、介入诊疗过程资料、术后及出院资料、随访管理资料等。手术室信息化系统建设应将零散的患者诊疗信息按术前、术中、术后进行分类记录，以专业性、结构化为特征，提供介入学科多病种病例信息数据库，同时应具备功能强大的病例检索功能，提供图文一体结构化报告形式，使任何输入项都能成为查询项，进而建立高效、强大的数据库支撑，缩短科研数据收集、筛选和挖掘的时间。

4.介入手术示教管理

为便于专家进行手术会诊、手术指导、示教展示等，建议在介入手术室配备具有多术间、多设备影像（如血管机、手术摄像机、IVUS、OCT、心电监护仪、内窥镜设备等）、多场景的现代化先进的音视频手术教学系统，并设置双向语音通话功能，实现手术直播、远程医疗、专家会议、教学观摩、介入手术远程指导、分级诊疗移动指导等应用。

5.介入手术室安全监控管理

随着医院信息化建设的不断完善，网络化已经成为医院视频监控发展的主流方向。由于介入手术室出入人员复杂，为了保证医院及患者的安全，建议在介入手术室的出入口、患者等候区、复苏室、走廊通道、污染走廊等区域设置监控系统、门禁管理系统以及公共广播系统。

6.耗材信息化管理

随着介入手术规模及诊治范围的扩大，医用耗材使用量逐年增加，品种和规格也随之增多。因此，加强耗材信息化、规范化管理尤其重要。耗材信息化管理主要针对介入手术室的高值耗材进行全流程追踪，重视对耗材入库业务、出库业务、仓库调拨、库存调整、库存盘点的管理，提高库房管理信息的实时性和准确性，实现即时库存管理的功能，有效控制并跟踪库房业务的物流和成本管理全过程，实现完善的仓储信息管理，做到介入手术耗材管理向前可追溯、向后可追踪。

7.医务人员行为管理

为进一步规范介入手术室医务人员的日常行为，提高介入手术室优质服务质量，建议配置介入手术室医务人员行为管理信息化系统，重点对介入手术室人员的出入考勤、着装规范、手术衣物回收等环节进行质量控制，以此提高手术室运作效率，降低人力管理成本，提高医务人员与手术患者的满意度。

第二章 介入手术室护理管理流程

编者：（按姓氏拼音排序）

崔　颖　顾　露　黄　宇　井学敏　李　燕　刘国鹏　罗　娟　唐　萍　田小红
万红燕　王玉娟　温红梅　吴　倩　徐冰晨　杨　清　曾　杰　周洁宏　朱　丽

第一节 介入手术室工作流程

一、介入手术室护理工作流程

介入手术室是实施介入诊疗的重要场所，具有患者流量大、周转快、病情变化迅速、风险高等专科特征。随着介入诊疗学的应用范围不断扩大，需要从诊疗场地、医疗设备、工作流程、质量控制等各方面加以规范。建立健全介入手术室护理工作流程是保证介入治疗安全性和有效性的前提，与患者安全密切相关，以保障诊疗安全和质量。

（一）术前工作流程

（1）术前1天访视患者，介绍术前、术中、术后注意事项，并进行心理护理。

（2）查阅病历，全面评估患者病情，指导患者做好术前准备。

（3）术前严格查对患者姓名、性别、年龄、住院号、床号、有无过敏史等，检查术前医嘱执行情况，将病历、影像学资料、药品及治疗相关物品随车送入介入手术室。

（二）术中工作流程

（1）患者进入介入手术室后，核对患者身份、手术名称、手术同意书/知情同意书是否完善、穿刺部位及术前用药等。

（2）评估患者心理状态，讲明注意事项及配合方法，以消除其恐惧、紧张情绪。

（3）按需摆放体位，在减少对生理功能影响的前提下充分显露手术视野，并注意保护患者隐私。

（4）建立静脉通道，连接心电监护装置、吸氧设备。

（5）根据手术种类适当选择无菌敷料包及物品，检查无菌敷料包及物品是否正确，有效期及灭菌是否符合要求。

（6）按规范铺置无菌器械台，协助手术医生消毒及铺单，穿无菌手术衣，戴无菌手套。

（7）密切手术配合，遵医嘱选择匹配的耗材，准确传递介入耗材，按防护要求进行化疗药物配置，按规程操作各种器材。

（8）在手术过程中，密切观察患者生命体征及病情变化，早期识别术中不良反应并汇报手术医生，对症处理。

（9）及时、准确完成介入手术护理文书及收费。

（三）术后工作流程

（1）告知患者术后注意事项，待患者生命体征平稳后，将患者送回病房并携带病历、影像学资料等。

（2）用转运车接送患者，防止坠床，危重患者应有医护人员陪同。

（3）按规范进行介入手术间终末处理，对垃圾进行分类处理。手术结束后，对手术间内所有物品及医疗设备进行物体表面清洁。

二、介入手术室巡回护士工作流程

医务人员密切配合是介入手术顺利进行的重要保障。介入手术室护士工作具有范围广、任务重等特点，任意疏忽均可能导致难以挽回的严重后果。介入手术室工作包括术前访视、术中配合、术后回访等一系列围术期护理内容，保障工作有序开展是提升质量的关键所在。规范介入手术室巡回护士工作流程可提高工作效率及护理质量。

（一）术前工作流程

1. 术前访视

（1）查阅病历，全面评估患者病情。

（2）向患者讲述手术方式及手术注意事项。

（3）给予术前指导，缓解患者恐惧、紧张等不良情绪。

2. 环境准备

（1）介入手术间温度维持在18~22 ℃，相对湿度为50%~60%。

（2）整理手术间环境，保持整洁干净。

3. 仪器准备

（1）准备手术相关仪器设备。

（2）检查各手术设备是否完善，将设备调至功能状态。

4. 药物准备

（1）准备手术所需的一次性物品。

（2）准备手术所需的药品。

（3）准备手术所需的消毒物品。

（4）术前备好急救用品。

5. 患者准备

（1）核对患者身份信息。

（2）向患者交代注意事项，安抚患者紧张情绪。

（3）协助患者安全过床。

（4）建立静脉通路，连接监护装置、吸氧设备。

（二）术中工作流程

（1）协助医生摆放患者体位。

（2）协助医生消毒铺单，穿无菌手术衣，戴无菌手套。

（3）监督手术间所有人员执行无菌操作。

（4）严密观察患者生命体征的变化。

（5）术中进行认真核查，遵医嘱及时提供药品和物品。

（6）发生紧急情况时，积极配合抢救工作。

（7）及时、准确完成介入手术护理文书及收费。

（三）术后工作流程

（1）手术结束后，固定手术穿刺点或手术切口敷料和各种管路，清洁患者皮肤，为患者盖好被服。

（2）整理患者病历及携带的物品，安全转运患者。

（3）按垃圾处理规范将垃圾进行分类处理。

（4）将手术间的物品进行归位。

（5）检查各仪器、手术设备是否完好备用。

（6）补齐手术间内药品和物品的基数，按有效期顺序摆放。

三、介入手术室围术期访视工作流程

介入手术作为临床上重要的疾病治疗手段，能够有效挽救患者生命健康，但同时也是导致患者产生生理、心理应激反应的重要应激源。研究指出，出于对手术效果的担忧，大部分手术患者术前会出现焦虑、紧张甚至抑郁等负性情绪，这不仅影响患者术前睡眠质量，甚至对患者的生命体征稳定性、机体耐受度造成影响，最终对手术效果产生较大影响。因此，介入手术室围术期访视工作不仅可以缓解手术患者的心理压力和紧张情绪，也可以充分了解患者术后的情况，从而提高介入手术室护理质量。

（一）术前访视工作流程

（1）术前1天，介入手术室护士对患者的基本病情、皮肤情况、各项检查结果、特殊病情及临床资料进行评估，并对患者的心理压力及紧张情绪进行评估。

（2）术前1天，介入手术室护士到病房进行访视，核对相关信息，向患者介绍介入手术室环境及手术人员，采用亲切且通俗易懂的语言，向患者讲解手术目的、治疗方法以及各项注意事项。

（3）积极与患者沟通交流，引导患者表达自身心理压力，了解其心理需求，在评估结果基础上进行对症心理干预。

（4）鼓励并支持患者，耐心解答疑问，安抚其情绪，向患者讲解手术的重要性和必要性，提高其对手术人员的信任和战胜疾病的信心，确保手术能够顺利进行。

（二）术后访视工作流程

（1）术后监测患者生命体征是否平稳。

（2）评估患者的精神状态、皮肤完整性等情况。

（3）查看患者术后切口有无红肿、疼痛、渗血、渗液等。

（4）告知患者相关注意事项。

（5）征询患者及其家属对介入手术室护理服务的意见与建议。

第二节　介入手术室安全管理流程

一、介入手术安全核查流程

为了确保手术安全，世界卫生组织（World Health Organization，WHO）推出了“手术安全核查表”。2023年，国家卫生健康委员会发布了《手术质量安全提升行动方案（2023—2025年）》，重点强调对手术人员及环节的核查，要求严格落实手术安全核查制度，强化围术期管理，从而提升手术安全性，减少手术不良事件，确保对正确的手术患者在正确的手术部位实施正确的手术方式，具体流程如图2-2-1所示。

二、介入手术患者转运及交接流程

转运及交接是介入手术患者管理的重要内容，也是护理安全的关键内容。国家卫生健康委员会联合中国医院协会制定的《患者安全专项行动方案（2023—2025年）》中指出：严格执行围手术期患者转运与交接制度，明确转运节点、交接内容，规范转运流程，确保患者转运安全，从而降低转运及交接中不良事件的发生率，强化安全管理。因此，规范介入手术患者转运及交接流程，对于保障患者安全、减少并发症至关重要，具体流程如图 2-2-2 所示。

三、急危重症患者介入手术管理流程

近年来，随着介入技术的迅速发展和不断完善，在救治包括肿瘤破裂出血、消化道出血、产后出血、肾脏出血、大咯血等多种致命性出血及创伤性出血方面取得了显著的临床效果。由介入医生判断急危重症患者的病情和出血情况，并通知介入手术室准备急诊手术。介入手术室相关人员接到手术通知后，应立即启动急危重症患者介入手术管理流程，具体流程如图 2-2-3 所示。

四、介入手术室药品使用流程

给药治疗是介入手术室工作的一项重要内容。由于患者使用的药品种类繁多、部分药品毒副作用较强、部分手术抢救时间紧迫等，介入手术室用药不良事件时有发生。安全用药是提高手术治疗效果的重要环节，同时也是保障患者安全的必要措施。通过规范介入手术室药品的使用与管理，可为患者提供更安全、更有效的手术治疗，减少患者的安全风险和并发症，具体流程如图 2-2-4 所示。

五、介入手术室用药反应观察与处置流程

药物不良反应（Adverse Drug Reaction，ADR）是指与用药目的无关的有害反应。一旦出现药物不良反应，会给患者的健康安全带来严重的隐患和风险。因此，介入手术室护士应熟练掌握用药反应的观察与处置方法，以便更好地对患者进行病情观察和抢救，具体流程如图 2-2-5 所示。

六、介入手术室安全输血流程

输血治疗是将受血者本体以外的血液制品输到受血者体内，其重要性及危险性等同于器官移植。如有疏忽，就有可能造成患者伤害甚至死亡。因此，需要严格执行介入手术室安全输血流程，具体流程如图 2-2-6 所示。

七、介入手术耗材使用流程

介入耗材是介入手术成功开展的一类重要医疗器械，品种繁多，型号多样，专业性强。规范使用介入耗材对于疾病的预防、诊断、监护、治疗等至关重要。

因此，规范落实介入耗材全流程使用管理，确保耗材准确、安全、高效应用，是保障介入手术患者安全、提升介入手术质量的重要前提，具体流程如图2-2-7所示。

八、介入手术室消防安全管理流程

介入手术室作为集多学科协同工作的公共手术平台，其消防安全不仅关系到患者生命安全，同时也与医务人员的生命健康息息相关。因此，制定严谨有效的介入手术室消防安全管理流程并规范落实至关重要，具体流程如图2-2-8所示。

九、介入手术室仪器设备使用与处理流程

介入手术室的仪器设备为成功实施各类介入诊疗技术提供了重要的基础和保障。仪器设备的使用是否规范直接关系到患者的身体健康与安全。因此，应严格按照仪器操作规程，规范落实设备的维护与使用，以保障患者安全，降低设备折损率，使介入手术更加安全高效，达到提升医疗服务质量的目标，具体流程如图2-2-9所示。

第三节　介入手术室护理技术操作流程

一、穿脱无菌手术衣技术操作流程

为预防和避免手术过程中医务人员衣物上的细菌污染手术切口，同时保障手术人员安全，预防职业暴露，需要规范穿脱无菌手术衣，具体流程如图2-3-1所示。

二、铺置无菌台技术操作流程

为建立无菌区域及无菌屏障，防止无菌手术器械及介入耗材再污染，最大限度地减少微生物由非无菌区域转移至无菌区域；同时方便介入耗材管理，降低手术部位感染，预防职业暴露，介入手术应严格遵循铺置无菌台技术操作流程，具体流程如图2-3-2所示。

三、手术患者体位摆放技术操作流程

手术患者体位摆放是由手术医生、麻醉医生、手术室护士共同确认和执行。根据生理学和解剖学知识，选择正确的体位设备和用品，充分显露手术野，保护患者隐私，保持患者呼吸通畅、循环稳定，确保患者安全与舒适；为围手术期患者的体位安置提供指导性意见，规范体位护理操作，最大限度地避免手术体位损伤。介入手术前应正确摆放手术患者体位，严格遵循手术患者体位摆放技术操作流程，具体流程如图2-3-3所示。

四、股动脉穿刺点包扎技术操作流程

介入手术常选用股动脉穿刺插管，术后拔出穿刺鞘管后的包扎压迫是减少并发症的关键技术，应遵循使用止血器进行股动脉穿刺点包扎技术操作流程，具体流程如图2-3-4所示。

五、介入手术肝素化护理操作流程

肝素化是指注射肝素使血液凝血功能受到抑制，而又不引起自发性出血的状态。全身肝素化通常用于介入手术过程中，将肝素通过外周静脉的方式注射到患者体内，可使得体内血液产生一定的抗凝、抗血栓作用，从而保证手术安全，防止术中或术后发生血管内的损伤、血管内血栓形成。介入手术肝素化护理操作流程如图2-3-5所示。

六、介入术中化疗药物配置和使用操作流程

介入动脉灌注化疗是在医学影像设备引导下，在导丝指引下将导管超选至病灶的供血动脉，将高浓度化疗药物输注到肿瘤内，提高肿瘤区域内化疗药物的浓度，避免静脉化疗药物先流经全身而仅有少量药物进入肿瘤的弊端。介入术中化疗药配置和使用操作流程如图2-3-6所示。

七、溶栓药物配置操作流程

溶栓药物是将纤溶酶原转变为纤溶酶，激活纤溶使血栓溶解的药物。目前临床常用的溶栓药物有以下5种：①链激酶；②酰基纤溶酶原-链激酶活化剂复合

物；③尿激酶；④组织型纤溶酶原活化剂；⑤单链尿激酶。为了使溶栓药物剂量配置准确，应遵循溶栓药物配置操作流程，具体流程如图2-3-7所示（以临床上最常用的组织型纤溶酶原激活剂——注射用阿替普酶为例）。

八、加压输液技术操作流程

在介入手术中，为扩充血容量、加快输液速度及输液量，需要使用加压输液器进行输液。加压输液技术操作流程如图2-3-8所示。

九、常见载药微球配置使用操作流程

载药微球作为化疗药物的载体，能加载化疗药物，经介入导管输送至肿瘤靶区，以可控的药代动力学特点缓慢释放化疗药物，时间可持续7~14天。同时，载药微球本身也可作为栓塞剂来栓塞肿瘤供血动脉，使之缺血、坏死。载药微球具有将化疗药物浓聚于肿瘤局部、外周血液循环浓度较低及全身毒性反应较小等优点，广泛应用于临床。常见载药微球配置使用操作流程如图2-3-9所示。

十、选择性冠状动脉造影护理操作流程

冠状动脉造影是利用造影导管对左、右冠状动脉及其主要分支进行的放射性影像学检查。目前，诊断性冠状动脉造影术已成为心导管检查术中一种既常用又安全的临床检查方法。选择性冠状动脉造影护理操作流程如图2-3-10所示。

十一、经皮冠状动脉介入治疗术护理操作流程

经皮冠状动脉介入治疗术（Percutaneous Coronary Intervention，PCI）主要包括冠状动脉腔内血管成形术和冠状动脉支架植入术。其中，冠状动脉腔内血管成形术是在冠状动脉造影的基础上，将球囊导管送到冠状动脉内靶病变处，对阻塞性病变进行球囊扩张，借助球囊和机械张力解除冠状动脉狭窄，以增加心肌供血、缓解症状和改善心功能。而冠状动脉支架植入术是处理经皮冠状动脉腔内血管成形术急性血管闭塞最有效的手段，是将支架永久性地置放于冠状动脉病变处，通过球囊扩张释放或自膨胀方式支撑住血管壁，以保持冠状动脉管腔的开放，降低急性心肌梗死死亡率。经皮冠状动脉介入治疗术护理操作流程如图2-3-11所示。

十二、先天性心脏病导管介入治疗护理操作流程

先天性心脏病导管介入治疗主要包括房间隔缺损封堵术（Atrial Septal Defect，ASD）、卵圆孔未闭封堵术（Patent Foramen Ovale，PFO）、室间隔缺损封堵术（Ventricular Septal Defect，VSD）、动脉导管未闭封堵术（Patent Ductus Arteriosus，PDA）。先天性心脏病导管介入治疗护理操作流程如图2-3-12所示。

十三、永久性人工心脏起搏器植入术护理操作流程

人工心脏起搏是通过人工心脏起搏器或程序刺激器发放人造的脉冲电流刺激心脏，以带动心脏搏动的治疗方法。该方法主要用于治疗缓慢心律失常，也用于快速心律失常的治疗。永久性人工心脏起搏器植入术护理操作流程如图2-3-13所示。

十四、电生理检查+射频消融术护理操作流程

心内电生理检查是将多根电极导管经静脉和（或）动脉途径进入心脏不同部位，记录自身心律和程序电刺激情况下的心腔内局部电活动，以及诱发心律失常。射频消融术是通过消融导管在心腔内特定部位释放射频电流，使局部心内膜及心内膜下心肌凝固性坏死，达到阻断快速心律失常异常传导束和起源点的介入性技术。电生理检查+射频消融术护理操作流程如图2-3-14所示。

十五、下腔静脉滤器护理配合操作流程

下腔静脉滤器置入术是将滤器固定或附着在下腔静脉壁上，以最大限度地阻挡血栓，截取脱落的血栓栓子，保证下腔静脉通畅，防止肺栓塞的发生。下腔静脉滤器护理配合操作流程如图2-3-15所示。

十六、脑血管造影护理操作流程

脑血管造影术是临床检查脑血管病的重要手段。通过注入对比剂，并行连续摄片记录及数字化处理，可保留对比剂充盈的脑血管图像，便于医生直观观察脑血管解剖结构，全面评估脑部状态，以提供充足的诊断信息。脑血管造影术护理操作流程如图2-3-16所示。

十七、介入术中化疗栓塞护理配合操作流程

化疗栓塞术是最经典的肿瘤介入栓塞技术。通过造影确认肿瘤供血动脉，进行超选择性精准栓塞，同时注入化疗药物，通过缺血和细胞毒的双重作用杀死肿瘤细胞。但为了获取良好的预后情况，对介入手术室护士的配合提出了更高的要求，术前的准备、安全的体位、术中密切的观察及熟练的配合尤为重要，应注重标准化手术护理配合的实施。介入术中化疗栓塞护理配合操作流程如图2-3-17所示。

十八、介入术中放置钇-90护理配合操作流程

钇-90（Yttrium-90，Y-90）是一种放射性同位素，用于治疗某些类型的癌症，特别是肝癌。为确保钇-90放射性微球在介入手术中的安全有效放置，防止放射性物质外溢，并最大限度地减少手术部位感染和职业暴露风险，介入手术应使用严格的无菌技术。此外，通过规范的操作流程，有助于提高手术成功率和减少并发症。介入术中放置钇-90护理配合操作流程如图2-3-18所示。

适用于介入手术患者的安全核查

麻醉实施前

由具有执业资质的麻醉医生或介入医生主持，持病历采用证实性开放式提问，介入手术室护士核对患者腕带。介入医生、麻醉医生或放射技师、护士三方共同核查患者身份(姓名、年龄、性别、住院号)、手术方式、知情同意情况、手术部位与标识、麻醉安全检查、皮肤是否完整、术野皮肤准备、静脉通道建立情况、患者过敏史、皮试结果、术前备血情况、假体、体内植入物、影像学资料等

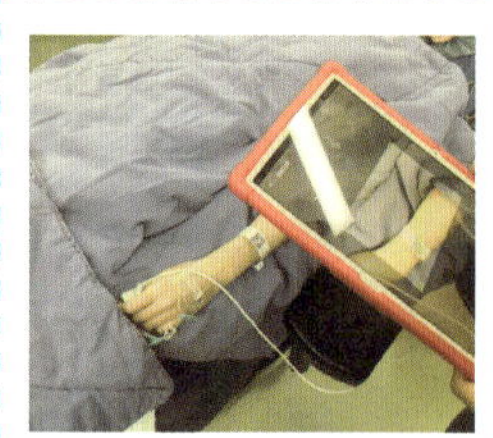

手术开始前

三方共同核查患者身份(姓名、性别、年龄)、手术方式、手术部位与标识，确认风险预警等内容；介入手术室护士核查手术物品准备情况，并向介入医生、麻醉医生报告

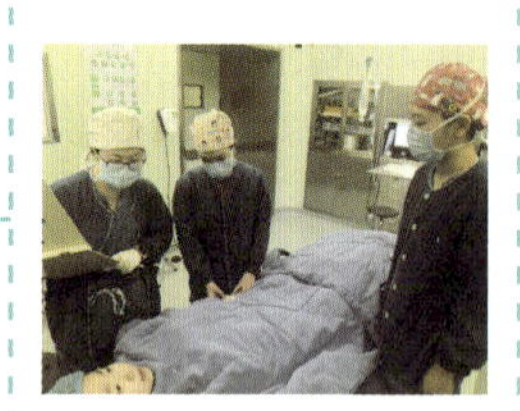

离开手术室前

三方共同核查患者身份(姓名、性别、年龄)、实际手术方式，核查术中用药、输血情况，清点手术用物，确认手术标本，检查皮肤完整性、动静脉通路、引流管，确认患者去向等

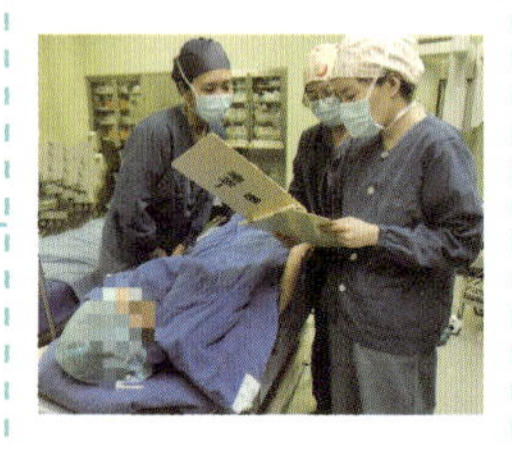

三方确认无误后分别在“手术安全核查表”上签字

图2-2-1　介入手术安全核查流程图

适用于介入手术患者转运及交接

转运前

明确转运医护人员的资质与能力（具有执业资质的介入医生、麻醉医生或技师、介入手术室护士）；明确转运患者的病情及生命体征是否稳定（根据患者的病情状况选择转运医护人员及设备）；确保转运设备的性能安全

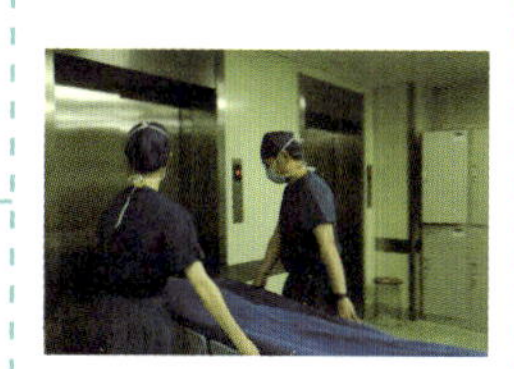

转运中

充分评估介入手术转运中的人员、设备和患者等因素的安全问题，其中，人员因素包括核查、沟通、交接等，设备因素包括转运设备准备、检查等，患者因素包括基础疾病、穿刺部位等。建议针对不同患者的状况和不同的转运路径，采取适宜的转运设备及监测方式

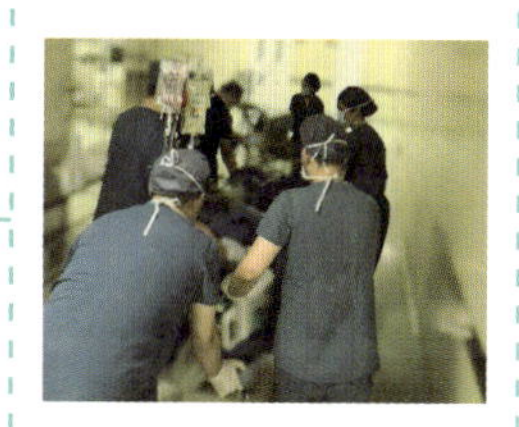

交接时

交接时应注意：①及时且迅速完成交接。②交接前完成监护连接等重要工作。③交接时建议相关人员同时在场。④采用标准化规范交接。⑤进行针对交接的专项培训。

交接清单可参考ISBAR标准：I（Identification），患者基本信息；S（Situation），患者目前的状况；B（Background），患者的手术信息；A（Assessment），可能出现的问题；R（Recommendation），建议采取的处理措施和处理方向

图2-2-2　介入手术患者转运及交接流程图

适用于行急诊介入手术的急危重症患者

人员安排

经患者主管医生评估需行急诊介入手术时，立即通知值班介入医生、介入手术室护士、放射技师等相关人员在30分钟内赶到介入手术室

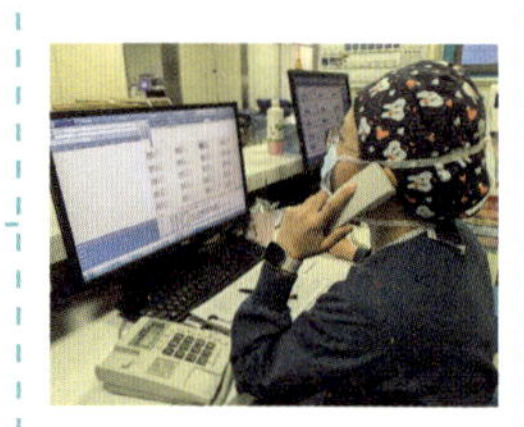

介入手术室护士

与病房护士交接患者生命体征、神志、皮肤、管路、出血等情况，进行病历交接，协助患者上手术台，迅速开放静脉通路，评估、观察并记录患者生命体征

术中抢救配合

协助介入医生核对患者信息，迅速准备手术器械，备好抢救仪器及药品，协助患者摆好手术体位，穿铅衣至手术间密切配合医生进行手术治疗并配合医生抢救，同时做好与相关辅助科室联系

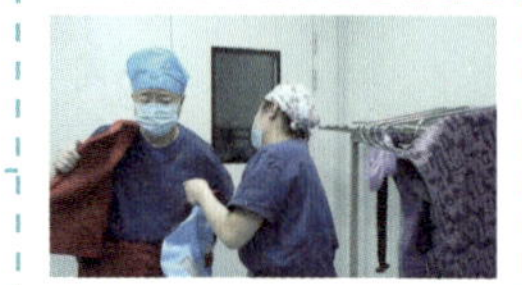

术中输血

如需输血治疗，及时通知相关人员送检、取血等

术中记录

及时完善手术相关记录，包括患者转运交接单、手术护理记录单、手术安全核查表等

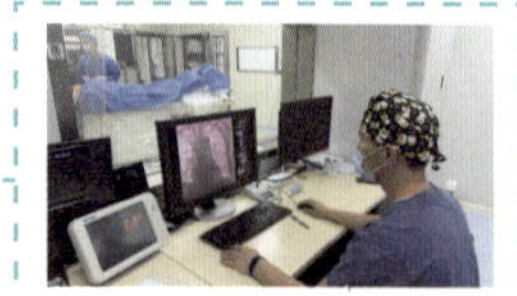

手术结束后与病房护士进行交接班，包括穿刺点伤口、足背动脉搏动、术中用药、生命体征、管路等情况，患者由医护人员陪同返回病房；完成耗材清点及收费、器械清洗、环境消毒，及时补充抢救用的物品及药品，以备下次抢救时使用

图2-2-3　急危重症患者介入手术管理流程图

适用于介入手术室药品的使用与管理

评估患者病情和术前准备

术前及时与患者沟通，了解患者病情及特殊情况，准确评估患者的药物过敏史和用药史，并醒目标注，完善术前检查，确保患者身体状况适合手术

药物准备和标识

准备好介入手术所需的药物，确认使用药物的名称、浓度、剂量、有效期及使用方式等，药物标识应清晰醒目

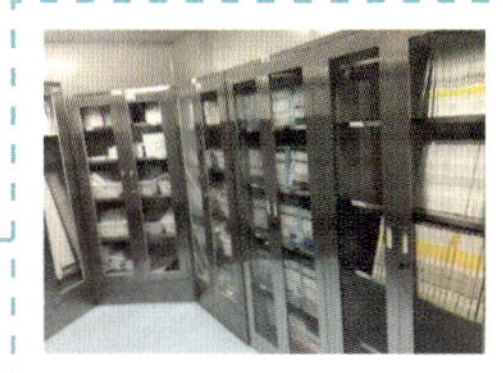

药物核对

双人核对准备好的药物与医嘱，确保与医嘱一致

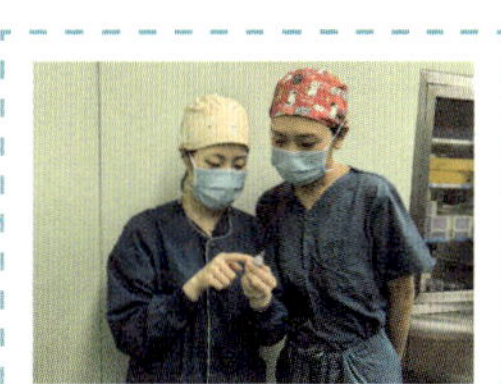

药物使用

选择合适的药物使用方法，注意药物的用量，遵医嘱或手术要求，使用有效的药物计量工具，避免剂量误差，注意药物的储存条件和有效期

药物记录和汇报

准确记录药物的使用途径和剂量，以便追踪和监测。注意观察患者用药后的治疗效果及反应，若患者出现药物不良反应，应及时通知介入医生并遵医嘱予以紧急处理，同时做好不良反应的记录及系统上报

图2-2-4 介入手术室药品使用流程图

适用于介入手术室用药反应的观察与处置

↓

遵医嘱正确使用药物

↓

患者出现药物不良反应

↓

症状轻 → 报告医生，评估患者能够耐受，密切监测生命体征，给予对症治疗，直至不适症状缓解或消失

↓

症状重 → 报告医生，评估患者症状进一步加重，立即停止用药。若为静脉给药，应更换液体及输液器，保留静脉通路。给予氧气吸入，做好抢救准备

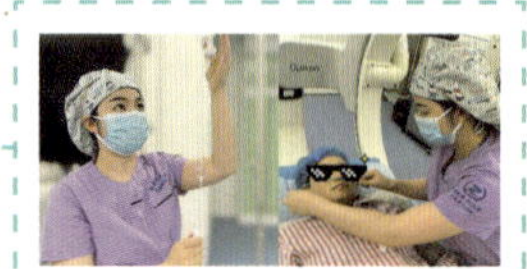

↓

遵医嘱予以对症处理，配合介入医生实施抢救

↓

密切监测患者症状及生命体征，做好心理疏导

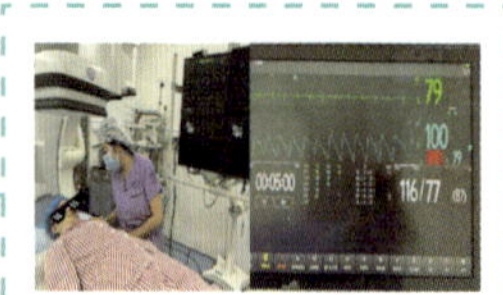

↓

及时准确地填写护理记录，与病房护士做好交接班

↓

填报药物不良反应报告，如有异议，按照程序对药品与输液器进行封存、检验

图2-2-5　介入手术室用药反应观察与处置流程图

适用于介入术中输血治疗的患者

若患者术中拟行输血治疗，病房护士应在术前遵医嘱完成患者血型检查及交叉配血工作，并由介入手术室护士在术前安全核查时确认

输血前

术中确定要输血时，介入医生填写取血单，介入手术室护士依据输血前3天内的血型单核对，确认患者姓名、住院号、血型等信息。介入手术室护士取血时每次只能取1个患者的血制品，沿途不得将血制品与其他物品混放或处理其他事情，以免发生差错。取血时，取血者与发血者严格执行"双查双签"和"三查八对"，同时还应检查血袋标签有无破损、字迹不清，血袋包装有无破损、漏血，血液中有无明显血凝块，以及有无过期等

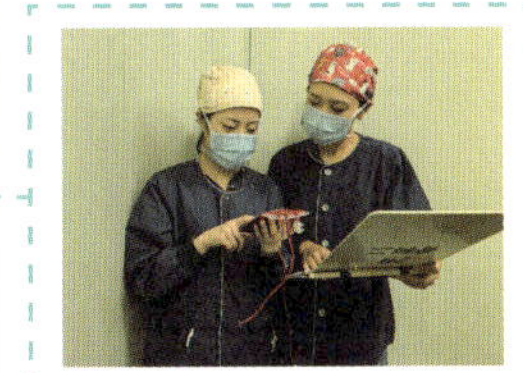

输血时

血制品取回手术间后，由2名护士（或1名护士和1名技师）依据血型单、输血医嘱，共同核查血袋标签是否完整清晰、血袋有无破损渗漏、血液有无凝块等，核对患者床号、姓名、性别、住院号、血袋号、成分码、血型、交叉配血试验结果、血液种类、血量、血液有效期、血袋有效期，并在输血记录单上签字。血制品内不得加入药物。输血前，核对无误后悬挂血型牌于输液架上。初次输血（血型未知）者，应进行2次标本复核，核对双方需再次依照本段第1句逐一核对，确认无误方可输入。开始输血后，遵循先慢后快的原则，注意观察患者有无输血反应。连续输入不同血袋时，两袋血之间应输入0.9%氯化钠注射液，以防发生溶血反应

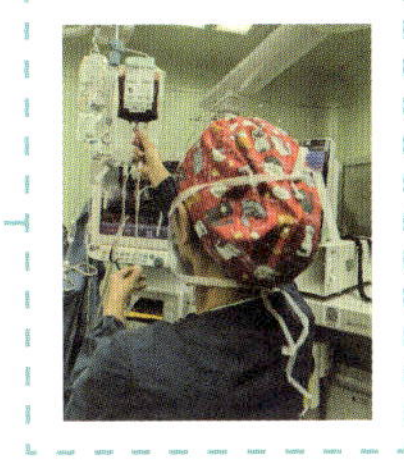

输血后

血液输完后须保留空血袋24小时，24小时后按医院规范处置。若发生输血反应，按照患者发生输血反应时的应急程序进行处理

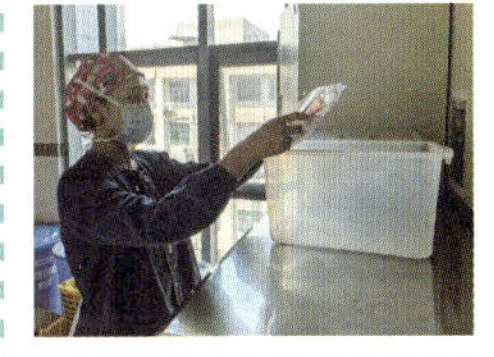

及时核对输血记录并签字，完善归档。如果血制品未输完，与患者所在病房的护理人员做好交接班

图2-2-6 介入手术室安全输血流程图

适用于介入手术耗材的规范使用

使用前

介入耗材宜定点分类存放，距地面≥20 cm，距墙壁≥5 cm，距天花板≥50 cm。规范温湿度监测并记录，保持温度≤24 ℃，湿度≤60%。根据有效期先后顺序存放，遵医嘱按需取用

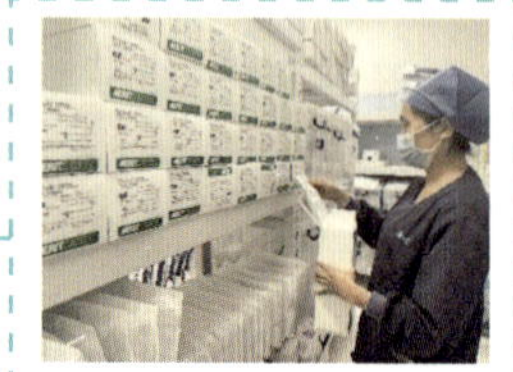

使用中

严格落实查对制度和医院感染管理规定，查对耗材名称、型号、有效期及外观是否完好，经双人核对后按照无菌技术操作规程开启并使用。一次性介入耗材严格执行一用一丢弃，疑似污染、发生耗材不良事件、出现热源反应时，应立即停止使用，保证患者安全，并按照规定流程处置及上报

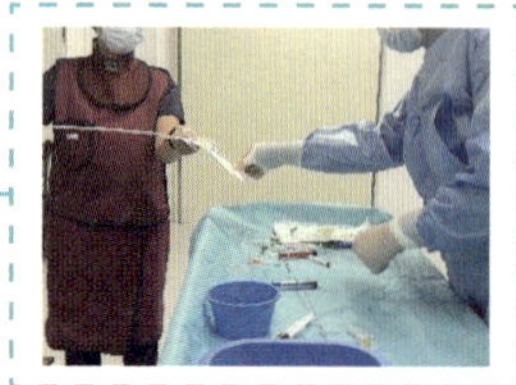

使用后

规范填写耗材使用记录并粘贴二维码标识，确保信息可追溯。用后耗材严格按照医疗废物管理规定规范处置，并交由具备资质的公司统一回收，规范医疗废物交接记录

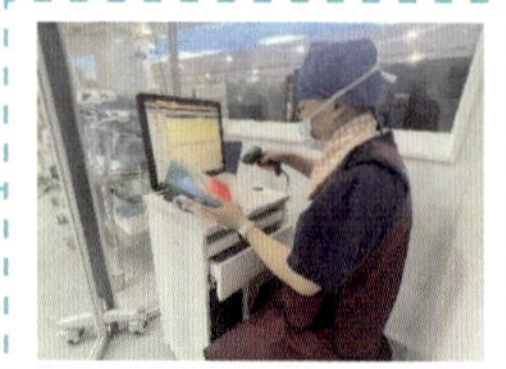

介入手术室护士规范落实耗材收费流程

图2-2-7　介入手术耗材使用流程图

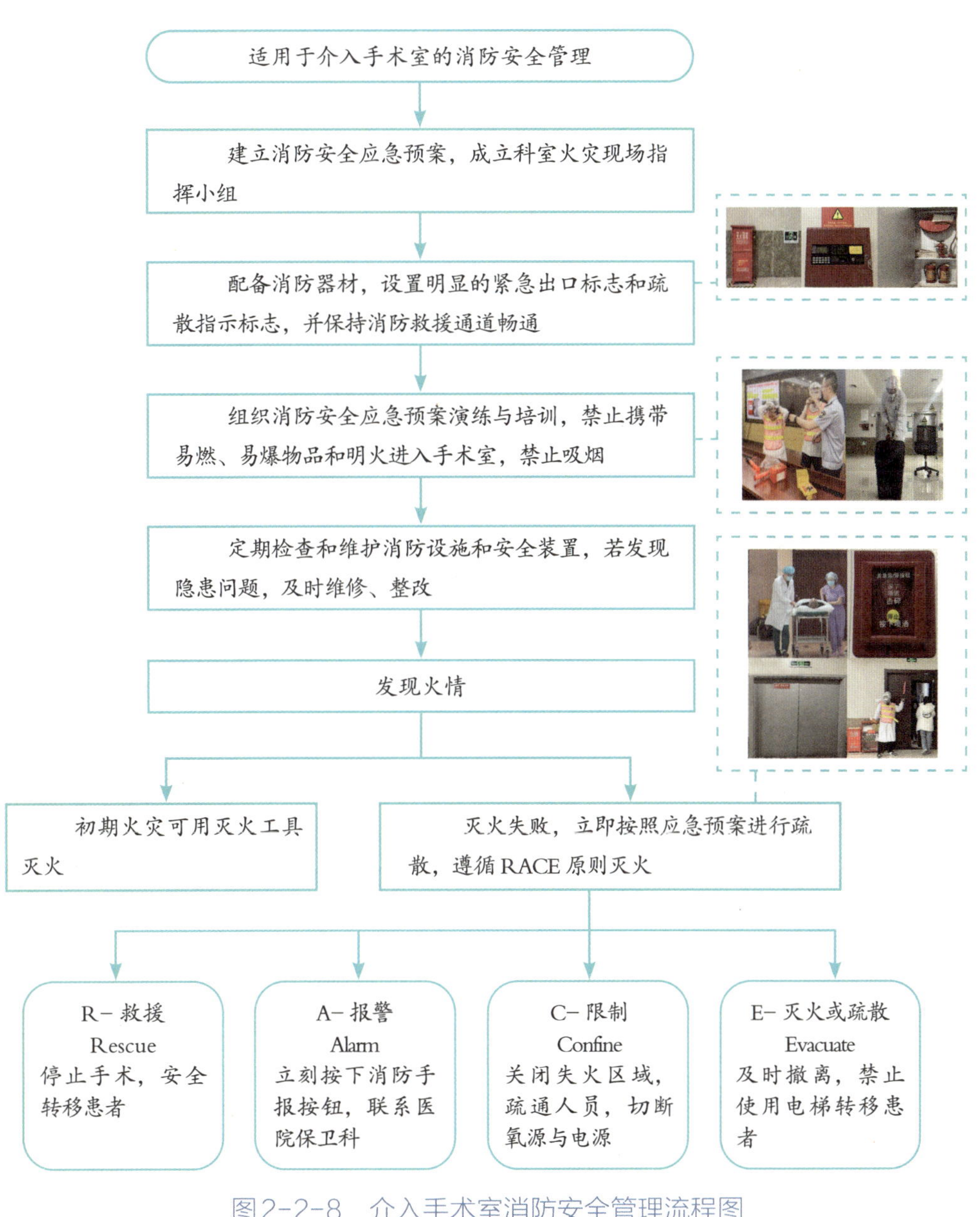

图2-2-8　介入手术室消防安全管理流程图

适用于介入手术室仪器设备的使用与处理

操作前

根据介入诊疗需求，选择适宜的仪器设备。检查仪器设备性能，确保处于完好备用状态。严格评估患者情况并核实身份，按需准备仪器设备配套使用的物品和药品

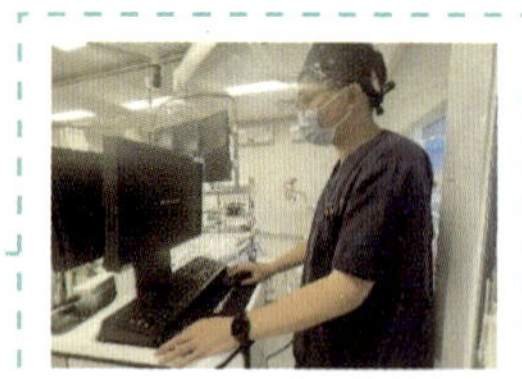

操作中

启动机器，登记患者信息。按需递送、连接耗材或使用药品。严格遵循操作流程，规范使用仪器设备。一旦发生故障，保证患者安全优先，并及时查找原因。按需报告科主任、护士长及设备维修工程师，尽快排除故障。必要时更换设备，登记仪器设备故障维修记录

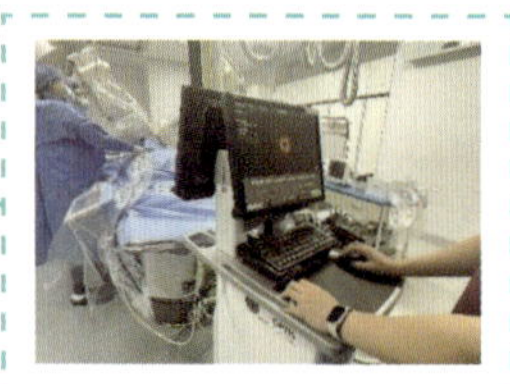

操作后

保存患者介入诊疗资料后关机，完成仪器设备清洁、消毒、归位，整理并补充用物

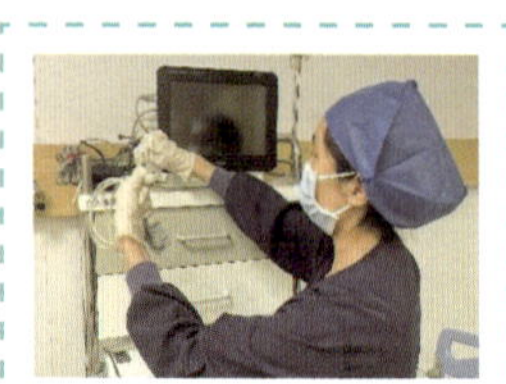

完善仪器设备使用登记

图2-2-9　介入手术室仪器设备使用与处理流程图

适用于需要穿戴无菌衣的医护人员

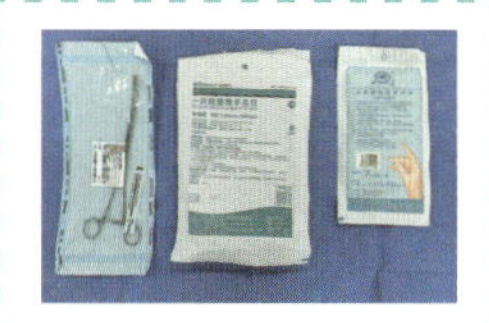

无菌手术衣在有效期内，外观无破损、无潮湿

用物准备：无菌器械台、无菌手术衣、无菌持物钳、无菌手套

手及前臂呈上举姿势，保持在胸腰段

操作者准备：着装整洁规范，操作前进行外科手消毒

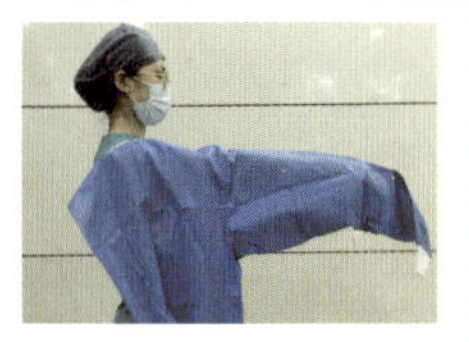

正上方拿取，两手提住衣领，衣袖向前展开手术衣，内侧面对自己，双手和前臂伸入衣袖内，向前平行伸展，手不要露出袖口

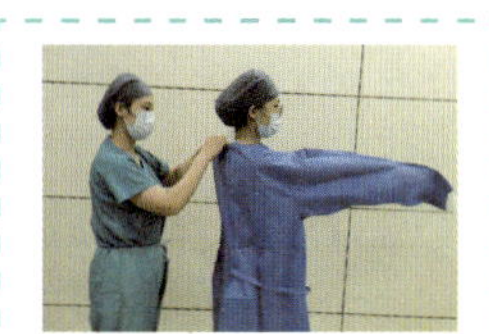

巡回护士不可触及手术衣外面

巡回护士在穿衣者背后抓住衣领内面，协助系好领口系带及左侧背部与右侧腋下的一对系带

无接触式戴无菌手套，将袖口边缘压紧包裹在手套内

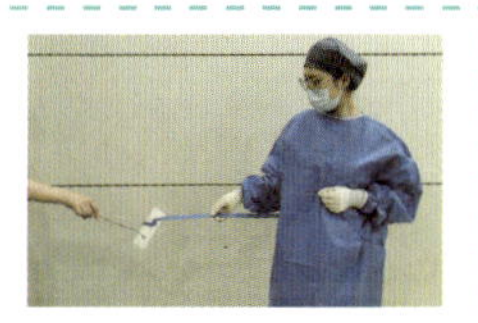

操作者必须戴好无菌手套方可解开腰间活结或接取腰带，未戴手套的手不可拉衣袖或触及其他部位

解开腰间活结，将右侧腰带递给台上其他手术人员或交由巡回护士用无菌持物钳夹取，旋转后与左侧腰带系于胸前或腰间，使手术衣右叶遮盖左叶

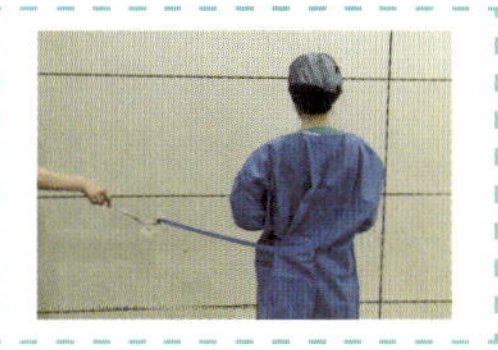

他人协助脱手术衣：手术人员抱肘，巡回护士将手术衣肩部向肘部翻转，穿衣者再向手的方向扯脱下手术衣，将手套腕部翻转于手上丢入医疗垃圾袋

个人脱手术衣：右手翻转手套缩回袖口内，脱出解开后背衣领袖带，左手抓住手术衣右肩拉下，同法脱下左侧袖口，使手术衣外翻，污染面对污染面，保护手臂及其他部位不被污染

用物处置，终末消毒

洗手

图2-3-1　穿脱无菌手术衣技术操作流程图

适用于铺设无菌台

↓

用物准备：器械车、介入手术包、无菌持物钳、一次性使用注射器、无菌纱布块、无菌手套、介入耗材、碘伏、0.9%氯化钠注射液、肝素钠注射液、盐酸利多卡因注射液等

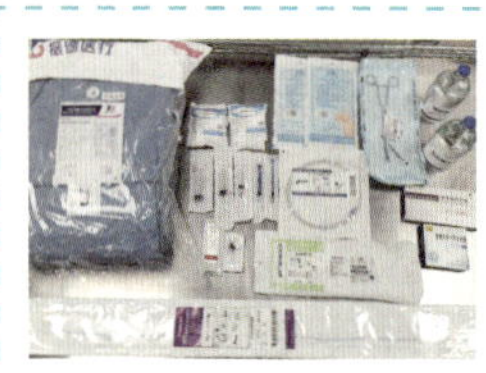

↓

操作者准备：着装整洁规范，操作前卫生手消毒

↓

评估：环境符合无菌要求，器械车干净、性能完好

（宽敞明亮处，避开回风口及出入通道；停止清扫工作）

↓

查对物品及药品：名称、灭菌日期、有效期，外包装完整、干燥、无破损、无潮湿

↓

打开介入手术包：手术包放在器械台中央，使用无菌持物钳从左右两侧依次展开外层包布和内层包布

（无菌单下垂台缘下30 cm以上）

↓

使用无菌持物钳将手术包内无菌物品分类分区放置

↓

添加药品及物品：根据不同介入手术添加相应药品及无菌物品；添加无菌物品时，手不可跨越无菌区或接触无菌台内物品

（无菌盆加入0.9%氯化钠注射液750 mL，肝素钠注射液5 000 U；水碗加入0.9%氯化钠注射液250 mL，肝素钠注射液3 000 U；小药杯加入5%利多卡因注射液5 mL；弯盘加入无菌纱布块，倒入碘伏；添加纱布块、刀片、一次性使用注射器、无菌手套等）

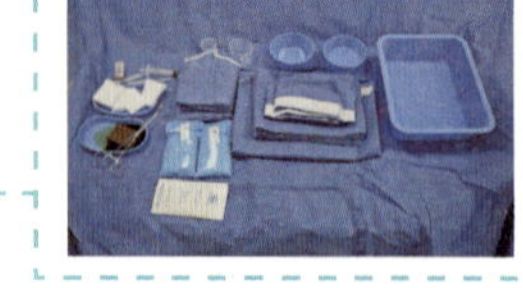

↓

添加介入耗材：检查有效期，外包装无破损、无潮湿；护士拆开耗材包装，手术医生戴好无菌手套后拿取耗材

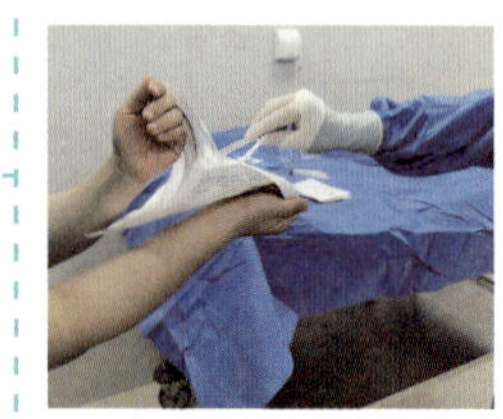

↓

用物处置，终末消毒

↓

洗手

图2-3-2　铺置无菌台技术操作流程图

适用于介入手术患者的体位摆放

↓

用物准备：病历、体位垫、约束带、手术床、托手架、棉垫

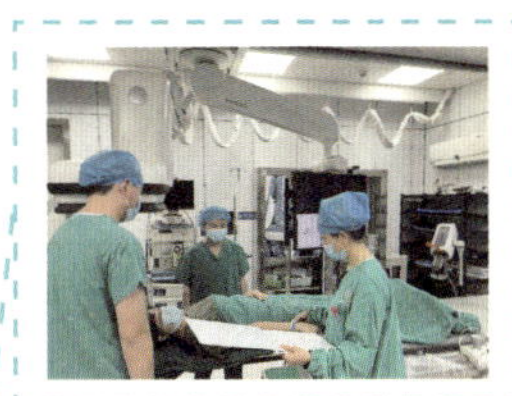

↓

沟通：自我介绍，核对患者信息，解释操作目的、方法及注意事项，做好心理护理及人文关怀

双重身份识别：采用2种以上的身份识别方式，如姓名、性别、住院号、登记号等

↓

评估：评估病情及意识状态、配合程度及管路固定情况，心理及认知水平

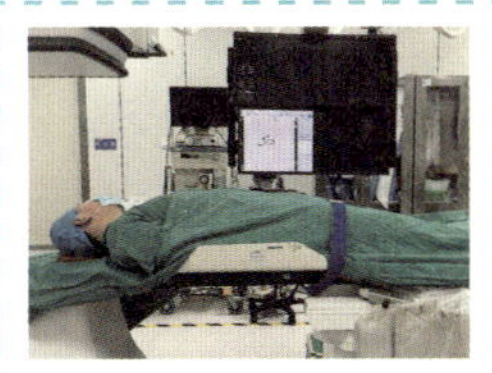

↓

根据手术部位及方式，评估所需摆放的体位

↓

协助介入医生、麻醉医生摆放手术体位

使患者处于功能位、有效约束、注意保暖；使用棉垫、皮肤保护膜及泡沫敷料保护受压皮肤

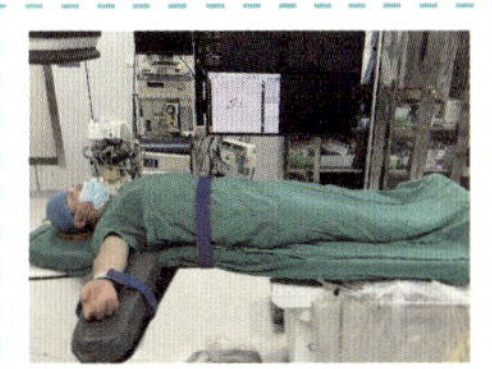

↓

术中持续观察患者生命体征，若病情变化，做好患者的安全管理

手术时间较长时，在不影响手术的情况下帮助患者活动肢体，适当改变受压部位，观察受压皮肤情况、注意保暖；必要时使用床档防护，做好患者的安全管理

↓

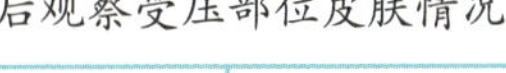

术后观察受压部位皮肤情况

↓

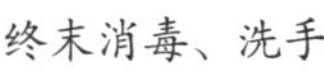

终末消毒、洗手

↓

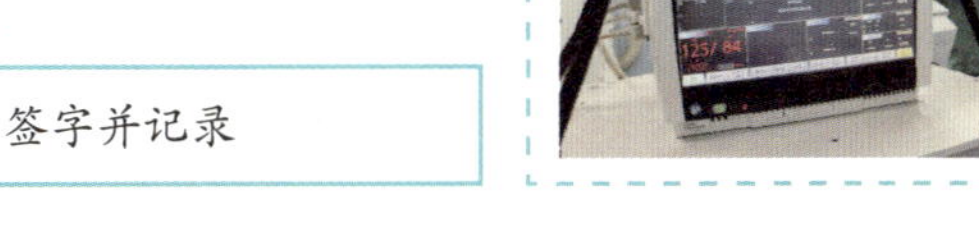

核对医嘱单，签字并记录

↓

交接班

图2-3-3 手术患者体位摆放技术操作流程图

适用于股动脉穿刺术后的患者

↓

用物准备：无菌手套、压迫器、舒适板、绑带、消毒液

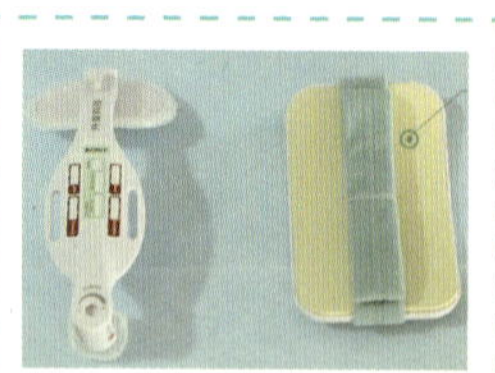

↓

操作者准备：着装整洁规范，操作前行手卫生消毒

（该操作需要2名医务人员配合）

↓

确认手术已结束，操作前识别患者身份

（双重身份识别：采用2种以上的身份识别方式，如姓名、性别、住院号、登记号等）

↓

操作中查对医嘱信息、患者身份，选择合适的绑带

↓

把舒适板放置在患者大腿下方，将鞘管撤出 3~5 cm

（舒适板尽量靠近臀部）

↓

拔出止血器尾部的加压旋钮，将其安装在加压杆上方

↓

确定穿刺口位置，将何氏垫压在血管穿刺口正上方，绑好两边绑带

（找准皮肤穿刺点股动脉搏动位置，距离穿刺外口上方 1 cm 交界处）

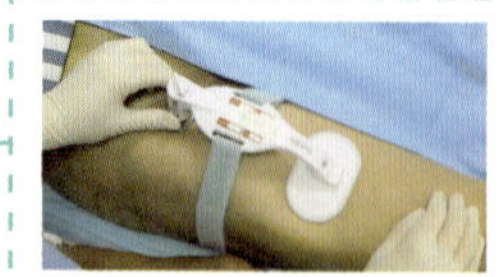

↓

确认松紧适宜，左手下压止血器前端，右手拔出鞘管

（用右手食指将止血器用力向上提，止血器与皮肤的间距为 1 cm）

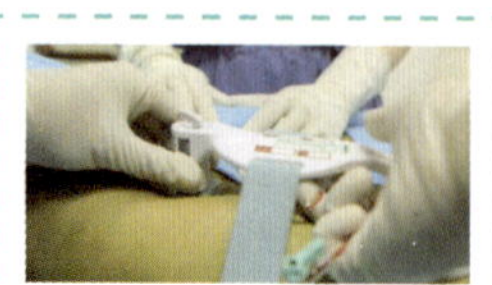

↓

左手继续保持下压，顺时针拨动加压旋钮加压，当止血器产生足够压力后松开左手

（指示卡上填写加压时间、加压刻度）

↓

足背动脉正常搏动，压力适当时将加压旋钮放回原位

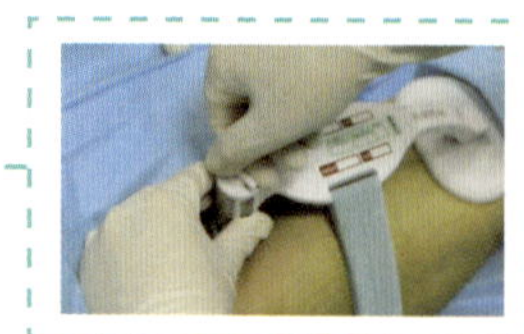

↓

核对医嘱单，签字并记录

↓

交接班

图2-3-4　股动脉穿刺点包扎技术操作流程图

适用于介入术中需要肝素化的患者

↓

用物准备：10 mL 注射器、0.9% 氯化钠注射液、肝素钠注射液、无菌治疗盘、标签、棉签、碘伏

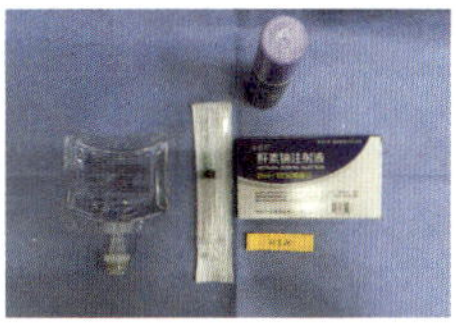

↓

操作者准备：着装整洁规范，操作前洗手、戴口罩

↓

核对医嘱，核查药物名称、批号、剂量及用法、有效期、浓度等

↓

向患者解释操作目的、注意事项

↓

备无菌治疗盘，配制肝素：用 10 mL 注射器抽取 8 mL 0.9% 氯化钠注射液，再抽取 2 mL 肝素钠，配置成 1 250 U/mL 的肝素稀释液

↓

遵医嘱按照体重（kg）给予肝素，静脉注射肝素钠时再次向医生核查

↓

每隔 1 小时遵医嘱追加肝素

↓

观察有无过敏、出血倾向等并发症

↓

终末消毒，处理用物，洗手

↓

核对医嘱单，签字并记录

↓

交接班

图2-3-5　介入手术肝素化护理操作流程图

适用于介入术中使用化疗药物的患者

↓

用物准备：生物安全柜、一次性治疗巾、双层垃圾袋、锐器盒、20 mL/10 mL 注射器、化疗药、根据不同药物选择的合适液体（如灭菌注射用水、0.9% 氯化钠注射液、5% 葡萄糖注射液）、碘伏棉签

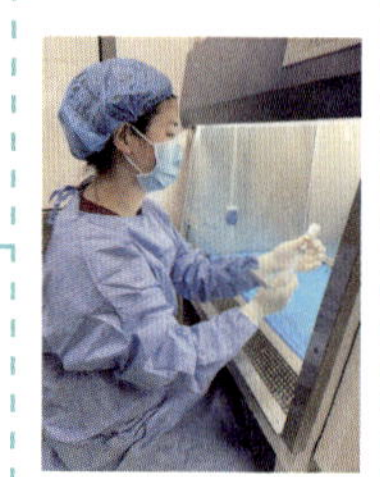

↓

操作者准备：洗手，戴口罩（有条件备 N95 防护口罩），戴帽子，使用面屏或护目镜，穿一次性手术衣，戴双层手套（PE 手套外戴外科手套）

↓

向患者解释操作目的、注意事项

↓

核对医嘱，核对药物名称、剂量、用法

↓

按需选择合适的空针，按照无菌操作技术配置药物

↓

将配置好的化疗药物递给术者，注意无菌操作

↓

术者匀速缓慢灌注化疗药，灌注时间在 20 分钟以上

↓

用物终末处理

↓

- 用 75% 酒精擦拭操作台面，将药物空瓶、留有剩余化疗药品的注射器装入专用双层包装袋，并密封打包处理
- 将生物柜内用物放入专用双层包装袋，用 75% 酒精擦拭消毒，启动紫外线消毒 30 分钟，脱去手套及防护用物，用流动水彻底洗手

↓

核对医嘱单，签字并记录

↓

交接班

图 2-3-6　介入术中化疗药物配置和使用操作流程图

适用于术中使用溶栓药物的患者

用物准备：锐器盒、一次性使用注射器、0.5% 碘伏棉签、注射用阿替普酶、0.9% 氯化钠注射液 500 mL、输液贴

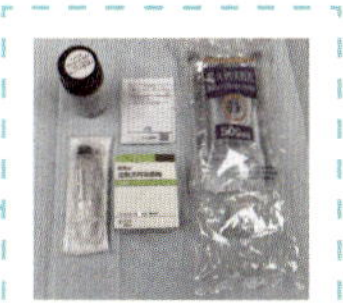

操作者准备：着装整洁规范，操作前卫生手消毒

穿洗手服，戴手术帽及口罩；保持指甲平短、清洁，不佩戴耳环、戒指、手镯、手链等饰品

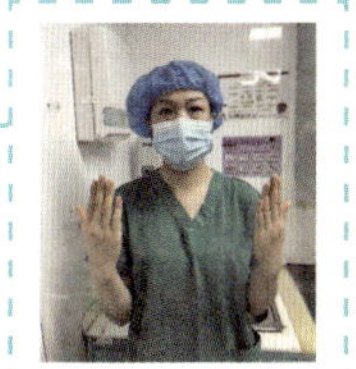

环境评估：符合无菌要求，操作台面干净整洁

宽敞明亮处，避开回风口及出入通道；停止清扫工作

核对医嘱：双人核对溶栓药物的剂量

查对物品及药品名称、灭菌日期、有效期，外包装完整、干燥、无破损、无潮湿

双人核对无误后开始配置，注意无菌操作

阿替普酶：未使用时放入冰箱，冷藏保存；配置时要使用专用的溶媒，自带针头负压配置

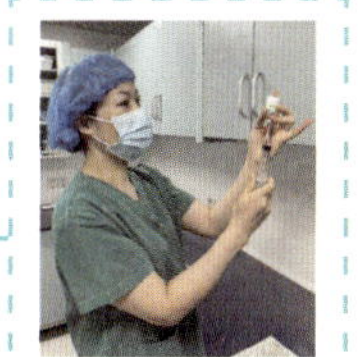

终末处置：针头及西林瓶放入锐器盒，医用棉签及注射器放入黄色垃圾袋，洗手

核对医嘱单，签字并记录

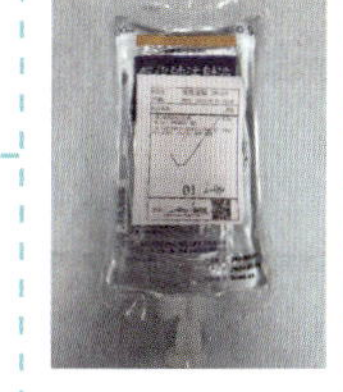

交接班

图2-3-7　溶栓药物配置操作流程图

适用于介入术中需加压输液的患者

↓

用物准备：治疗车、加压输液器、正在输注的血浆或液体、手消毒液

↓

自我介绍，操作前查对医嘱信息、患者身份

（双重身份识别：采用2种以上的身份识别方式，如姓名、性别、住院号、登记号等）

↓

加压输液器有无漏气、留置针型号、穿刺点有无渗漏或肿胀，检查输注液体的通畅性

（双手挤压加压输液器无漏气，关闭气阀，泵气到一半，关闭泵气阀，检查有无漏气）

↓

操作中查对医嘱信息、患者身份

↓

夹层装入血浆袋或输液袋，挂在输液架上，双手加压，若无漏气，关闭气阀，根据滴速调节气压，泵气，关闭气阀

（加压输液器从输注的液体上方套入）

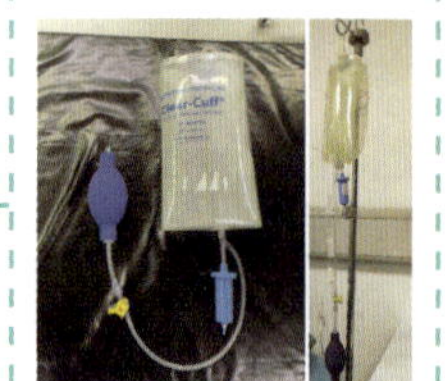

↓

观察静脉穿刺部位有无渗漏、肿胀，注意液体输注情况，防止输注空气

↓

操作后查对，监测生命体征，注意有无心衰表现

↓

终末消毒，洗手

↓

核对医嘱单，签字并记录

↓

交接班

图2-3-8　加压输液技术操作流程图

适用于需要微球化疗栓塞的患者

↓

用物准备：化疗药物、微球、注射器、5%葡萄糖注射液或0.9%氯化钠注射液、三通、无菌手套、生物安全柜

根据微球选择合适的液体：①麦瑞通微球：0.9%氯化钠注射液；②恒瑞微球：5%葡萄糖注射液

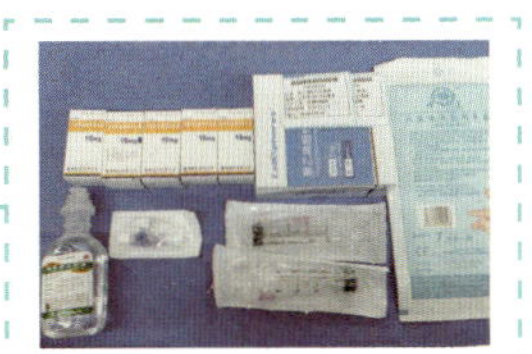

↓

操作者准备：戴口罩、帽子，穿一次性防护衣，戴双层手套

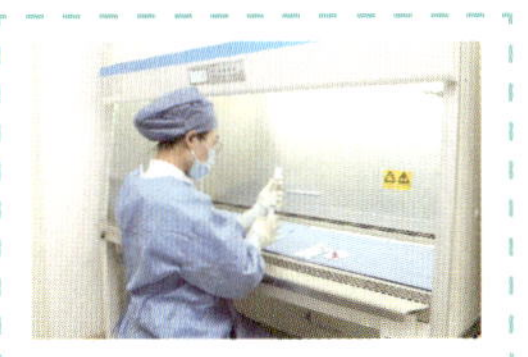

↓

向患者解释操作目的、注意事项

↓

核对医嘱及药物名称、剂量、用法

配制时注意无菌操作，做好化疗防护工作，避免职业暴露

麦瑞通微球配置方法

↓

配化疗药物：0.9%氯化钠注射液20 mL溶解化疗药物抽出备用

↓

微球加载化疗药物：①将10 mL配制好的化疗药物加至微球瓶中静置，每2~3分钟摇匀1次，共计加载15分钟；②将加载后的微球抽吸到剩余10 mL化疗药物注射器内，混匀后再静置15分钟，加载完成推出上清液

恒瑞微球配置方法

↓

抽出微球竖立放置1~2分钟至微球沉降后推出上清液

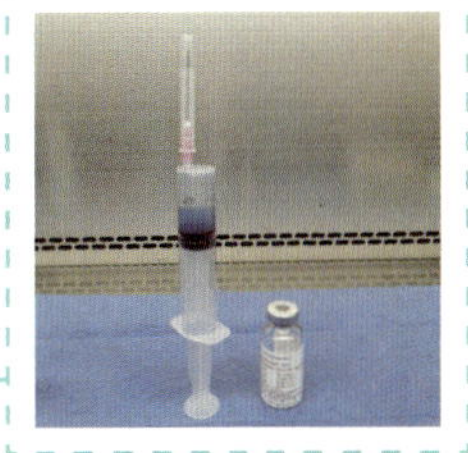

↓

配制化疗药物：5%葡萄糖注射液溶解化疗药物抽出备用

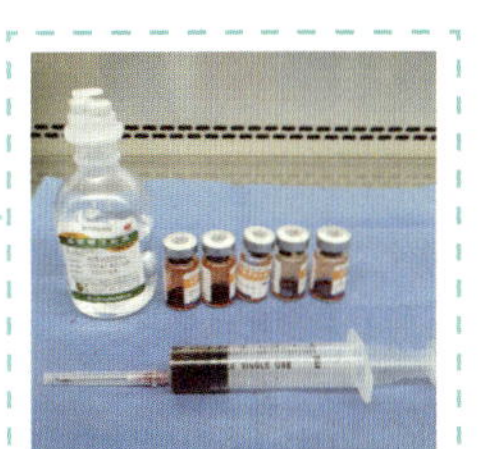

↓

微球加载化疗药物：使用三通将微球和化疗药混合到1个注射器静置，每5分钟摇匀1次，共计加载15分钟，可见大量的化疗药被加载到微球中

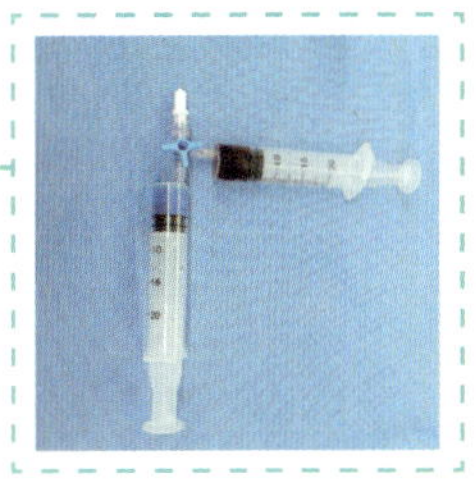

（续下页）

图2-3-9　常见载药微球配置使用操作流程图

（接上页）

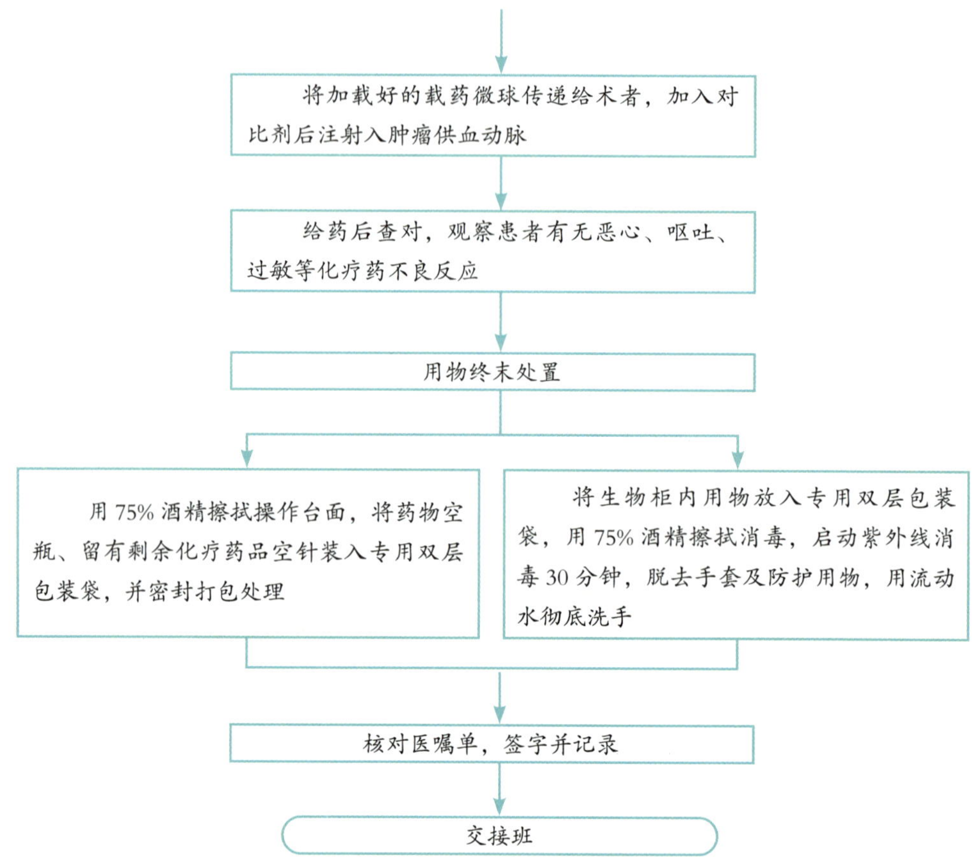

图2-3-9　常见载药微球配置使用操作流程图（续）

适用于冠状动脉造影的患者

↓

用物准备：器械包、敷料包、机套、10 mL注射器、6F桡动脉鞘、5F TIG、压力换能器、三联三通、超滑导丝、止血阀；药物准备：肝素钠注射液、盐酸利多卡因、硝酸甘油、对比剂

↓

操作者准备：着装整洁规范，操作前卫生手消毒

（穿洗手服，戴手术帽及口罩；保持指甲平短、清洁，不佩戴耳环、戒指、手镯、手链等饰品）

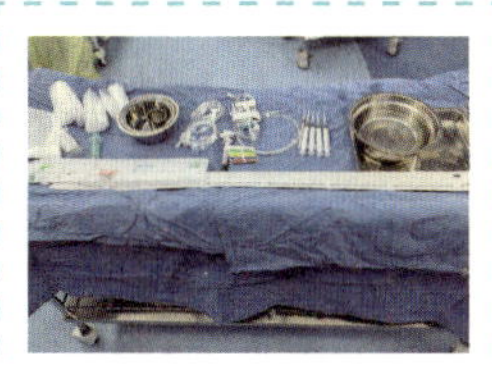

↓

评估并核对患者信息，PDA扫码完成交接单

（评估：①患者体重、INR等凝血指标、各类检查及化验指标情况；②术前生命体征情况；③冠脉血管CT情况、既往病史等）

↓

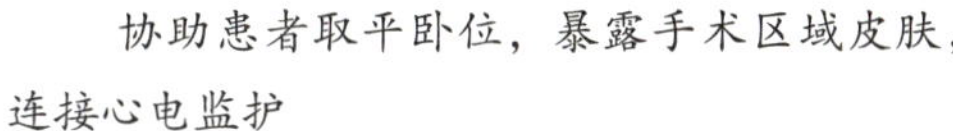

协助患者取平卧位，暴露手术区域皮肤，连接心电监护

↓

铺无菌台消毒、铺巾，连接压力换能器并校零

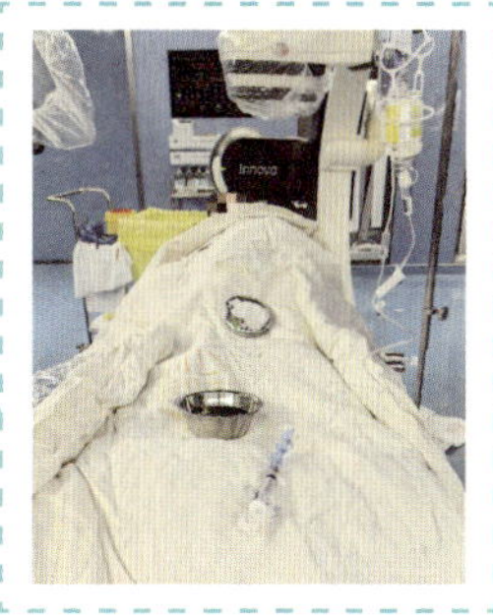

↓

术中严密监测患者生命体征，准确核对、递送器械

↓

包扎伤口，做好心理护理

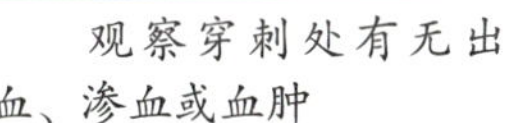

（观察穿刺处有无出血、渗血或血肿）

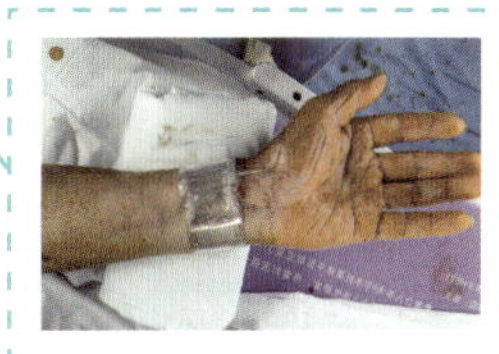

↓

协助患者挪床，安全转运患者

↓

核对医嘱单，签字并记录

↓

交接班

图2-3-10　选择性冠状动脉造影护理操作流程图

适用于经皮冠状动脉介入治疗术的患者

↓

用物准备：器械包、敷料包、机套、10 mL注射器、6F桡动脉鞘、5F TIG、压力换能器、三联三通、超滑导丝、止血阀；药物准备：肝素钠注射液、盐酸利多卡因注射液、硝酸甘油注射液、对比剂

↓

操作者准备：着装整洁规范，操作前卫生手消毒

（穿洗手服，戴手术帽及口罩；保持指甲平短、清洁，不佩戴耳环、戒指、手镯、手链等饰品）

↓

评估并核对患者信息，PDA扫码完成交接单

（评估：①患者体重、INR等凝血指标、各类检查及化验指标情况；②术前生命体征情况；③冠脉血管CT情况、既往病史等）

↓

协助患者取平卧位，暴露手术区域皮肤，消毒、铺巾，连接心电监护

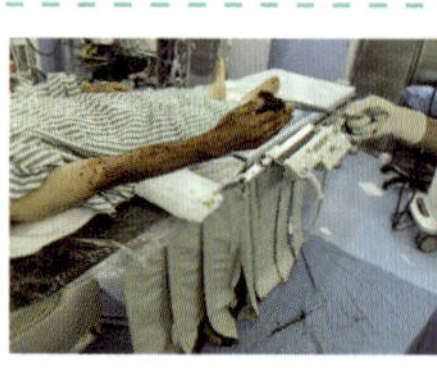

↓

铺无菌台，连接压力换能器并校零

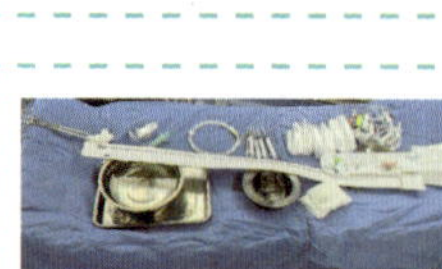

↓

术中严密监测患者生命体征，准确核对、递送器械

（根据冠脉造影结果，准备合适的指引导管、导引导丝；根据血管情况，准备预扩球囊、支架、后扩球囊）

↓

包扎伤口，做好心理护理

（观察穿刺处有无出血、渗血或血肿）

↓

协助患者挪床，安全转运患者

↓

核对医嘱单，签字并记录

↓

交接班

图2-3-11　经皮冠状动脉介入治疗术护理操作流程图

适用于先心病导管介入治疗的患者

↓

用物准备：器械包、敷料包、机套、10 mL 注射器、50 mL 注射器、穿刺针、6F 股动脉鞘、6F MPA2、加硬导丝、150 cm 导丝，PDA 及 VSD 还需要准备股动脉闭合器、6F PIG 145°

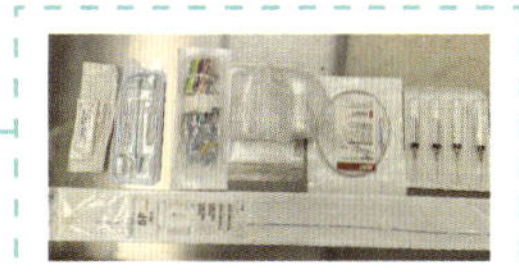

↓

操作者准备：着装整洁规范，操作前卫生手消毒

穿洗手服，戴手术帽及口罩；保持指甲平短、清洁，不佩戴耳环、戒指、手镯、手链等饰品

↓

评估并核对患者信息，PDA 扫码完成交接单

评估：①患者体重、INR 等凝血指标、各类检查及化验指标情况；②术前生命体征情况；③既往手术情况

↓

协助患者取平卧位，暴露手术区域皮肤，连接心电监护，PDA 及 VSD 患者需要双手环抱于头部

↓

铺无菌台、消毒、铺巾，连接压力换能器并校零

↓

术中严密监测患者生命体征，准确核对、传递封堵器、传输系统等器械，准确测量并记录封堵前后肺动脉、左房、左室等压力

↓

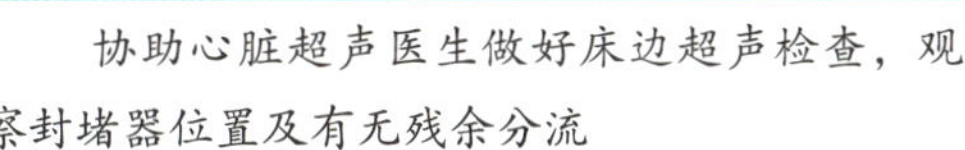

协助心脏超声医生做好床边超声检查，观察封堵器位置及有无残余分流

↓

包扎伤口，做好心理护理

观察穿刺处有无出血、渗血或血肿

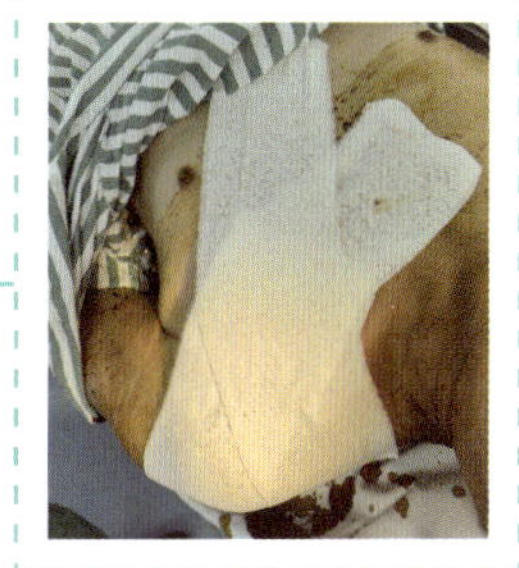

↓

协助患者挪床，安全转运患者

↓

核对医嘱单，签字并记录

↓

交接班

图 2-3-12　先天性心脏病导管介入治疗护理操作流程图

适用于人工心脏起搏器植入术的患者

用物准备：器械包、敷料包、零件包、机套、缝线、圆针、10 mL 注射器、刀片；药物准备：盐酸利多卡因注射液

穿洗手服，戴手术帽及口罩；保持指甲平短、清洁，不佩戴耳环、戒指、手镯、手链等饰品

操作者准备：着装整洁规范，操作前卫生手消毒

评估：①安装区域皮肤情况；②术前生命体征情况；③体位

评估并核对患者信息，PDA 扫码完成交接单

协助患者取平卧位，暴露手术区域皮肤，连接心电监护

铺无菌台、消毒、铺巾

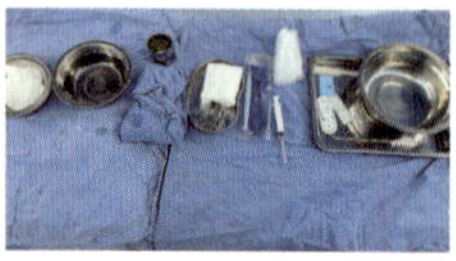

注意生命体征，重点关注心率变化情况；描记心电图，并将打印的心电图粘贴于病历上

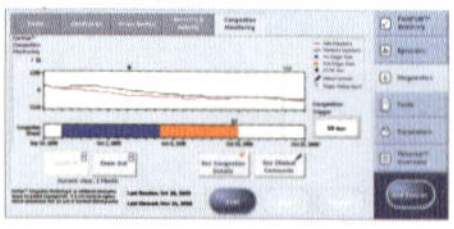

术中准确传递相应型号的起搏器及电极，正确连接起搏器测试仪并进行电极测试

填写植入物登记表、回访卡等

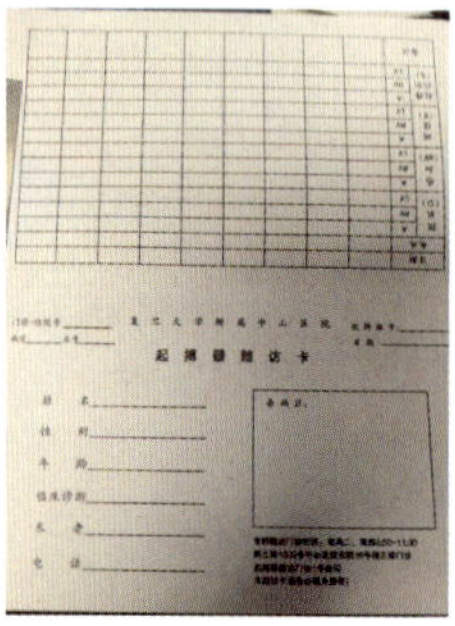

观察穿刺处有无出血、渗血或血肿

包扎伤口，做好心理护理

协助患者挪床，安全转运患者

核对医嘱单，签字并记录

交接班

图2-3-13　永久性人工心脏起搏器植入术护理操作流程图

适用于电生理检查＋射频消融术的患者

↓

用物准备：器械包、辅料包、机套、10 mL注射器、穿刺针、6F股动脉鞘、标测导管、消融导管；药物准备：盐酸利多卡因注射液、肝素钠注射液、盐酸异丙肾上腺素

↓

操作者准备：着装整洁规范，操作前卫生手消毒

（穿洗手服，戴手术帽及口罩；保持指甲平短、清洁，不佩戴耳环、戒指、手镯、手链等饰品）

↓

评估核对患者信息，PDA扫码完成交接单

（评估：①心律失常的种类、既往病史等；②术前生命体征情况；③体重、INR等；④既往手术情况）

↓

协助患者取平卧位，暴露手术区域皮肤，连接心电监护

↓

协助安装多导生理记录仪、程序刺激仪、射频消融仪

↓

铺无菌台、消毒、铺巾

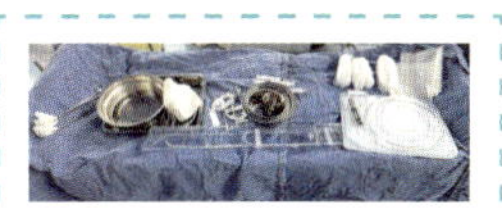

↓

检查期间严密监测患者生命体征，及时传递耗材

↓

射频消融术期间严密监测患者生命体征，准确传递鞘管、消融导管，协助连接肝素钠生理盐水（0.9%氯化钠注射液500 mL+肝素钠注射液500 U）

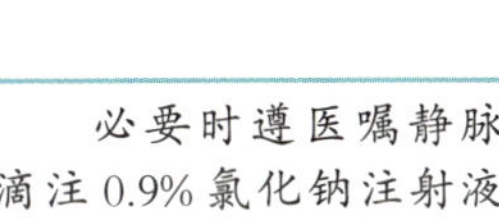

（必要时遵医嘱静脉滴注0.9%氯化钠注射液500 mL+盐酸异丙肾上腺素1 mg进行刺激）

↓

包扎伤口，做好心理护理

↓

协助患者挪床，安全转运患者

↓

核对医嘱单，签字并记录

↓

交接班

图2-3-14　电生理检查+射频消融术护理操作流程图

适用于下腔静脉滤器置入的患者

↓

用物准备：无菌手术包、导丝、导管、静脉鞘、连接管、注射器（5 mL、10 mL、20 mL、50 mL）、腔静脉滤器、血管套件、刀片、纱布、碘伏、高压注射泵

↓

操作者准备：着装整洁规范，操作前卫生手消毒

穿洗手服、铅衣、铅围脖，戴手术帽、口罩、计量仪；保持指甲平短、清洁，不佩戴耳环、戒指、手镯、手链等饰品

↓

环境评估及查对物品和药品名称、灭菌日期、有效期，外包装完整、干燥、无破损、无潮湿

↓

患者评估：规范交接、核对患者信息，做好解释沟通工作；妥善放置导管，连接心电监护及吸氧

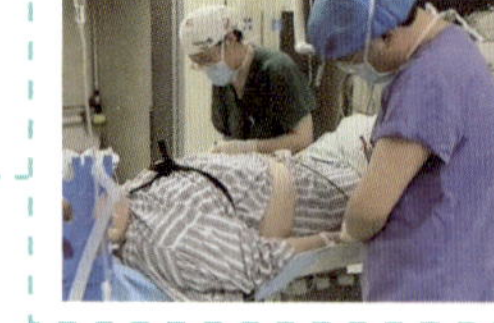

↓

穿刺前：打开无菌手术包，合理摆放物品，治疗盘倒入肝素钠稀释液；协助术者穿手术衣；准备材料及物品，协助术者消毒、铺巾

↓

穿刺时：严密监测生命体征，及时对症处理并记录

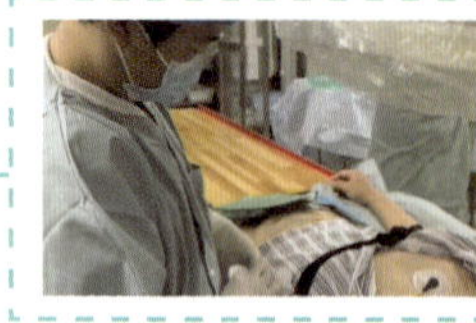

↓

术中：根据需要准确递送耗材，使用后做好登记；必要时全身肝素化并按时追加肝素；监测患者生命体征；协助处理患者需求；关注术中不良反应

药物准备包括肝素钠稀释液（0.9% 氯化钠溶液 500 mL+ 肝素钠 3 000 U）、利多卡因及对比剂，必要时准备地塞米松、阿托品及尿激酶

↓

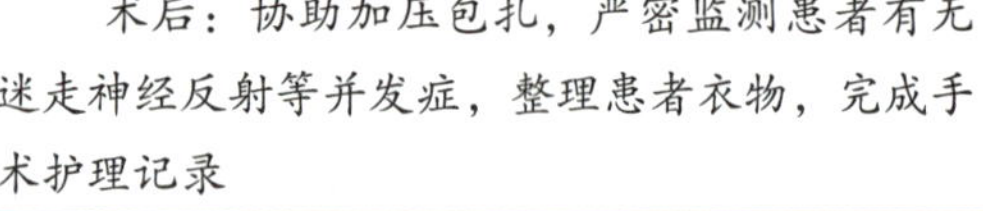

术后：协助加压包扎，严密监测患者有无迷走神经反射等并发症，整理患者衣物，完成手术护理记录

↓

终末处置：器械、敷料、刀片、介入耗材分类处理

↓

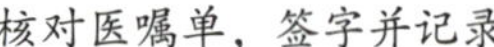

核对医嘱单，签字并记录

↓

交接班

图2-3-15　下腔静脉滤器护理配合操作流程图

适用于脑血管造影的患者

↓

操作者准备：着装整洁、规范，操作前进行规范洗手，正确佩戴口罩

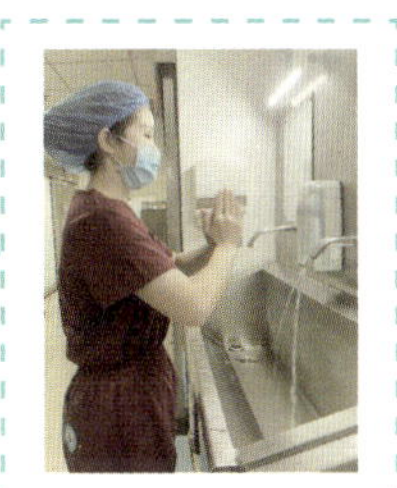

↓

用物准备：器械台、手术包、5 mL 注射器1个、10 mL 注射器2个、Y阀、三通2个、导丝、5F鞘、单弯、高压注射器及附件、输液器、加压带、吸氧装置、除颤仪、抢救车、微量泵等

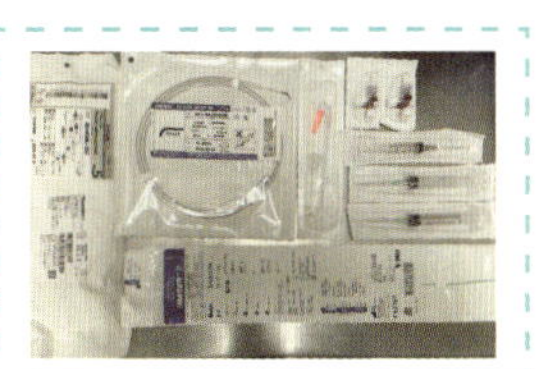

↓

药物准备：0.9%氯化钠注射液、对比剂、肝素钠注射液、盐酸利多卡因注射液

↓

患者准备：排空膀胱，做好心理护理，告知术中配合事项，缓解紧张情绪

↓

环境准备：导管间整洁、宽敞明亮、温湿度适宜

↓

查对：介入医生、介入手术室护士、麻醉医生或技师根据“手术安全核查表”内容共同核查确认患者身份、手术部位及方式、知情同意书、皮肤状况及静脉通道建立情况、过敏史、感染性疾病筛查结果、假体及体内植入物、影像学资料等

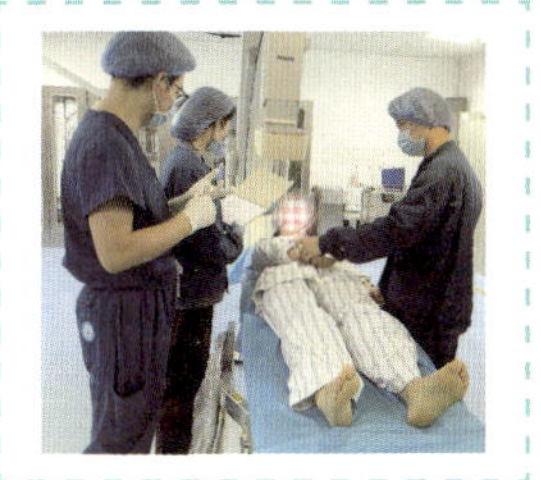

↓

体位：关闭窗帘，协助患者脱去衣物，取平卧位，固定好头部，嘱患者不要随意移动头部，双上肢自然放置于身体两侧，双下肢分开平放，暴露股动脉区域

↓

监测：安置心电监护，确认监护系统工作正常，协助患者吸氧；建立留置针通路，保持液体通畅

（续下页）

图2-3-16 脑血管造影护理操作流程图

（接上页）

铺无菌台：协助消毒、铺巾，建立无菌区域，穿无菌手术衣；遵医嘱准备脑血管造影耗材并准确传递给医生；协助抽取术中用利多卡因和肝素钠

↓

穿刺：医生给患者穿刺时，护士应密切观察生命体征的变化，备好抢救药物，预防迷走反射的发生

↓

造影：密切观察患者心电监护变化

↓

手术结束：拔除鞘管，用弹力绷带加压包扎穿刺部位，检查双侧足背动脉搏动是否良好，将患者安全转移至平车，送患者离开导管间

↓

终末处置：器械、敷料、刀片、介入耗材分类处理

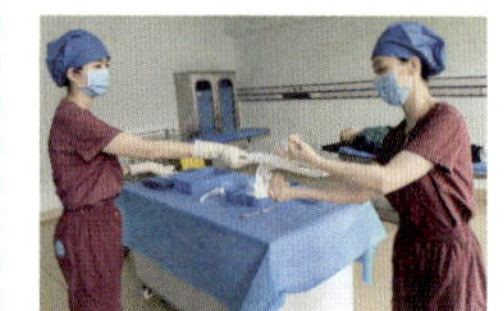

↓

核对医嘱单，签字并记录

↓

交接班

图2-3-16　脑血管造影护理操作流程图（续）

适用于行化疗栓塞术的介入手术患者

用物准备：生物安全柜（有条件）、一次性防渗垫、防渗透污物袋、锐器盒、若干 20 mL 注射器、若干 10 mL 注射器、化疗药、适量注射用水或葡萄糖注射液、棉签、2% 氯己定或碘伏消毒液或 75% 医用消毒酒精

个人准备：衣帽整洁，洗手，戴双层口罩（一次性外科口罩及无菌医用防护口罩）、帽子、面屏或护目镜，穿一次性防渗透防护衣，戴双层手套（一次性使用灭菌橡胶外科手套）

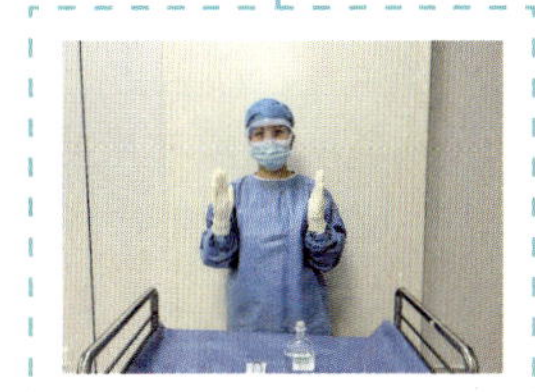

配药前，启动紫外线灯消毒；操作前，用 75% 酒精或 84 消毒液（1 ∶ 100）擦拭，铺一次性防渗垫

向患者解释操作目的、注意事项及配合要点

双人核查药物、有效期、剂量、用法等

根据稀释药液量选择适宜的一次性注射器，按无菌技术操作要求配置药物

化疗药溶解完应尽可能抽尽瓶内空气，避免压力过大导致药液外溢；抽取药液后，先进行瓶内排气和排液再拔针，不可将药液排于空气中

将配置好的化疗药物递给术者，注意无菌操作

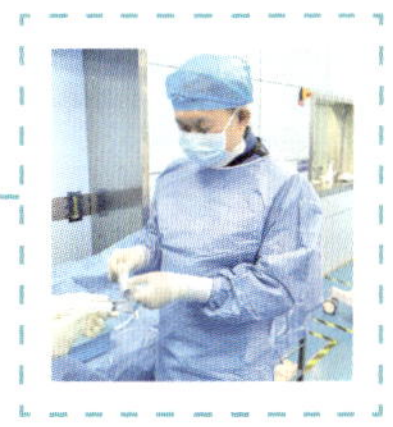

先灌注一部分化疗药物，一般灌注时间不应小于 20 分钟

将一部分化疗药物与碘油混合成乳剂进行栓塞，碘油用量一般为 5~20 mL

使用明胶海绵栓塞剂

使用三通将装有微球的注射器和化疗药物溶液的注射器联通，使微球和化疗药混匀进行栓塞（详见载药微球配置和使用操作流程）

（续下页）

图2-3-17　介入术中化疗栓塞护理配合操作流程图

（接上页）

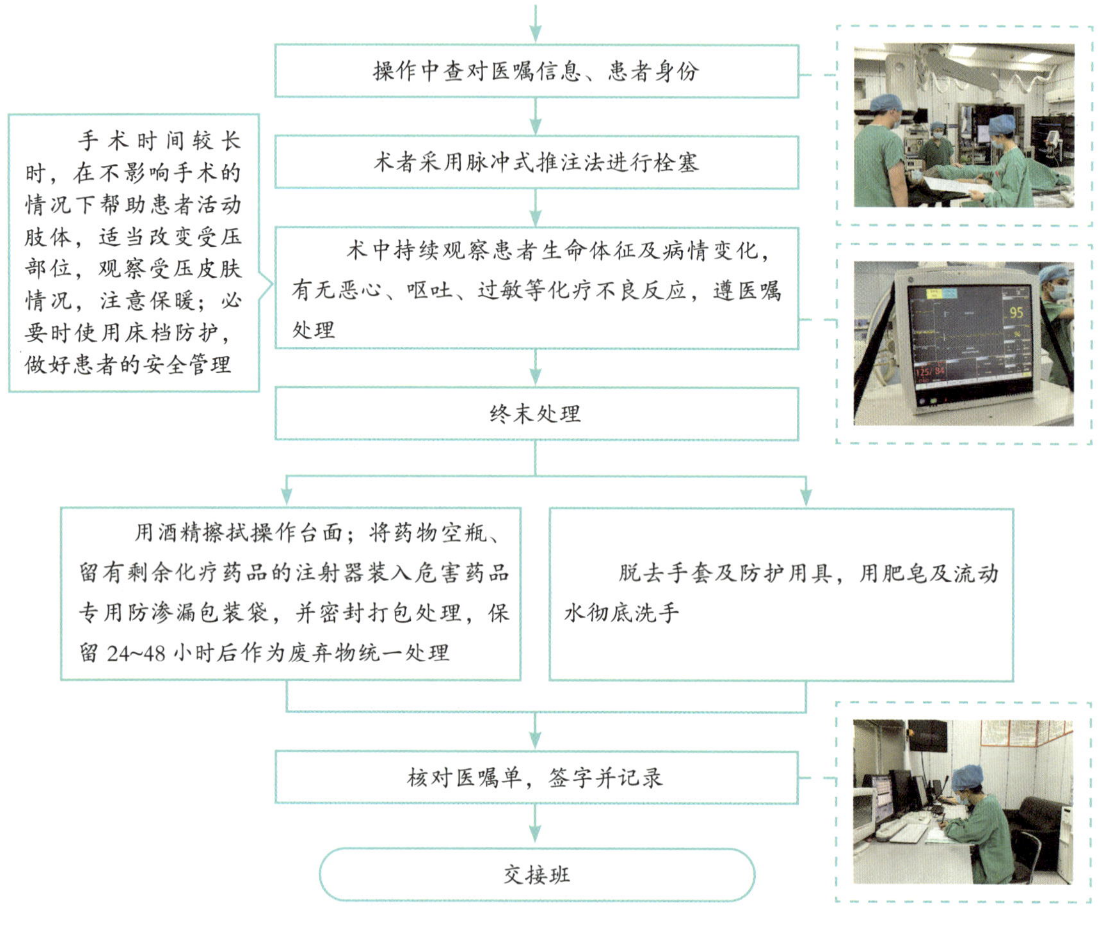

图2-3-17　介入术中化疗栓塞护理配合操作流程图（续）

适用于行介入化疗栓塞术的患者

↓

用物准备：无菌手术包、动脉鞘、超滑导丝、肝导管、高压注射器及高压连接管、无菌手术包、2 mL/10 mL/20 mL 注射器各 1 个、肝素盐水 1 000 mL，5% 葡萄糖溶液 250 mL，盐酸利多卡因注射液 20 mL、无菌手术衣及无菌手套若干

↓

医护准备：参与该治疗的所有医护人员穿防护铅衣、铅帽、铅围脖、铅手套、护目镜、双层鞋套，戴双层无菌手套及个人剂量仪；三方（手术医生、介入手术室护士、麻醉医生或技师）核对患者的姓名、住院号、性别、年龄、诊断、手术名称、手术部位

患者准备：患者取仰卧位，头部抬高约 30°，排空膀胱，连接心电监护，左上肢建立静脉通路

↓

配合医生行股动脉穿刺、造影并选择手术血管

↓

做好注射钇 -90 的准备，连接钇 -90 专用注射套件（ABCD 管）

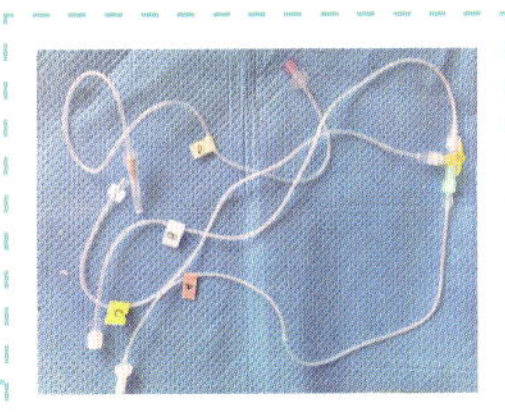

钇 -90 放射性微球封存于专用密闭容器中，注射器禁止拿出储存护罩；钇 -90 放射性微球由核医学和介入科医生共同送至导管手术室，注射钇 -90 前，核医学医生再次对微球剂量检测结果进行复核，确认微球效果；协助铺设钇 -90 注射器械台，器械台高于手术床 20~25 cm，并将其靠紧手术床

↓

将 ABCD 管嵌入钇 -90 专用注射箱内的卡槽，连接好活塞

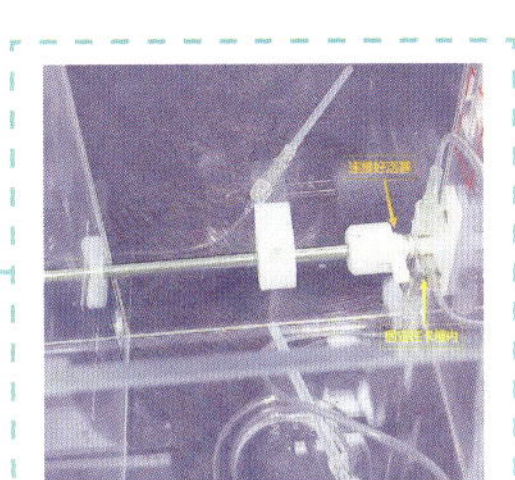

↓

将 A 管由 A 排气洞穿出，B 管由 B 排气洞穿出，C 管置于钇 -90 专用注射箱上方，D 管一端放入 D 排气洞，另一端也放置于钇 -90 专用注射箱上方

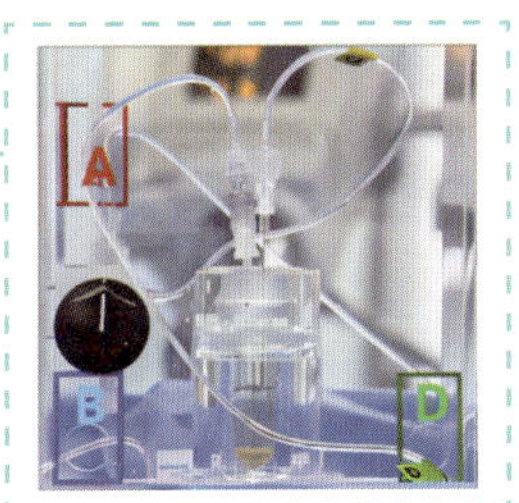

（续下页）

图2-3-18　介入术中放置钇-90护理配合操作流程图

（接上页）

排气步骤：首先，连接B管，活塞抽出一点，逆时针90 ℃，排B管与C管的空气；其次，活塞顺时针90 ℃归位，排B管与A管的气泡；再次，活塞往前推，固定活塞；最后，连接D管，进行排气

↓

配合医生注入钇－90放射性栓塞微粒

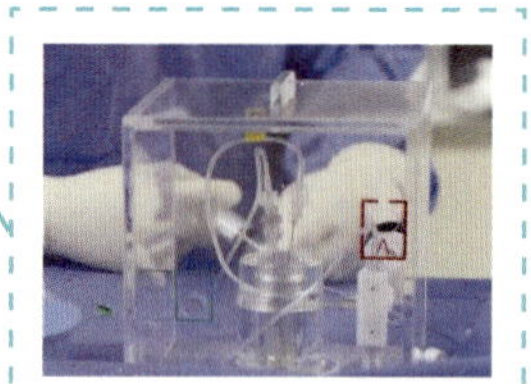

↓

手术过程中，密切关注患者的生命体征及意识状态，主动与患者沟通，及时了解患者的状态变化

↓

钇－90放射性微球注射后，使用专用辐射测量仪进行检测，有辐射污染的用物放入核医学专用箱，无污染的用物直接放入医疗垃圾袋

↓

重新进行手消毒，更换无菌手套后继续进行操作配合

↓

终末消毒，洗手

↓

核对医嘱单，签字并记录

↓

交接班

图2-3-18　介入术中放置钇-90护理配合操作流程图（续）

第三章 介入手术室护理管理规范

编者：（以姓氏笔画排序）
马玉峰　李海云　赵文利　彭会珍

第一节 介入手术室环境布局管理规范

一、介入手术室的位置选择

随着医学影像诊断技术的进步，要求建筑设计功能布局合理，重视周边环境、外观设计和内部空间人性化。介入手术室的设置分为4种形式：介入手术室设在影像科；介入手术室设在手术室；独立设置介入治疗中心；根据介入治疗的范畴，分设专科介入治疗中心。

介入手术室的位置选择是医院建筑设计中的一个重要问题。不同形式的介入治疗，在医院中位置的选择会有所不同。考虑到安全性和便利性，一般不宜将手术中心设置在高层建筑的顶层或底层。因此，多数医院的介入治疗中心往往设在医疗综合楼的二楼，或是医技楼的二楼等。另外，为了使空调净化系统安装最合理、最经济、最方便，尽量将手术中心设置在设备层的下一层。

由于介入治疗所使用的DSA属于大型医疗设备，包含辅助用房在内，DSA用房的面积约为300 m^2。但如果成立介入治疗中心，通常会设置更多台DSA，介入治疗中心的面积也会随着DSA设备数量而变化。因此，在设计时首先应保证DSA手术间、控制室和设备间的面积达到要求，其他辅助房可根据需要适当调整。

二、介入手术室的内部布局

介入手术室的内部布局实行三区划分、三通道设计。三区即限制区、半限制区和非限制区，三通道即医务人员通道、患者通道和污物通道。限制区包括介入手术操作间、DSA机房、DSA控制室等，半限制区包括无菌物品库、材料库、药品间、物品间等，非限制区包括会议室、资料室、餐厅、患者等候区、更衣室、淋浴室、办公室、值班室等。有条件者应设隔离手术间。各区严格划分，以门隔离，并设置明确的标志和放射线防护标志。平面布局图如图3-1-1所示。

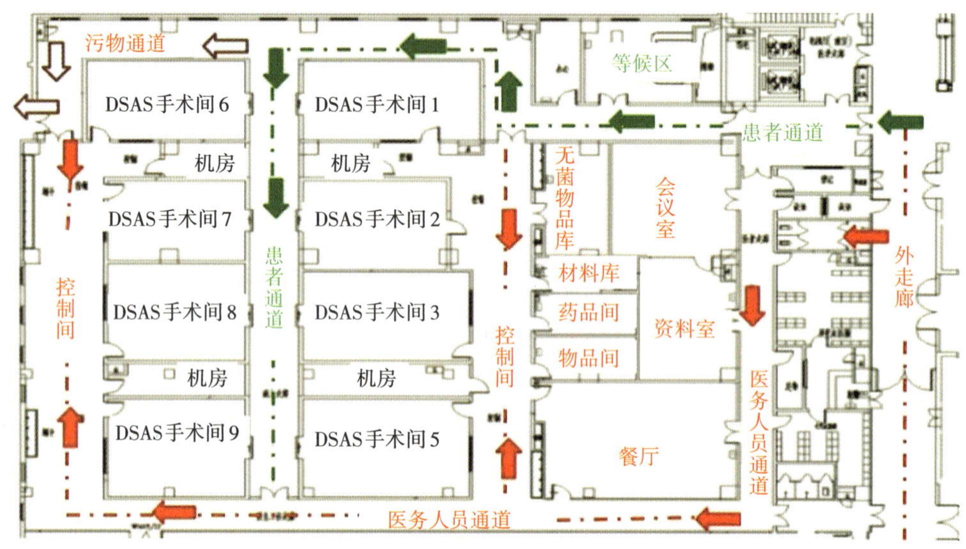

图3-1-1　介入手术室环境布局平面图

1. 介入手术室空间设计

介入术中需要使用带C形臂的DSA，由于这种设备的复杂性和操作需求，对介入手术室的空间布局及高度有着严格的要求。在空间面积上，普通介入手术室手术间使用面积一般为60~80 m²，复合手术室一般为60~120 m²；在楼层高度上，普通介入手术室所在楼层的高度考虑在3.0~3.5 m，复合手术室所在楼层的高度考虑在4.5 m以上，装修后的普通介入手术室净高不得低于2.7 m，复合手术室净高考虑在2.9~3.0 m。

2. 介入手术室分区

（1）限制区：包括介入手术操作间、DSA机房、DSA控制室等。

由于限制区部分设备对环境的要求，宜调节湿度为50%~60%，温度为18~22 ℃。介入手术操作间是介入手术室最重要的组成部分，面积不宜过小。操作间主要安装的仪器设备有诊断床C形臂、床旁控制台、显示器、射线防护屏、X射线警告灯、高压注射器、麻醉机、射频消融机等，同时还需要有相关的仪器设备，如手术器械台、壁柜、抢救车、心电监护仪、除颤仪、输液架等。DSA机房的仪器设备主要有空调主控制柜、辅助控制柜、冷却装置等。DSA控制室以中间装有铅玻璃的墙体与手术间分隔，装有与医院信息管理系统配套的系统控制台等。介入手术操作间如图3-1-2所示。

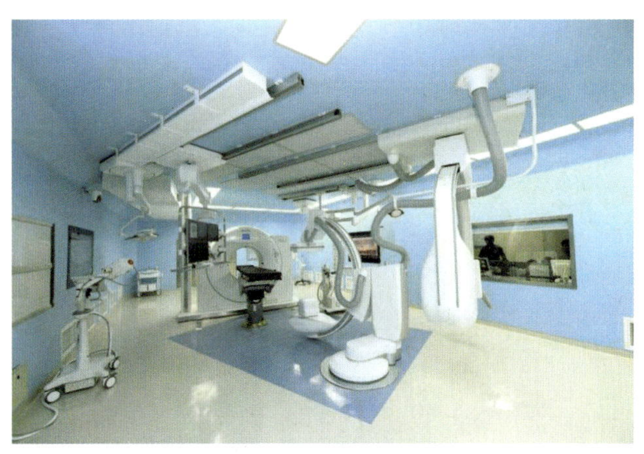

图3-1-2　介入手术操作间

（2）半限制区：包括无菌物品库、材料库、药品间、物品间、麻醉室、复苏室、准备间、铅衣室等。

1）无菌物品库：主要用来储存手术所需低值耗材、辅料。对于高值耗材的存放和管理，由专门的二级库房工作人员进行管理。药品库主要存储造影剂、消毒液、术中常用药等。

2）麻醉室和复苏室：麻醉室有三种功能，其一为麻醉器械和麻醉药品的处理、储存，其二为麻醉器械的维护，其三是麻醉人员办公场所。将复苏室与麻醉办公室相邻布置是较好的选择，这样只需要在麻醉室设置观察窗就可以观察恢复室，复苏室可不必再设护士站。麻醉准备间的墙上要有设备带和医疗气体的接口。导管室的术后复苏室不完全同于手术中心，手术中心的复苏室主要是对全麻的患者进行术后观察，而导管室的术后复苏室除了可对全麻患者进行复苏，还可对某些高危患者进行观察，以便患者度过危险期。复苏室也设医疗设备带，麻醉室和复苏室可利用其特殊性共室设置，以提高房间利用率。麻醉室和复苏室如图3-1-3所示。

3）准备间：又称“洗手间”，所有与介入治疗相关的医务人员在术前应在此清洁手臂，使用消毒液擦洗灭菌。因此，准备间应毗邻导管间，现在大多将其设计在直接通往导管间的通道上。洗手设备应设计为非手触式，避免手直接接触，具体规范应参照《医务人员手卫生规范》（WS/T 313—2019）执行，如水嘴开关应为肘式、脚踏式、感应式。近年来，多采用光电感式水龙头，各水龙头单独控制，灵活使用。每个导管间大约需要2~4个水嘴，准备间的水龙头采用超级过滤膜处理，可较为方便地流出温水，同时防止逆流污染。准备间如图3-1-4所示。

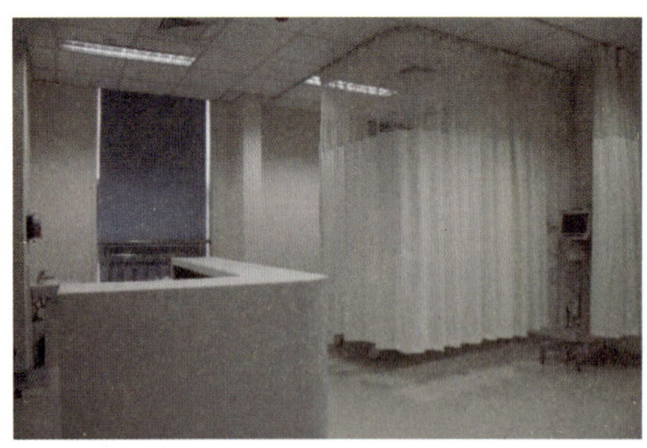

图3-1-3　麻醉室和复苏室

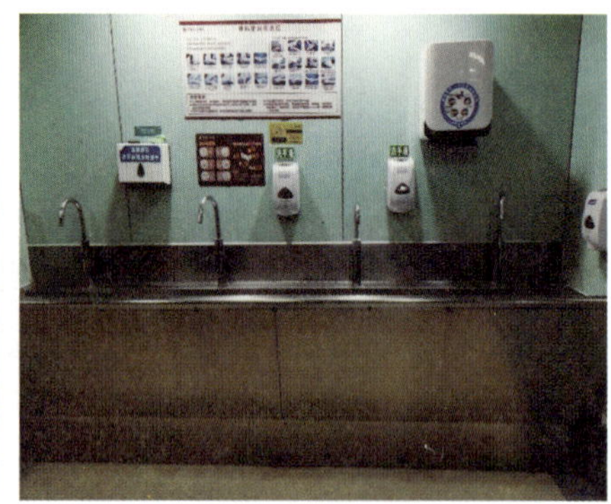

图3-1-4　准备间

4）铅衣室：医务人员在术前要先穿铅衣，再进行手卫生，最后穿无菌手术衣、戴手套。铅衣室的位置应方便医务人员使用，可不单独设置房间。如医务人员较多，需要的铅衣较多，既要配有专门的铅衣室，还应在每个导管间门口设有铅衣架，方便医务人员使用。

（3）非限制区：包括会议室、资料室、办公室、值班室、餐厅、更衣室、淋浴室、患者等候区等。

1）办公生活区：是中心内部医务人员办公和休息的地方。除了要有医务人员进出中心的卫生通道间，还要有医务办公室、医生值班室、护士站、用餐室，如有需求，还可在适当的位置设置示教室。办公室是医疗建筑中各科室都应设置的工作人员日常办公的场所，根据使用者的不同又分为医生办公室、护士办公室、主任办公室等。办公室的设计基本相同，可在大空间内用矮墙隔断，划分空间。另外，还应设置会议室，一方面满足医生研讨的需求，另一方面供实习医生在此办公学习。同时，注意根据医生数量和办公空间预留电话、信息等端口。

2）患者活动区：是介入治疗中心患者能够接触的主要部分，患者可通过换床厅进入。此部分主要功能用房包括家属候诊区、换床厅、谈话间、麻醉准备间等。根据不同等级医院介入治疗中心的需求，部分医院同时会增设治疗室。换床厅的功能是将手术患者从非洁净区移送到手术部的洁净区或洁净走廊，是手术患者的卫生通过系统，移送方式包括床板移送法、床轨对接法，穿越法等。

3）卫生通过间：是医务人员进入导管室进行强制性卫生通过的通道，医务人员通过该通道进行卫生处置，即换鞋、更衣、刷手后进入介入治疗中心的医务办公区，再进入洁净走廊。此通道与患者通道严格区分，卫生通过间必须设置有换鞋、更衣、浴厕的空间。部分医院介入治疗中心的卫生通过间并非这种形式，而是经过换鞋进入中心内部之后，再到更衣室更衣，将入口通道、换鞋、更衣、浴厕分开设置。

4）光盘存储间：主要用来存放介入治疗过程中的血管造影光盘以及患者详细资料的房间。可将患者的光盘、手术报告、手术登记本放在此屋内进行保存，实行专人管理，同时配有刻盘机，方便医务人员借阅或复刻患者的光盘。光盘库如图3-1-5所示。

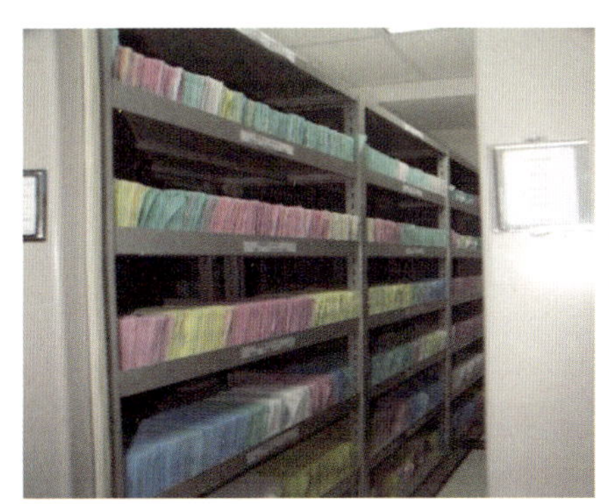
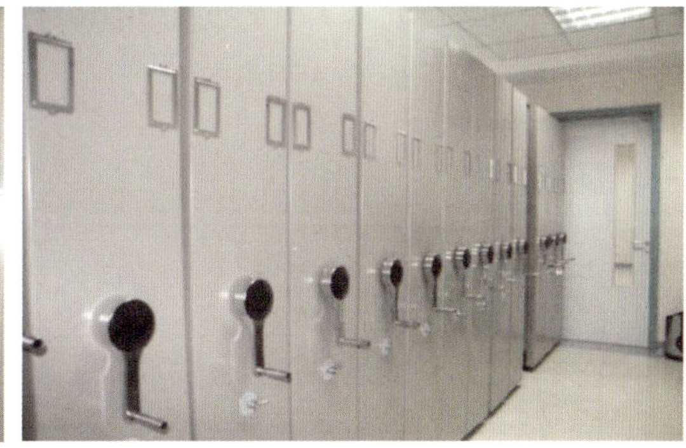

图3-1-5　光盘存储间

5）示教室：可根据介入治疗中心医务人员的需要进行设置。示教室是科室教学活动、学术活动和实习医生学习的场所。要求设计音响系统，预置电话端口、足够的电源以及接口。

6）患者家属等候区和谈话间：作为手术过程中发生状况时通知家属、让家属签字的专用谈话间，患者使用区通常选择布置在接近入口处，以缩短路线，方便患者使用。谈话间通常设置两个入口，一个位于介入治疗中心的内部，一个位于家属等候区，设有玻璃隔断以防止交叉感染。等候区设于导管室入口处，装设一定数量的椅子和服务设施，供手术患者家属使用。此区域可制作相关科普宣教知识，使家属对于介入治疗有所了解，提高他们对介入治疗方法的认识，同时供患者家属在介入治疗过程中等候和休息。在等候区设置电视系统，使家属可以了解患者手术动态。

7）污染物品回收间：又称“污洗间”，其功能区域主要用于处理手术过程中所有污染物品。污染收集分类间和污洗间设置于导管室末端，直通污物梯。

第二节 介入手术室环境监测管理规范

介入手术室是指专门用于进行介入设备对人体操作的手术室。随着介入技术的日益成熟，以及临床医生、患者对介入治疗技术的认可，介入手术量与日俱增。介入手术属于有创操作，而介入手术室通常为多专业使用，手术间内人员密度高、流动性大，机房空间相对密闭，因此易发生医院感染。通过环境卫生监测，可了解和发现介入手术室环境中的医院感染隐患，并及时进行整改，防止医院感染的发生，保证 介入手术的安全。

一、环境分类

（一）Ⅰ类、Ⅱ类环境

Ⅰ类、Ⅱ类环境包括：洁净手术部、其他洁净场所、非洁净手术部（室）、非洁净骨髓移植病房、重症监护室、产房、介入手术室、新生儿监护室、血液病病房、骨髓移植病房等。

（二）Ⅲ类、Ⅳ类环境

Ⅲ类、Ⅳ类环境包括：儿科病房、母婴同室、妇产科检查室、人流室、治疗室、换药室、消毒供应中心检查包装灭菌区和无菌物品存放区、血液透析室、其他普通住院病区、普通门（急）诊及其检查室、治疗室、感染性病科门诊等。

二、环境监测内容

环境监测包括：手部监测、环境监测、物体表面监测。

三、监测时机

（一）手部监测

（1）日常监测时，应在执行手卫生后，接触患者或进行诊疗活动前采样。

（2）当怀疑医院感染暴发与医务人员手卫生有关时，应在工作中随机采样。

（3）评价医务人员洗手、卫生手消毒、外科手消毒的效果，每季度对医务人员手消毒效果进行监测。

（二）环境监测

（1）重点部门（如手术部、介入手术室、内镜室、产房、各重症病房、移植病房、感染性疾病科门诊等）应按相关规范要求进行监测。

（2）当感染暴发或感染流行时，环境因素在感染传播中具有流行病学意义。

（3）监测潜在的危险环境状况，证明有危险的病原体存在或已被成功清除。

（4）当某项感染控制措施发生改变时，评估其效果；当仪器设备或系统启用时，根据相关规范要求对其进行监测。

（5）根据目标性监测的需要及循证医学证据的支持进行监测。

（三）物体表面监测

在消毒处理后，或怀疑与医院感染暴发有关时，进行采样监测。

四、监测方法

（一）手部监测

（1）用物准备：在环境卫生学监测系统上申请采样所需材料，打印条码。

（2）采样者规范着装，洗手或卫生手消毒；被采样者外科手消毒。

（3）左手持试管，将盖子打开，注意不可污染试管口。

（4）用无菌棉拭子或棉签蘸取含有中和剂的无菌洗脱液或生理盐水。

（5）被采样者双手十指并拢，采样者用被无菌洗脱液或生理盐水浸湿的棉拭子或棉签，在被采样者一手指曲面从指根到指端往返涂擦两次，一只手涂擦面积约30 cm^2，涂擦过程中同时转动棉拭子；同法采集另一只手。

（6）利用杠杆原理折断棉拭子接触采集者手部的部分，让其自然落入装有10 mL含相应中和剂的无菌洗脱液或生理盐水试管内。

（7）盖上瓶盖，确认条码粘贴无误，及时送检。

（8）监测结果。

1）外科手消毒：监测细菌菌落总数≤5 CFU/cm^2。

2）卫生手消毒：监测细菌菌落总数≤10 CFU/cm^2。

（9）注意事项。

1）无菌棉拭子或棉签应彻底浸湿。

2）若采样时被采样者手上有消毒剂残留，采样液中应含相应中和剂。

3）采样过程中如遇污染，应在瓶身条码处标注，并在电脑系统上相应条码处标注。

4）当怀疑医院感染暴发流行与手的传播有关时，监测目的在于考察实际工作中医务人员手卫生状况，目标微生物的监测只定性不定量。

（二）环境监测

介入手术室采用紫外线灯、空气消毒机、新风系统、层流净化系统进行消毒。在消毒或规定的通风换气后，以及进行医疗活动之前，进行空气采样。

1.紫外线灯消毒

每天术前使用紫外线灯照射30分钟，术后照射1~2小时。需要接台进行起搏器等切口类手术时，应在紫外线灯照射30分钟后再进行手术。紫外线灯要定期监测、定期更换，确保消毒效果。

2.空气消毒机消毒

常规预设消毒时间，每天手术前后定时消毒2次，每次开机2小时；也可进行动态消毒，即手术过程中空气消毒机一直处于开机状态，持续进行循环消毒，以控制和减少人员在活动过程中对环境空气的二次污染。对于起搏器等切口类手术，可动态消毒直至手术结束后关机。消毒期间应注意空间的封闭性，并尽量减少人员走动。

3.层流净化系统消毒

每天术前30分钟开启层流净化系统，将室内温度设置为20~25 ℃，相对湿度控制在40%~60%，保持开机状态，术后30分钟关闭。需要接台进行起搏器等切口类手术时，应沉降30分钟后再开台。每天对层流净化系统进行监测，每周对回风口滤网进行清洁，定期检测过滤网并更换。

4.空气采样

（1）采样高度：与地面垂直高度为80~150 cm。

（2）布点方法：室内面积≤30 m^2时，设内、中、外对角线三点，内、外点应距墙壁1 m处；室内面积>30 m^2时，设四角及中央五点，四角的布点位置应距墙壁1 m处。

（3）采样方法：将9 cm直径的普通培养琼脂平皿放在室内各采样点，采样时将平皿盖打开，扣放于平皿旁。

（4）暴露时间：Ⅱ类环境暴露15分钟后盖上平皿盖，及时送检。

5.监测结果

Ⅱ类环境，如非洁净手术部（室）、非洁净骨髓移植病房、导管室、血液病病区等，空气中的细菌菌落总数≤200 CFU/m^3。

（三）物体表面监测

1.物品清洁

每天手术前后，均需要对物品表面进行湿式清洁。如遇有污染物污染，随时用1∶1 000 mg/L含氯消毒剂消毒，或用含季铵盐的消毒湿巾进行擦拭。

2.物体表面

将5 cm×5 cm的灭菌规格板放在被检物体表面，用浸有无菌0.03 mol/L磷酸盐缓冲液（Phosphate Buffered Saline，PBS）或生理盐水采样液的棉拭子1支，在规格板内横竖往返各涂抹5次，并随之转动棉拭子。连续采样4个规格板，若被采表面面积<100 cm^2，则取全部表面。剪去手接触部分，将棉拭子放入装有10 mL无菌检验用洗脱液的试管中送检。

3.监测结果

Ⅱ类环境（如洁净手术部、其他洁净场所、非洁净手术部（室）、非洁净骨髓移植病房、重症监护室、产房、导管室、新生儿监护室、血液病病房、骨髓移植病房等）物体表面的平均细菌菌落数≤5 CFU/cm²。

第三节 介入手术患者体位管理规范

一、标准手术体位定义

标准手术体位是由手术医生、麻醉医生、手术室护士共同确认并执行的体位，基于生理学和解剖学知识，通过选择正确的体位设备和用品，充分显露手术野，确保患者的安全与舒适。标准手术体位包括：仰卧位、侧卧位、俯卧位。其他手术体位都是在标准手术体位基础上演变而来的。

二、手术体位安置原则

（1）规范体位护理操作，充分显露手术野，保护患者隐私。

（2）保持人体正常的生理弯曲及生理轴线，维持各肢体、关节的生理功能体位，防止过度牵拉、扭曲及血管神经损伤。

（3）注意分散压力，避免局部长时间受压，保护患者皮肤完整性。

（4）正确约束患者，约束带松紧适宜（以能容纳1指为宜），维持体位稳定，防止术中移位、坠床。

三、手术体位摆放

血管介入手术通常采用仰卧位，即患者头部枕于枕上，两臂置于身体两侧或自然伸开，两腿自然伸直。俯卧位常用于非血管介入手术，如疼痛治疗、穿刺活检等，此时患者俯卧于床面，面部朝下，背部朝上，确保胸腹部最大范围不受压，双下肢自然屈曲。

（一）桡动脉介入手术

1.用物准备

托手板、头枕、腕垫、下肢约束带、挡板。根据评估情况，可备膝枕、足跟垫等。

2.体位摆放

（1）患者自然平卧于手术床，双手触摸手术床边缘，调整至正中位置。

（2）脱上衣，裤子脱至膝关节，确保双侧腹股沟暴露。

（3）头部置于头枕上，保持中立位，高度适宜。

（4）右侧手臂外展，置于托手板上，掌面向上，手腕部置腕垫上，以提供支撑，确保腕关节稳定，便于桡动脉血管穿刺。左侧手臂放置在身体一侧，使用挡板固定。

（5）两腿自然伸直分开，于膝关节下5 cm处用约束带固定，松紧适宜（以能容纳1指为宜），防止神经损伤。

3.注意事项

心血管介入手术时，确保胸部暴露，不使用约束带，以备术中抢救。

（二）脑血管介入手术

1.用物准备

头托、胸部约束带、下肢约束带，必要时备托手板、腕垫。根据评估情况，可备膝枕、足跟垫等。

2.体位摆放

（1）患者自然平卧于手术床，双手触摸手术床边缘，调整至正中位置。

（2）头部放正，保持中立位，置于头托上，避免头部晃动。

（3）手臂放于身体两侧，胸部使用宽约15 cm的约束带固定，松紧适宜（以能容纳1指为宜），防止压伤。

（4）裤子脱至膝关节，确保双侧腹股沟暴露。

（5）两腿自然伸直分开，于膝关节下5 cm处用约束带固定，松紧适宜（以能容纳1指为宜），防止神经损伤。

3.注意事项

若穿刺桡动脉，右侧手臂外展，置于托手板上，掌面向上，手腕部置于腕垫上，以提供支撑，确保腕关节稳定，便于桡动脉血管穿刺。

（三）非血管介入手术

1.用物准备

根据手术部位、种类以及患者情况，准备不同类型和形状的体位用具，如俯卧位体位垫、外科头托、头架、托手架、腿架、会阴保护垫、约束带、各种贴膜等。

2.体位摆放

（1）根据手术方式和患者体型，选择适宜的体位支撑用物，并置于手术床上相应位置。

（2）检查头面部，根据患者脸型调整头部支撑物的宽度，将头部置于头托上，保持颈椎呈中立位，维持人体正常的生理弯曲。选择前额、两颊及下颌作为支撑点，避免压迫眼部眶上神经、眶上动脉、眼球、颧骨、鼻及口唇等。

（3）将前胸、肋骨两侧、髂前上棘、耻骨联合作为支撑点，使胸腹部悬空，避免受压，避开腋窝。保护男性患者会阴部以及女性患者乳房部。

（4）将双腿置于腿架或软枕上，保持功能位，避免双膝部悬空。给予体位垫保护，双下肢略分开，足踝部垫软枕，踝关节自然弯曲，足尖自然下垂，约束带置于膝关节上5 cm处。

（5）将双上肢沿关节生理旋转方向自然向前放于头部两侧或置于托手架上。

3.注意事项

（1）粘贴心电监护电极片的位置应避开俯卧时的受压部位。

（2）术中关注患者主诉，询问患者是否有不适感。

（3）体位摆放后，应进行试验，确保能进入CT扫描孔径内，不影响术中穿刺。

（4）体位摆放后，应进行试验，确保DSA机头能顺利移动及旋转，避免机器限位或碰撞患者。

（四）特殊患者体位

对于因疾病引发的肢体挛缩或消瘦而无法平躺的患者，应使用各种卧位垫、贴膜和约束带等保护患者。在摆放体位时，避免使用暴力牵拉患者肢体，避免机器限位或碰撞患者，确保患者不发生护理（安全）不良事件。

第四节　介入手术室护理文书书写规范

电子护理病历是指护理人员在护理活动过程中，利用信息系统生成的包含文字、符号、数字、影像等数字化信息的医疗记录，这些记录能够实现存储、管理、传输和重现，是病历的一种记录形式。为规范电子护理病历的应用管理，满足临床工作需要，保障患者安全，依据《电子病历应用管理规范（试行）》（国卫办医发〔2017〕8号）、《病历书写基本规范》（卫医政发〔2010〕11号）和《中华人民共和国电子签名法》等文件要求，特制定以下规定。

一、安全管理

（1）遵守保密制度，妥善保管本人用户名和密码（密码至少6位数字）。

（2）必须使用本人的用户名和密码登录系统，系统采用电子签名，书写完毕后及时提交，以便保存并避免误删。

（3）严禁使用他人的用户名和密码登录系统，以及越权限修改、调阅、复制电子护理病历。

（4）护士长有权修改本护理单元的所有电子护理病历内容，并严格管理本人的用户名和密码。

二、记录内容

（一）基本要求

（1）电子护理病历的书写应客观、真实、准确、及时、完整、规范。

（2）打印出的电子护理病历应符合归档病历的相关要求。

（3）电子护理病历应使用医学术语及通用的外文缩略语。对于无正式中文译名的疾病名称、症状、体征，可用外文书写；其他内容一律用中文书写，语句通顺，格式统一，标点符号应用准确。

（4）电子护理病历中的日期和时间一律用阿拉伯数字书写，采用24小时制记录。

（5）电子护理病历的内容应与其他病历资料有机结合、相互统一，避免矛盾。

（二）医嘱单

（1）医嘱须由本医疗机构具备独立执业资质的注册护士签名，执行时间采用 24 小时制。

（2）护士在审核和执行医嘱时，应严格执行查对制度。医嘱审核后，系统会自动生成签名和时间。

（3）一般情况下，护士不执行口头医嘱。但在抢救急危重患者时，若需要执行口头医嘱，护士应复述一遍，确认无误后再执行；执行后，护士应在抢救结束后6小时内，在医生补录的医嘱上签全名和执行时间。

（三）护理记录单

1.一般患者护理记录

护士根据医嘱及患者病情，对一般患者住院期间的护理过程进行客观记录。

（1）一般项目内容由系统自动生成，包括患者姓名、性别、年龄、科别、住院号、床位号、页码、记录日期和时间、护士签名等。

（2）护理记录单。

1）患者的病情及动态变化，包括生命体征、神志、精神、主诉、症状、体征、心理（情绪）状况、大小便等。

2）术前准备、特殊治疗、护理措施及其效果。

3）患者术中用药、突发病情变化的护理措施、术中生命体征监测、术中留置导管等。

4）患者的突发事件，包括跌倒、坠床、各类导管滑脱倾向等。

5）根据医嘱记录的出入液量。

（3）对于带有导管患者（如尿管、胃管、T管、胸腔引流管等，外周静脉输液导管及吸氧管除外），置管者应在“导管管理”中记录导管种类、置管日期和部位。导管拔除时，需要填写原因。介入手术室置管患者，由介入手术室护士将置管部位、时间、导管名称、外露长度等详细记录于护理记录单上。

2.手术患者术前交接记录单

重点交接内容包括患者身份、介入手术室位标识、过敏史、皮肤状况、药品、病历、影像学资料等，由病区护士填写。

3.手术患者术中交接记录单

重点记录患者术中的生命体征情况，如有病情变化或抢救，应准确、及时记录。

4.手术患者术后交接记录单

重点记录患者术后是否留置导管、穿刺部位、穿刺动静脉情况、是否带有药物等。

5.输血护理记录单

按照规范填写。

（四）护理评估单

1.跌倒/坠床风险评估单

（1）适用人群：年龄>14岁的患者使用跌倒/坠床风险评估单（成人），年龄<14岁的患者使用跌倒/坠床风险评估单（儿童）。

（2）评估时机：患者入科后，以及发生跌倒/坠床不良事件后。

2.压疮风险评估单（Braden量表评分）

（1）适用人群：年龄>14岁，卧床、全麻、评估手术时间较长的患者。

（2）评估时机：ICU患者入室后，全麻患者麻醉前。

（3）评估频次：根据Braden量表评分，轻度危险（15~18分），每周评估1次；中度危险（13~14分），每周评估2次；高度危险（10~12分）、极度危险

（<9分），每周评估3次；患者病情变化时，随时评估。

3.疼痛护理评估单

（1）评估工具：数字评分量表（Numerical Rating Scale，NRS）适用于意识清楚且能自我表达的患者。根据疼痛程度进行评分，并具体描述疼痛部位。0分：无痛；1~3分：轻微痛，可忍受，能正常生活、睡眠；4~6分：比较痛，轻度影响睡眠，需要用止痛药；7~9分：非常痛，影响睡眠，需要用麻醉止痛剂；10分：剧痛，影响睡眠较重，伴有其他症状等。Wong-Baker面部表情疼痛量表适用于儿童（7岁以内）、老年人、认知障碍的患者。重症监护疼痛观察工具（Critical Care Pain Observation Tool，CPOT）适用于插管或意识丧失的患者。

（2）评估时机：①护士需要在患者入院（包括急诊）8小时内完成疼痛评估。②住院患者每天常规进行疼痛评估。③病情变化引起疼痛及疼痛（性质、部位、程度）发生变化时，应随时进行评估。④给予镇痛干预处置后，根据药物起效时间进行评估。

（3）评估频次：①疼痛评分0~3分，每天评估1次，时间为15：00；疼痛评分4~6分（CPOT评分3~5分），每天评估2次，时间分别为15：00、20：00；疼痛评分7~10分（CPOT评分6~8分），每天评估4次，时间分别为7：00、12：00、15：00、20：00。②疼痛评分>4分（CPOT评分>3分），通知医生处理后，根据镇痛干预后的疼痛评分决定评估频次。

（4）记录方法：①入院评估无疼痛、每天常规评估的结果仅记录在体温单上。②入院时有疼痛、入院后首次发生疼痛、疼痛部位和性质发生变化、疼痛处置后效果评价时，需要填写疼痛评估单，系统会自动将评估结果同步至体温单和护理记录单。

4.导管滑脱危险因素评估单

（1）适用范围：带有各种导管的患者（外周静脉输液导管及吸氧管除外）均须进行导管滑脱危险因素评估。各重症监护病房使用重症监护临床信息系统评估。

（2）评估时机：入院、转入及带入导管的患者，应在接诊时由当班责任护士完成评估。新置入或非计划拔除导管时，责任护士应重新进行评估。

（3）评估频次：评估≥12分，每周评估3次；评估<12分，每周评估1次；

直至患者管路拔除为止。

（4）发生导管滑脱等事件时，应立即按照护理安全（不良）事件的相关流程进行上报。

第四章 介入手术室护理常规

编者：（以姓氏笔画排序）

丁　敏　马玉峰　王　璐　邝　晓　何　娇　金星星　赵文利　谌　磊　彭会珍　蒋雨君

第一节　急诊介入手术护理常规

一、急性心肌梗死介入手术护理常规

可参照本章第二节执行。

二、急性缺血性脑血管病动脉机械取栓术护理常规

（一）定义

各种原因引起的脑血管病急性发作，造成脑供血动脉狭窄或闭塞，或非外伤性脑实质出血，并引起相应临床症状及体征，称为脑卒中。其包括缺血性脑卒中和出血性脑卒中，前者发病率高于后者，缺血性脑卒中约占脑卒中的60%~80%。脑卒中是我国成年人致残、致死的首要病因，具有发病率高、致残率高和死亡率高的特点。

脑卒中的表现形式：身体一侧或双侧上肢、下肢或面部出现无力、麻木或瘫痪；单眼或双眼突发视物模糊、视力下降或复视；讲话不清，言语表达或理解困难；头晕目眩，站立不稳，行走摇晃或黑矇；突发头部、颈部僵直；突发神志不清，呼吸困难或骤停。

（二）器材和物品

急性缺血性脑血管病动脉机械取栓术所用器材和物品，具体如表4-1-1

所示。

表4-1-1　急性缺血性脑血管病动脉机械取栓术所用器材和物品

器材/物品	数量	器材/物品	数量
血管鞘	1个	微导丝	若干
穿刺针	1个	支架导管	1个
导丝	1根	取栓支架	1个
高压连接管	1个	缝合器	1套
高压注射器	1个	脑血管造影手术包	1个
8F指引导管	1个	盐酸利多卡因注射液	5 mg
6F抗折长鞘	需要时	肝素钠注射液	12 500 U
中间导管	1个	非离子型对比剂	2瓶
球囊	需要时	输液器	2~4个
压力泵	需要时	20 mL注射器	2个
Y阀	3个	50 mL注射器	1个
可加压输液袋	3个	1 mL注射器	1个

注：以上为推荐标准，各医院可根据自身情况进行调整。

（三）巡回护士术中配合流程

（1）核对患者信息及手术类型，协助患者除去病员服及项链、手表、戒指等首饰，安全转运至手术床，做好患者保暖并保护患者隐私。

（2）手术体位：协助患者摆放合适体位，充分暴露穿刺部位。

（3）行心电监护，建立静脉留置针通道，协助麻醉医生行全身麻醉，为患者导尿。

（4）书写护理文书，做好术中护理记录。

（5）术后清理术区污染物品，与护工一起协助患者移向转运车，送患者离开手术间。

（6）负责候诊患者的巡视告知工作及术后股动脉介入患者的包扎工作。

（四）器械护士术中配合流程

（1）核对患者信息及手术类型，建立手术区，协助医生铺无菌手术单。

（2）准备手术用药品和介入耗材。

（3）术中负责配合医生选择介入耗材。

（4）书写患者材料单。

（5）负责台上患者股动脉拔管包扎工作。

（6）清理手术台物品，准备后续接台患者。

（五）介入手术步骤

（1）全身麻醉，常规消毒股动脉、双侧腹股沟区域，铺无菌巾覆盖。

（2）准备手术耗材，连接高压注射器，抽吸对比剂。

（3）采用Seldinger穿刺法经股动脉穿刺置入鞘管。

（4）通过鞘管置入指引导管，导管到位后遵医嘱肝素化，进行造影。

（5）通过指引导管，在微导管的配合下将微导丝通过狭窄病变处。

（6）通过造影确定微导丝到位后，选择合适的取栓直径或进行抽栓，完成后进行造影，必要时进行球囊扩张支架置入。

（7）手术结束后，拔除动脉鞘并加压包扎穿刺部位，检查双侧足背动脉搏动是否良好。

（8）麻醉复苏完成后将患者送至病房。

三、急性动脉出血性疾病介入手术护理常规

（一）定义

出血性疾病涉及临床多学科、多病种，病症复杂且危急，严重威胁人民群众的生命安全。动脉出血性疾病是各种原因导致的以止血或凝血机制异常为特征的临床常见疾病，严重威胁患者的生命安全。快速准确的诊断和及时适当的治疗措施对改善动脉出血性疾病患者临床预后至关重要。

（二）器材和物品

动脉出血性疾病介入手术所用器材和物品，具体如表4-1-2所示。

表4-1-2　动脉出血性疾病介入手术所用器材和物品

器材/物品	数量	器材/物品	数量
5F 动脉鞘	1 个	明胶海绵颗粒	若干
18G 穿刺针	1 个	PVA 颗粒	若干
150 cm 泥鳅导丝	1 根	弹簧圈	若干
高压注射器	1 个	包扎绷带（红）	2~3 条
耐高压长连接管	1 个	机器罩	1 套
4F C2 造影导管	1 个	盐酸利多卡因注射液	5 mg
4F RUC 造影导管	1 个	0.9% 氯化钠注射液	1 000~1 500 mL
4F VER 造影导管	1 个	10 mL 注射器	2 个
4F H1 造影导管	1 个	5 mL 注射器	1 个
4F SIM1 造影导管	1 个	纱布块	若干
微导管	若干	无菌手套	若干

注：以上为推荐标准，各医院可根据自身情况进行调整。

（三）巡回护士术中配合流程

（1）核对患者信息及手术类型，协助患者除去病员服及项链、手表、戒指等首饰，安全转运至手术床，做好患者保暖并保护患者隐私。

（2）手术体位：平卧位，头偏向一侧（非手术侧），双下肢分开并外展。

（3）行心电监护，连接肢体导联心电图，将血压计袖带束缚于非手术侧上肢，监测血氧饱和度，建立静脉留置针通道，必要时给予氧气吸入。

（4）协助医生建立无菌区域，确认监护系统工作正常。

（5）书写护理文书，做好术中护理记录，如术前及术后的心率、心律、呼吸、血压等。

（6）术后清理术区污染物品，与护工一起协助患者移向转运车，送患者离开手术间。

（7）负责候诊患者的巡视告知工作。

（四）器械护士术中配合流程

（1）核对患者信息及手术类型，建立手术区，帮助医生铺无菌手术单。

（2）准备手术用药品和介入耗材。

（3）术中负责配合医生选择介入耗材。

（4）书写患者材料单，并将高值耗材条码粘贴于记录单上。

（5）清理手术台物品，准备后续接台患者。

（五）介入手术步骤

（1）患者信息三方核查。

（2）常规消毒手术区域，铺无菌巾覆盖，抽取盐酸利多卡因注射液并配置备用。

（3）再次和手术医生核对患者信息。

（4）准备手术所需使用的各类耗材。

（5）局部麻醉，经股动脉穿刺置入鞘管。

（6）穿刺完毕后，送入导管查找出血动脉。

（7）找到出血动脉，给予栓塞止血，配合医生打开微导管和各类栓塞材料。

（8）待成功栓塞止血后，手术结束。

（9）协助患者下手术台，清理用物。

（10）股动脉常规压迫止血，加压包扎。

（六）注意事项

（1）由于出血动脉不确定，需要充分准备好各类介入耗材以备使用。

（2）出血患者大多数为急诊手术患者，生命体征不稳定，注意观察患者各项生命体征。

（3）由于存在活动性出血，一般术中会给予输血，做好对血制品的查对工作。

（4）备好急救药品及气管插管用物，麻醉呼吸机、DSA血管造影机、除颤器（有条件最好备2台）。

第二节 心血管介入手术护理常规

一、冠心病介入手术护理常规

（一）定义

冠状动脉粥样硬化性心脏病，简称“冠心病”，是一种缺血性心脏病。冠状动脉（冠脉）是负责向心脏供血的动脉，当冠状动脉因胆固醇及其他物质堆积形成斑块，导致动脉壁狭窄或闭塞时，可引起心肌缺血、缺氧或坏死，出现胸痛、胸闷等不适症状。冠状动脉粥样硬化性心脏病早期通常无明显症状，多表现为做运动平板心电图检查的异常改变。随着斑块的积累，管腔狭窄会阻碍血液正常流动，进而引发胸痛或其他不适，称为心绞痛，病情严重时还会导致心力衰竭和心律失常。此外，其他可能出现的症状包括心悸、呼吸短促、头晕等。

冠状动脉粥样硬化性心脏病的治疗方法主要包括药物治疗、心脏手术和生活方式调整。患者预后主要取决于冠脉病变累及心肌供血的范围和心功能状态。

（二）器材和物品

冠心病介入手术所用器材和物品，具体如表4-2-1所示。

表4-2-1　冠心病介入手术所用器材和物品

器材/物品	数量	器材/物品	数量
桡或股动脉鞘	1个	非顺应性球囊	若干
诊断导丝	1根	除颤器	1台
左冠造影导管	1个	非离子型对比剂	1~3瓶
右冠造影导管	1个	盐酸利多卡因注射液	5 mg
三联三通	1个	维拉帕米注射液	5 mg（备用）
连接管	2个	硝酸甘油注射液	5 mg
环柄注射器	1个	0.9%氯化钠注射液	1 500~2 500 mL
PIG造影导管	1个	肝素钠注射液	12 500 U
输液器	2副	10 mL注射器	3个

续表

器材/物品	数量	器材/物品	数量
普通介入器材同冠状动脉造影	若干	5 mL 注射器	1 个
Y 阀	1 个	微导丝	若干
球囊	若干	压力泵	1 个
支架	若干	压力换能器	1 个

注：以上为推荐标准，各医院可根据自身情况进行调整。

（三）巡回护士术中配合流程

（1）核对患者信息及手术类型，协助患者除去病员服及项链、手表、戒指等首饰，安全转运至手术床，做好患者保暖并保护患者隐私。

（2）手术体位：平卧位，支撑暴露右手桡动脉区域，双下肢分开并外展。

（3）行心电监护，建立静脉留置针通道，必要时给予氧气吸入。

（4）协助医生建立无菌区域，连接有创压力监测通道并校准零点，确认监护系统工作正常。

（5）书写护理文书，做好术中护理记录。

（6）术后清理术区污染物品，与护工一起协助患者移向转运车，送患者离开手术间。

（7）负责候诊患者的巡视告知工作及术后经股动脉介入患者的包扎工作。

（四）器械护士术中配合流程

（1）核对患者信息及手术类型，建立手术区，协助医生铺无菌手术单。

（2）准备手术用药品和介入耗材。

（3）术中负责配合医生选择介入耗材。

（4）书写患者材料单。

（5）负责台上患者桡动脉拔管包扎工作。

（6）清理手术台物品，准备后续接台患者。

（五）介入手术步骤

（1）常规消毒右手桡动脉、双侧腹股沟区域，铺无菌巾覆盖。如果需要进行冠状动脉桥血管造影，且既往手术证实右手桡动脉有问题，则可直接准备左手桡动脉。

（2）抽取术中用药并配置备用，连接对比剂及有创压力监测系统。

（3）局部麻醉，采用Seldinger穿刺法经桡动脉或股动脉穿刺置入鞘管。

（4）给予常规术中用药后，进行冠状动脉和左心室造影，选择暴露狭窄病变最佳的体位。

（5）左心室造影后测压力阶差，去除导管，拔除动脉鞘，加压包扎穿刺部位。

（6）需要进行PCI的患者，根据不同情况选择指引导管，并根据患者体重进行全身肝素化。

（7）自指引导管内插入指引钢丝，微导丝通过病变后，沿导丝送入合适的球囊，进行预扩张。撤出球囊造影后，沿导丝送入合适的支架至狭窄病变部位，造影定位后充盈球囊，撑开支架。

（8）支架球囊去充盈后撤至导引导管内，复查造影检查支架膨胀情况、血流情况、有无血管夹层等，并根据情况对支架进行后扩张等操作。

（9）确定手术成功后，撤出导丝及导引导管，拔除动脉鞘并加压包扎穿刺部位。

二、永久起搏器植入手术护理常规

（一）定义

埋藏式永久心脏起搏器是一种医用电子仪器。它通过发放一定形式的电脉冲，刺激心脏，使之激动和收缩，即模拟正常心脏的冲动形成和传导，以治疗某些心律失常所致的心脏功能障碍。其组成包括：脉冲发生器、电极及其导线。

1.适应证

窦性心动过缓、传导阻滞、病态窦房结综合征、心房颤动、心脏停搏。

2. 种类

单腔：①心房起搏。②心室起搏。

双腔：心房和心室同时起搏。

三腔：①双心房+右室。②右房+双心室。

3. 方法

心脏起搏器体积如火柴盒大小，质量为18~30 g，外壳由金属钛铸造而成。手术时医生为患者局部麻醉，在患者的上胸部切4~6 cm的手术刀口，将起搏器埋置于脂肪组织和深筋膜之间，起搏器连接1条金属导线。医生提前选定1条静脉血管（头静脉、锁骨下静脉、腋静脉、颈外静脉或颈内静脉，任选1条即可），将金属导线送入心脏。起搏器将按一定形式的人工脉冲电流刺激心脏，使心脏产生有效收缩，泵出血液供应人体需要，从而提高心率和脉搏，缓解或消除患者的症状。

（二）器材和物品

永久起搏器植入手术所用器材和物品包括心血管手术包、起搏器专用器械包、介入耗材和配件，具体如表4-2-2所示。

表4-2-2　心血管手术包+起搏器专用器械包+介入耗材+配件

器材/物品	数量	器材/物品	数量
起搏器器械包	1套	介入辅料包	1包
起搏器测试线	2条（备用）	可吸收缝线	1卷
起搏器测试仪	1个	临时起搏器	1套（备用）
撕裂鞘	1~2个	心房电极	1根（备用）
心室电极	1根	单/双腔起搏器	1台
盐酸利多卡因注射液	20 mg	10 mL注射器	4个
0.9%氯化钠注射液	500 mL	抗生素	若干
庆大霉素注射液	10支（备用）	测试用电池	若干（备用）

注：以上为推荐标准，各医院可根据自身情况进行调整。

（三）巡回护士术中配合流程

（1）核对患者信息及手术类型，协助患者除去病员服及项链、手表、戒指等首饰，安全转运至手术床，做好患者保暖并保护患者隐私。整理与手术无关的所有物品。

（2）手术体位：平卧位，头偏向一侧（非手术侧），双下肢分开并外展，暴露胸部手术区域。

（3）行心电监护，连接肢体导联心电图，将血压计袖带束缚于非手术侧上肢，监测血氧饱和度，建立静脉留置针通道，必要时给予氧气吸入。

（4）协助医生建立无菌区域，确认监护系统工作正常。

（5）书写护理文书，做好术中护理记录，如术前及术后的心率、心律、呼吸、血压等。

（6）术后清理术区污染物品，与护工一起协助患者移向转运车，送患者离开手术间。

（7）负责候诊患者的巡视告知工作。

（四）器械护士术中配合流程

（1）核对患者信息及手术类型，建立手术区，帮助医生铺无菌手术单。

（2）准备手术用药品和介入耗材。

（3）术中负责配合医生选择介入耗材。

（4）书写患者材料单，并将起搏器及电极条码粘贴于记录单上。

（5）负责台上患者起搏器安置前的测试工作。

（6）清理手术台物品，准备后续接台患者。

（五）介入手术步骤

（1）手术间持续消毒，患者信息三方核查。

（2）常规消毒手术区域，铺无菌巾覆盖，抽取盐酸利多卡因注射液并配置备用。

（3）再次和手术医生核对患者信息。

（4）再次和手术医生核对患者所安装的起搏器型号及电极型号，打开撕裂鞘。

（5）局部麻醉，根据医生习惯先造起搏器囊袋，或先经锁骨下静脉穿刺置入鞘管内导丝。

（6）穿刺完毕且囊袋做好后，沿导丝送入鞘管，从鞘管内送入起搏电极。

（7）将电极送到心房和心室的理想位置后，帮助医生完成测试工作，必要时帮助记录阈值、阻抗、感知等数据。

（8）再次和手术医生核对后打开起搏器。医生先做电极内固定，然后连接起搏器与电极。

（9）起搏器安置完成后进行皮肤缝合，在缝合处覆盖无菌敷料，再用弹力绷带适当加压固定。

（10）术后用沙袋压迫伤口6小时（或遵医嘱），防止血肿形成。

（六）注意事项

（1）严格无菌操作。

（2）起搏器及电极型号一定要和手术决策者确认。

（3）手术时间超过2小时应提醒医生是否需要局部使用抗生素。

（4）备好急救药品及气管插管用物、麻醉呼吸机、DSA血管造影机、单（双）极电凝器、电生理记录仪、临时起搏器、除颤器（有条件最好备2台）。

三、心动过速射频消融术手术护理常规

（一）定义

导管射频消融术是治疗心律失常的方法之一。该手术是在X线数字减影血管造影机的监测下，通过穿刺血管，将电极导管插入心脏，先检查确定引起心动过速的异常结构的位置，然后在该处局部释放高频电流，通过热效应使局部组织内水分蒸发，干燥坏死，达到治疗目的。

（二）器材和物品

射频消融手术所用器材和物品，具体如表4-2-3所示。

表4-2-3　射频消融手术所用器材和物品

器材/物品	数量	器材/物品	数量
6F—8F 动脉鞘	若干	0.9% 氯化钠注射液	1 500~2 500 mL
穿刺针	若干	肝素钠注射液	12 500 U
起搏电极导管	若干	盐酸利多卡因注射液	20 mg
标测电极导管	若干	10 mL 注射器	若干
电极导管尾线	若干	无菌手套	若干
心电监护仪	1 台	消融导管	若干
除颤器	1 台	异丙肾上腺素注射液	若干
射频仪	1 台	阿托品注射液	若干
程序刺激仪	1 台	多导电生理记录仪	1 台

注：以上为推荐标准，各医院可根据自身情况进行调整。

（三）巡回护士术中配合流程

（1）手术体位：平卧位，双下肢外展，头偏向一侧（根据术者习惯）。

（2）消毒颈部。消毒双侧腹股沟区域，上至脐部，下至大腿中部，充分暴露腹股沟。

（3）穿刺2处股静脉和1处颈内静脉，置起搏电极和标测电极至高位右心房、右心室、希氏束及冠状静脉窦，行心内电生理检查术判断心动过速的类型。

（4）如为左侧旁道，则用7F股动脉鞘穿刺右侧股动脉，置入左侧消融大头导管。如为右侧旁道或房室结双径，则在股静脉内置入右侧消融大头导管。

（5）确定靶点后，用射频仪进行放电消融治疗。

（6）重复心内电生理检查，确认消融是否成功。

（7）手术结束后，退出导管，拔除动脉鞘，加压包扎穿刺部位。

（四）器械护士术中配合流程

（1）建立静脉通道，连接心电、血压监护仪，并协助医生铺单。

（2）在患者肌肉较多处粘贴并固定好射频仪的背部电极板。

（3）建立手术台，递送动脉鞘和各类电极导管等介入器材。

（4）如术中未能刺激诱发心动过速，遵医嘱给予异丙肾上腺素静脉滴注，以诱发心动过速。

（5）异丙肾上腺素配置方法：0.9%氯化钠注射液500 mL+异丙肾上腺素1 mg。

（6）准确记录腔内心电图。

（7）左侧旁道应遵医嘱给予肝素，进行全身肝素化。右侧旁道和双径路应遵医嘱给予肝素。

（8）手术结束拔除鞘管后，协助医生进行穿刺部位加压包扎。

（五）注意事项

1.心电图的观察

术后持续进行心电监护，观察有无心律失常的发生。对于室性期前收缩的射频消融治疗，术后尤其要观察有无室性心动过速，同时给予24小时动态心电图监测，观察有无心律失常的发生以及心律失常的形态，经常巡视患者，询问其有无胸闷、心悸等不适症状，做好患者生命体征的监护。

2.并发症观察

（1）心脏压塞：大多数不是射频消融的直接后果，而是与导管在冠状窦内或心房、心室内操作粗暴有关。早期消融术曾有心脏压塞的报道，但随着此项技术的发展，近年来该并发症已极少发生。发生心脏压塞后可先进行闭式引流，一般不需要外科介入，病情稳定后可撤除引流管。

（2）房室传导阻滞：早期房室结改良术通过消融快径路，房室传导阻滞（Atrioventricular Block，AVB）的发生率可高达10%，严重者需要植入永久心脏起搏器。改用慢径路消融术后，术中应密切监测体表及心内心电图，若观察到连发快速交界性心律，及时终止放电（通常在5秒内），可大大降低AVB的发生率。

（3）气胸：为锁骨下静脉穿刺的并发症，多发生于操作不熟练时，少量气胸可自行吸收，气体量大时可进行抽气引流。

（4）周围血管损伤和血栓形成：多发生于穿刺部位，患者可发生股静脉血栓和股动脉内血栓。

（5）其他少见的并发症：误穿锁骨下动脉、冠状动脉损伤与急性闭塞、心房内血栓形成、主动脉瓣损伤等。

3.伤口的护理

患者回病房后测血压，每30分钟测1次，连续测6次，2~4小时后如病情平稳即可拔除动脉鞘，拔管前向患者做好解释工作，嘱患者排空大小便，准备好抢救器材和阿托品、多巴胺等药物，保持静脉通畅，以防止拔管时发生迷走神经反射。拔除动脉鞘后按压伤口20分钟，再加压包扎，给予沙袋压迫6小时，嘱患者患侧肢体制动，卧床休息12小时。拔除动脉鞘后，护士要经常巡视患者伤口情况，观察足背动脉搏动情况及皮温、颜色变化，防止动脉栓塞的发生。嘱患者咳嗽时紧压穿刺部位，如穿刺部位有湿热感，立即报告医护人员，给予重新加压包扎，并延长卧床时间。如有皮下瘀青，要做好标记，动态观察其大小，防止皮下血肿的发生。

四、先心病手术护理常规

（一）定义

先天性心脏病是先天性畸形中最常见的一类，约占各种先天畸形的28%，是指在胚胎发育时期心脏及大血管形成障碍或发育异常引起的解剖结构异常，或出生后应自动关闭的通道未能闭合（在胎儿属正常）的情形。先天性心脏病发病率不容小视，占出生婴儿的0.4%~1.0%，这意味着我国每年新增先天性心脏病患者15万~20万。先天性心脏病谱系特别广，包括上百种具体分型，有些患者可以同时合并多种畸形，症状千差万别，最轻者可以终生无症状，严重者出生即出现严重症状如缺氧、休克甚至夭折。根据血流动力学特征，结合病理生理变化，先天性心脏病可分为发绀型与非发绀型，也可根据有无分流分为无分流类（如肺动脉狭窄、主动脉缩窄）、左向右分流类（如房间隔缺损、室间隔缺损、动脉导管未闭）和右向左分流类（如法洛四联症、大血管错位）。

（二）器材和物品

经皮房间隔缺损封堵术所用器材和物品如表4-2-4所示，经皮室间隔缺损封堵术所用器材和物品如表4-2-5所示。

表4-2-4　经皮房间隔缺损封堵术所用器材和物品

器材/物品	数量	器材/物品	数量
股动脉鞘	1个	输送鞘	1套
加硬导丝	1根	封堵器	若干
6F MPA2 造影导管	1个	盐酸利多卡因注射液	5 mg
穿刺针	1个	无菌手套	若干
三通	1个	肝素钠注射液	12500 U
长连接管	1个	0.9% 氯化钠注射液	1 500~2 500 mL
有创压力监护仪	1台	20 mL 注射器	1个
除颤器	1台	10 mL 注射器	3个
打印机	1台	超声机	1台

注：以上为推荐标准，各医院可根据自身情况进行调整。

表4-2-5　经皮室间隔缺损封堵术所用器材和物品

器材/物品	数量	器材/物品	数量
股动脉鞘	2个	输送鞘	1套
0.032 in 泥鳅导丝	1根	封堵器	若干
6F MPA2 造影导管	1个	高压注射器	1个
6F JR4 造影导管	1个	外周长连接管	1个
三通	1个	无菌手套	若干
长连接管	1个	0.9% 氯化钠注射液	1 500~2 500 mL
有创压力监护仪	1台	20 mL 注射器	1个
除颤器	1台	10 mL 注射器	3个
抓捕器	1根	打印机	1台

注：以上为推荐标准，各医院可根据自身情况进行调整。

（三）巡回护士术中配合流程

（1）核对患者信息及手术类型，协助患者除去病员服及项链、手表、戒指等首饰，安全转运至手术床，做好患者保暖并保护患者隐私。

（2）手术体位：平卧位，双下肢分开并外展。

（3）行心电监护，建立静脉留置针通道，必要时给予氧气吸入。

（4）协助医生建立无菌区域，连接有创压力监测通道并校准零点，确认监护系统工作正常。

（5）书写护理文书，做好术中护理记录。

（6）术后清理术区污染物品，与护工一起协助患者移向转运车，送患者离开手术间。

（7）负责候诊患者的巡视告知工作及术后经股动静脉介入患者的包扎工作。

（四）器械护士术中配合流程

（1）核对患者信息及手术类型，建立手术区，协助医生铺无菌手术单。

（2）准备手术用药品和介入耗材。

（3）术中负责配合医生选择介入耗材。

（4）书写患者材料单。

（5）负责台上患者股动静脉拔管包扎工作。

（6）清理手术台物品，准备后续接台患者。

（五）介入手术步骤

（1）常规消毒双侧腹股沟区域，铺无菌巾覆盖。

（2）抽取术中用药并配置备用，连接有创压力监测系统。

（3）局部麻醉，采用Seldinger穿刺法经股静脉穿刺置入鞘管。

（4）进行右心导管检查，尝试封堵缺损后，行彩超检查。

（5）确定封堵成功后，转移患者至平车，拔除动脉鞘，压迫15分钟后加压包扎穿刺部位。对于房缺封堵，压迫5分钟后包扎。

五、肺动脉高压右心漂浮导管检查术护理常规

（一）定义

右心导管检查（Right Heart Catheterization，RHC）是一种有创检查，将心导

管经周围静脉送入上腔静脉、下腔静脉、右心房、右心室、肺动脉及其分支，在腔静脉及右侧心腔进行血流动力学、血氧和心排血量测定。其中使用Swan-Ganz漂浮导管进行检查的技术称为右心漂浮导管技术。右心漂浮导管检查在肺动脉高压诊断与评估中有着不可替代的作用，是诊断肺动脉高血压的金标准，在重症患者的血流动力学评价中也具有重要的临床指导价值。

（二）器材和物品

肺动脉高压右心漂浮导管检查术所用器材和物品，具体如表4-2-6所示。

表4-2-6　肺动脉高压右心漂浮导管检查术所用器材和物品

器材/物品	数量	器材/物品	数量
8F 血管鞘	1 个	配备有热稀释法心排血量模块	1 套
18G 穿刺针	1 个	包扎绷带（红）	2~3 条
150 cm 泥鳅导丝	1 根	盐酸利多卡因注射液	5 mg
高压注射器	1 个	肝素钠注射液	12 500 U
耐高压长连接管	1 个	0.9% 氯化钠注射液	1 500~2 000 mL
Swan-Ganz 漂浮导管（四腔）	1 个	10 mL 注射器	2 个
压力传感器	1 副	5 mL 注射器	2 个
加压袋	1 个	1 mL 注射器	2 个
血气针	5~6 个	0.9% 氯化钠注射液	500 mL（2~8 ℃）
血流动力学工作站或有创血压测定功能的心电监护仪	1 套	血气分析仪	1 台

注：以上为推荐标准，各医院可根据自身情况进行调整。

（三）巡回护士术中配合流程

（1）核对患者信息及手术类型，协助患者除去病员服及项链、手表、戒指等首饰，安全转运至手术床，做好患者保暖并保护患者隐私。

（2）手术体位：仰卧位，头部保持正中位，双上肢自然伸展置于躯体两侧，双下肢分开并外展。若为颈内静脉或锁骨下静脉入路，头偏向非手术侧。

（3）行心电监护，将血压计袖带束缚于非手术侧上肢，监测血氧饱和度，建立静脉留置针通道，必要时给予氧气吸入或配合气管插管。

（4）协助医生建立无菌区域，确认监护系统工作正常。

（5）书写护理文书，做好术中护理记录，例如术前、术中及术后心率、心律、呼吸、血压、血氧饱和度、意识和病情变化及措施等。

（6）术后清理术区污染物品，与护工一起协助患者移向转运车，送患者离开手术间。

（7）负责候诊患者的巡视告知工作。

（四）器械护士术中配合流程

（1）核对患者信息及手术类型，建立手术区，协助医生铺无菌手术单。

（2）准备手术用药品和介入耗材。

（3）术中负责配合医生选择介入耗材。

（4）书写患者材料单，并将高值耗材条码粘贴于记录单上。

（5）负责协助颈内静脉或股静脉加压包扎工作。

（6）清理手术台物品，准备后续接台患者。

（五）介入手术步骤

（1）患者信息三方核查。

（2）常规消毒手术入路区域，铺无菌巾覆盖。

（3）再次和手术医生核对患者信息。

（4）准备手术所需使用的各类耗材。

（5）调定压力零点：一般采用仰卧位时第4肋间隙前胸壁至床面中点作为压力零点校准位，代表左心房所在水平。

（6）局部麻醉，采用Seldinger穿刺法经颈内静脉/股静脉/锁骨下静脉穿刺置入鞘管。

（7）穿刺完毕后，将Swan-Ganz漂浮导管末端的远端外延管与压力传感器接头相连，热敏电阻连接器与感应器相连，气囊充气阀与充气注射器（1.5 mL）相连。

（8）将漂浮导管插入鞘管，推进到15 cm时（导管尖端位于鞘管外），完全充盈气囊；将漂浮导管向前推进，同时根据压力波形变化判断导管尖端位置，从颈内静脉插入时，导管推进到15~20 cm即可进入右心房；继续推进导管直至出现嵌顿波形（经右颈内静脉置入导管深度约50 cm），即肺动脉楔压（Pulmonary Artery Wedge Pressure，PAWP）波形；分别记录平静呼气末的肺动脉、右心室、右心房、腔静脉等不同部位压力。

（9）血气分析：于肺动脉、体动脉（动脉导管未闭首选股动脉）抽血行血气分析，以便于Fick法计算心排血量；初次行导管检查或为了评价心内分流，应在肺动脉、右心室、右心房、腔静脉等部位取血，并实时测定血气分析，根据各部位血氧饱和度差异判断是否存在左向右分流。

（10）热稀释法心排血量测定：对于无心内分流患者可使用冰（2~8 ℃）0.9%氯化钠注射液进行注射，以热稀释法测定心排血量。按照不同导管说明在心排血量测量设置界面输入计算常数；通过压力波形确认漂浮导管远端端口位于肺动脉主干内，近端端口位于右心房内；按心排血量测量操作界面提示经近端外延管在4秒内快速平稳地注射冰0.9%氯化钠注射液，获得心排血量数值；至少重复使用2~8 ℃的0.9%氯化钠注射液进行3次注射操作，两次注射需要间隔70秒以上；为获得稳定的数值，注射最好由1人完成；观察心排量波形数值，选择波形平稳、相差不超过10%的3个值，取平均值为测定的心排血量。

（11）待成功检测各项数据后，手术结束。

（12）颈内静脉/股静脉/锁骨下静脉常规压迫止血，加压包扎。

（13）协助患者下手术台，清理用物。

（六）注意事项

（1）调定压力零点：一般采用仰卧位第4肋间隙前胸壁至床面中点作为零点校准位。

（2）必要时可使用超声定位，有助于提高静脉穿刺成功率。

（3）记录平静呼气末的肺动脉压力、肺动脉楔压。

（4）实时血气分析检测血氧饱和度，必要时进行复核或复查。

（5）热稀释法心排血量测定需要注意计算常数设定、冰0.9%氯化钠注射液注射等细节，并选择波形平稳、相差不超过10%的3个值，取平均值为测量结果。

（6）应注意及时以0.9%氯化钠注射液冲洗导管并排除导管内气泡，避免导管内气泡阻塞导管，影响压力传导和测量准确性。

（7）在测定PAWP时，气囊嵌塞肺动脉的时间不宜过长，在获得压力数据后应立即将气囊放气；最好以0.75 mL气体充盈气囊嵌塞肺动脉，以获取更为准确的数据。研究发现与1.5 mL气体充盈量相比，0.75 mL气体充盈气囊嵌塞肺动脉获得的PAWP更为准确。

（8）经导管抽血查血氧饱和度时，取血前先抽取2~4 mL导管内血液弃掉，再抽取2 mL血样送检，以排除导管内0.9%氯化钠注射液的影响，保证测量的准确性。

第三节 神经介入手术护理常规

一、脑血管造影护理常规

（一）定义

脑血管造影是近年来广泛应用于临床的X线检查技术，它是采用Seldinger穿刺技术通过股动脉放置一个动脉鞘，通过该动脉鞘选用不同导管，在导丝引导下，选择进入所要显示的动脉，注入含碘对比剂。对比剂所经过的血管轨迹连续摄片，通过电子计算机辅助成像为DSA。

DSA不但能清楚地显示颈内动脉、颈外动脉、椎基底动脉、颅内大血管及大脑半球的血管图像，还可测定动脉的血流量，因此已被应用于脑血管病检查，特别是对于动静脉瘘、动静脉畸形等定性定位诊断，不仅能提供病变的确切部位，还能清楚地反映病变的范围及严重程度，为手术提供较可靠的客观依据。对于缺血性脑血管病，DSA也有较高的诊断价值，其可清楚地显示动脉管腔狭窄、闭塞、侧支循环建立情况等；对于脑出血、蛛网膜下腔出血，DSA可进一步查明导致出血的病因。脑血管造影目前已广泛应用于脑血管病检查，是脑血管病诊断的金标准，具有不开刀、损伤小、恢复快、效果好的优点。

（二）器材和物品

脑血管造影所用器材和物品，具体如表4-3-1所示。

表4-3-1 脑血管造影所用器材和物品

器材/物品	数量	器材/物品	数量
血管鞘	1个	穿刺针	1个
导丝	1根	高压连接管	1个
高压注射器	1个	5F PIG 造影导管	1个
4F VER 造影导管	1个	4F SIM2 造影导管	1个
4F H1 造影导管	1个	Y阀	1个
可加压输液袋	1个	肝素钠注射液	12 500 U
对比剂	若干	盐酸利多卡因注射液	5 mg

注：以上为推荐标准，各医院可根据自身情况进行调整。

（三）巡回护士术中配合流程

（1）核对患者信息及手术类型，协助患者除去病员服及项链、手表、戒指等首饰，安全转运至手术床，做好患者保暖并保护患者隐私。

（2）手术体位：平卧位，暴露股桡动脉区域，双下肢分开并外展。

（3）行心电监护，建立静脉留置针通道。

（4）协助医生建立无菌区域。

（5）书写护理文书，做好术中护理记录。

（6）术后清理术区污染物品，与护工一起协助患者移向转运车，送患者离开手术间。

（7）负责候诊患者的巡视告知工作及术后股动脉介入患者的包扎工作。

（四）器械护士术中配合流程

（1）核对患者信息及手术类型，建立手术区，协助医生铺无菌手术单。

（2）准备手术用药品和介入耗材。

（3）术中负责配合医生选择介入耗材。

（4）书写患者材料单。

（5）负责台上患者股动脉拔管包扎工作。

（6）清理手术台物品，准备后续接台患者。

（五）介入手术步骤

（1）常规消毒股动脉、双侧腹股沟区域，铺无菌巾覆盖。

（2）准备手术耗材，连接对比剂及压力监测系统。

（3）局部麻醉，采用Seldinger穿刺法经股动脉穿刺置入鞘管。

（4）先用5F PIG造影导管进行主动脉弓造影，显示主动脉弓形。

（5）针对不同的弓形选择不同的造影导管，常规进行双侧颈内动脉和椎动脉造影。

（6）拔除动脉鞘并加压包扎穿刺部位，检查双侧足背动脉搏动是否良好，将患者送至病房。

二、颅内动脉瘤介入治疗术的护理常规

（一）定义

颅内动脉瘤多为发生在颅内动脉管壁上的异常膨出，是造成蛛网膜下腔出血的首位病因，在脑血管意外中位居第三，仅次于脑血栓和高血压脑出血。任何年龄可发病，多数好发于40~60岁中老年女性。颅内动脉瘤的病因尚不清楚，多数学者认为其是在颅内动脉管壁局部先天性缺陷和腔内压力增高的基础上形成，高血压、脑动脉硬化、血管炎与动脉瘤的发生发展相关。颅内动脉瘤好发于脑底动脉环（Willis环）上，其中80%发生于脑底动脉环前半部。颅内动脉瘤介入治疗的方法主要包括动脉瘤囊内单纯微弹簧圈技术、球囊再塑形技术、支架结合微弹簧圈技术等，医生会根据具体病情进行选择。

（二）器材和物品

脑血管动脉瘤栓塞治疗所用器材和物品，具体如表4-3-2所示。

表4-3-2 脑血管动脉瘤栓塞治疗所用器材和物品

器材/物品	数量	器材/物品	数量
6F股动脉鞘	1个	非离子型对比剂	100~300 mL
18G穿刺针	1个	可加压输液袋	2~3个
150 cm泥鳅导丝	1根	肝素钠注射液	12 500 U
120 cm长连接管	1个	0.9%氯化钠注射液	1 500 mL
高压注射器	1个	10 mL注射器	2个
指引导管	1个	5 mL注射器	1个
Y阀	2~4个	1 mL注射器	1个
微导管	1个	微量泵	1个
微导丝	1根	麻醉呼吸机	1台
弹簧圈	若干	解脱器	1个
支架	必要时	三通	1个

注：以上为推荐标准，各医院可根据自身情况进行调整。

（三）巡回护士术中配合流程

（1）核对患者信息及手术类型，协助患者除去病员服及项链、手表、戒指等首饰，安全转运至手术床，做好患者保暖并保护患者隐私。

（2）手术体位：平卧位，暴露股桡动脉区域，双下肢分开并外展。

（3）行心电监护，建立静脉留置针通道。

（4）协助医生建立无菌区域。

（5）书写护理文书，做好术中护理记录。

（6）术后清理术区污染物品，与护工一起协助患者移向转运车，送患者离开手术间。

（7）负责候诊患者的巡视告知工作及术后股动脉介入患者的包扎工作。

（四）器械护士术中配合流程

（1）核对患者信息及手术类型，建立手术区，协助医生铺无菌手术单。

（2）准备手术用药品和介入耗材。

（3）术中负责配合医生选择介入耗材。

（4）书写患者材料单。

（5）负责台上患者股动脉拔管包扎工作。

（6）清理手术台物品，准备后续接台患者。

（五）介入手术步骤

（1）全身麻醉，常规消毒股动脉、双侧腹股沟区域，铺无菌巾覆盖。

（2）准备手术耗材，连接对比剂及高压水。

（3）采用Seldinger穿刺法经股动脉穿刺置入鞘管。

（4）通过鞘管置入指引导管，导管到位后遵医嘱给予肝素化，进行造影。

（5）通过指引导管，在微导丝的配合下将微导管送入动脉瘤。

（6）通过造影确定动脉瘤的直径，选择合适的弹簧圈，弹簧圈到位后进行解脱。

（7）对于宽颈动脉瘤，需要在支架的配合下进行动脉瘤栓塞。

（8）手术结束后，拔除动脉鞘并加压包扎穿刺部位，检查双侧足背动脉搏动是否良好。

（9）麻醉复苏完成后将患者送至病房。

三、缺血性脑血管病介入手术护理常规

（一）定义

缺血性脑血管病（Ischemic Cerebrovascular Disease，ICVD），又称“脑缺血性疾病（Ischemic Cerebral Disease，ICD）”，是不同程度的缺血性脑血管病的总称。其临床类型主要包括：①短暂性脑缺血发作（Transient Ischemic Attack，TIA），为缺血引起的短暂性神经功能缺失，在24小时内完全恢复。②可逆性缺血性脑疾病（Reversible Ischemic Neurologic Deficit，RIND），为一种局限性神经功能缺失，持续时间超过24小时（与TIA的界限），但在3周内完全恢复；神经系统检查可发现阳性局灶性神经缺失体征，可能有小范围脑梗死存在。③进展性卒中（Progressive Stroke，PS），脑缺血症状逐渐发展和加重，超过6小时才达到

高峰，脑内出现梗死灶，多发生于椎-基底动脉系统。④完全性卒中（Complete Stroke，CS），发病后1小时内达到高峰，最迟不超过6小时（与PS的界限）。⑤边缘区梗死（脑分水岭梗死，Cerebral Watershed Infarction，CWI），约占脑梗死的10%，多邻近血管分布的周边区，最明显者为大脑中动脉和大脑后动脉分区之间，也可见于小脑的主要血管（如小脑下后动脉和小脑下前动脉）之间，还可见于基底节区或同一母动脉的分支之间。⑥腔隙性脑梗死（Lacunar Infarction，LI），为脑实质中单支终末穿动脉闭塞引起的直径3~20 mm范围的脑梗死，占全部脑梗死的12%~25%，多见于基底节区，少见于丘脑、内囊和深部白质，可没有症状或表现为卒中样症状。

（二）器材和物品

缺血性脑血管病介入手术所用器材和物品，具体如表4-3-3所示。

表4-3-3　缺血性脑血管病介入手术所用器材和物品

器材/物品	数量	器材/物品	数量
血管鞘	1个	150 cm泥鳅导丝	1根
穿刺针	1个	高压连接管	1个
高压注射器	1个	8F指引导管	1个
中间导管	1个	微导管	1个
微导丝	长度200 cm和300 cm各1根	保护伞	1根
球囊	若干	压力泵	1个
Y阀	1~3个	可加压输液袋	1~2个
颈动脉支架	1个	肝素钠注射液	1 2500 U
颅内支架	若干	盐酸利多卡因注射液	5 mg
缝合器	1个	非离子型对比剂	2瓶

注：以上为推荐标准，各医院可根据自身情况进行调整。

（三）巡回护士术中配合流程

（1）核对患者信息及手术类型，协助患者除去病员服及项链、手表、戒指等首饰，安全转运至手术床，做好患者保暖并保护患者隐私。

（2）手术体位：平卧位，暴露股桡动脉区域，双下肢分开并外展。

（3）行心电监护，建立静脉留置针通道。

（4）协助医生建立无菌区域。

（5）书写护理文书，做好术中护理记录。

（6）术后清理术区污染物品，与护工一起协助患者移向转运车，送患者离开手术间。

（7）负责候诊患者的巡视告知工作及术后股动脉介入患者的包扎工作。

（四）器械护士术中配合流程

（1）核对患者信息及手术类型，建立手术区，协助医生铺无菌手术单。

（2）准备手术用药品和介入耗材。

（3）术中负责配合医生选择介入耗材。

（4）书写患者材料单。

（5）负责台上患者股动脉拔管包扎工作。

（6）清理手术台物品，准备后续接台患者。

（五）介入手术步骤

（1）全身麻醉，常规消毒股动脉、双侧腹股沟区域，铺无菌巾覆盖。

（2）准备手术耗材，连接对比剂及高压水。

（3）采用Seldinger穿刺法经股动脉穿刺置入鞘管。

（4）通过鞘管置入指引导管，导管到位后遵医嘱给予肝素化，进行造影。

（5）通过指引导管，在微导管的配合下将微导丝通过狭窄病变处。

（6）通过造影确定微导丝到位后，选择合适的球囊扩张，扩张完成后进行造影，选择合适的支架置入。

（7）手术结束后，拔除动脉鞘并加压包扎穿刺部位，检查双侧足背动脉搏动是否良好。

（8）麻醉复苏完成后将患者送至病房。

第四节 外周血管介入手术护理常规

一、主动脉夹层介入手术护理常规

（一）定义

主动脉夹层，又称“主动脉夹层动脉瘤”，是指主动脉内膜撕裂后腔内的血液通过内膜破口进入动脉壁中层，形成夹层血肿，并沿血管长轴方向扩展，形成动脉真假腔病理改变的严重主动脉疾病。

（二）器材和物品

外周血管介入手术所用器材和物品，具体如表4-4-1所示。

表4-4-1 外周血管介入手术耗材和物品

器材/物品	数量	器材/物品	数量
手术刀片	1个	显微持针钳	1个
弯止血钳	8个	镶片持针钳	2个
扁桃钳	2个	弯组织剪	2个
弯蚊式钳	4个	精细剪	1个
甲状腺拉钩	2个	直角钳小儿升阻钳	2个
自动乳突牵开器	1个	无损伤镊	2个
5F股动脉鞘	1个	非离子型对比剂	1~3瓶
5F桡动脉鞘	1个	肝素钠注射液	12 500 U
18G穿刺针	1个	0.9%氯化钠注射液	1 500~2 500 mL
5F PIG造影导管	1个	10 mL注射器	2个
5F标记PIG造影导管	1个	5 mL注射器	1个
150 cm泥鳅导丝	1根	有创压力监护仪	1台
高压注射器	1个	除颤器	1台
120 cm长连接管	1个	麻醉呼吸机	1台
无菌手套	若干副	导尿包	1个
大动脉支架	1个	0.035 in支架导丝	1根
大动脉切开包	1个	电切凝刀	1个
负电极板	1个	电笔	1个
5/0 Prolene线	4根	头皮针	4个

注：以上为推荐配备标准，各医院可根据自身实际情况进行调整。

（三）巡回护士术中配合流程

（1）核对患者信息及手术类型，协助患者除去病员服及项链、手表、戒指等首饰，安全转运至手术床，做好患者保暖并保护患者隐私。

（2）手术体位：协助患者摆合适体位，充分暴露穿刺部位。

（3）行心电监护，建立静脉留置针通道，协助麻醉医生行全身麻醉，为患者导尿。

（4）协助医生建立无菌区域，设置好无影灯。

（5）书写护理文书，做好术中护理记录。

（6）术后清理术区污染物品，与护工一起协助患者移向转运车，送患者离开手术间。

（7）负责候诊患者的巡视告知工作及术后股动脉介入患者的包扎工作。

（四）器械护士术中配合流程

（1）核对患者信息及手术类型，建立手术区，协助医生铺无菌手术单。

（2）准备手术用药品和介入耗材。

（3）术中负责配合医生选择介入耗材。

（4）书写患者材料单。

（5）负责台上患者股动脉拔管包扎工作。

（6）清理手术台物品，准备后续接台患者。

（五）介入手术步骤

（1）全身麻醉，留置导尿，常规消毒左手桡动脉、双侧腹股沟区域，铺无菌巾覆盖。

（2）准备手术耗材，连接对比剂及压力监测系统。

（3）采用Seldinger穿刺法经桡动脉和股动脉穿刺置入鞘管。

（4）进行主动脉弓造影，暴露夹层的破口及与弓上血管的关系，确定手术方式及支架的型号。

（5）进行股动脉切开，使用电刀进行止血，分层剥离，使用头皮针皮管阻断股动脉近端、远端。

（6）协助麻醉医生调整患者的血压，将收缩压降至60~80 mmHg，用超硬0.035 in×260 cm导丝协助支架置入。

（7）支架置入后，再次行大动脉支架造影，确认支架置入位置合适，撤出导管和导丝。

（8）对股动脉穿刺部位的破口边缘进行修剪，用6/0 Prolene吻合股动脉口，皮内、皮下提供2/0和4/0 Vicryl线缝合。

（9）确定手术成功后，拔除动脉鞘并加压包扎穿刺部位，检查双侧足背动脉搏动是否良好，将患者送至病房或重症监护室。

二、下肢动脉硬化闭塞症介入手术护理常规

（一）定义

下肢动脉硬化闭塞症是指动脉硬化导致下肢供血动脉内膜增厚、管腔狭窄或闭塞，病变肢体血液供应不足，引起下肢间歇性跛行、皮温降低、疼痛乃至发生溃疡或坏死等临床表现的慢性进展性疾病，常为全身性动脉硬化血管病变在下肢动脉的表现。

（二）器材和物品

下肢动脉硬化闭塞症介入手术所用器材和物品，具体如表4-4-2所示。

表4-4-2　下肢动脉硬化闭塞症介入手术所用器材和物品

器材/物品	数量	器材/物品	数量
5F—6F 股动脉鞘	1 个	6F/40 cm 抗折长鞘	1 个
18G 穿刺针	1 个	缝合器或血管封堵器	1 个
150 cm 泥鳅导丝	1 根	加压袋	1 个
5F PIG 造影导管	1 个	吸氧装置	1 套
4F VER/C2 造影导管	1 个	微量泵	1 台（备用）
260 cm 加硬导丝	1 根	盐酸利多卡因注射液	5 mg
高压注射器	1 个	肝素钠注射液	12 500 U
Y 阀	1 个	非离子型对比剂	3 瓶
支架	各种型号	压力泵	1 个

续表

器材/物品	数量	器材/物品	数量
0.014 in 导丝	1 根（备用）	10 mL 注射器	2 支
0.018 in 导丝	1 根（备用）	5 mL 注射器	1 支
球囊	各种型号	无菌手套	若干
0.9% 氯化钠注射液	2 000 mL		

注：以上为推荐配备标准，各医院可根据自身实际情况进行调整。

（三）巡回护士术中配合流程

（1）核对患者信息及手术类型，协助患者除去病员服及项链、手表、戒指等首饰，安全转运至手术床，做好患者保暖并保护患者隐私。

（2）手术体位：平卧位，双下肢分开并外展。

（3）行心电监护，建立静脉留置针通道，必要时给予氧气吸入、留置导尿。

（4）协助医生完成消毒、铺巾、穿手术衣、戴无菌手套，设置好无影灯。

（5）术中严密监测患者心率、血压等生命体征变化，书写护理文书，做好术中护理记录。

（6）术后清理术区污染物品，与护工一起协助患者移向转运车，送患者离开手术间。

（7）负责巡视并保证候诊患者安全及负责术后患者股动脉的包扎工作。

（四）器械护士术中配合流程

（1）核对患者信息及手术类型，铺无菌手术台，并协助医生铺无菌手术单。

（2）准备手术用药品和介入耗材。

（3）术中负责给医生递送介入耗材。

（4）负责术中巡视患者静脉通道是否通畅，安慰、鼓励患者，保证术中患者的安全。

（5）负责术中患者的常规用药（提醒医生追加肝素），以及核对患者的抢救用药。

（6）及时记录患者所用介入耗材，并粘贴高值耗材条码。

（7）清理手术台物品，准备后续接台患者。

（五）介入手术步骤

（1）常规消毒双侧腹股沟区域（范围：上至脐部，下至大腿中部），铺无菌巾。

（2）抽取对比剂。

（3）根据病变部位选择穿刺方法（分为逆行和顺行），以逆行穿刺为例，穿刺处局部麻醉，采用Seldinger法穿刺股动脉并置入5F股动脉鞘。

（4）经导管鞘送入泥鳅导丝，沿泥鳅导丝送入PIG造影导管，将导管头定位于T12水平，行腹主动脉和两侧髂动脉造影。

（5）根据造影结果，用5F PIG造影导管翻山到对侧肢体，送入导丝，撤出PIG造影导管，沿导丝进入6F翻山鞘和4F VER造影导管，再进行患肢造影。

（6）根据造影结果和病变部位，泥鳅导丝、单弯导管沿着髂动脉、股动脉到达病变部位远端（若狭窄段在腘动脉以下，需要更换成0.014 in或0.018 in导丝），测量下肢动脉狭窄段的直径和长度，选择合适的球囊导管。

（7）撤出单弯导管，球囊沿着导丝到达狭窄部位，充盈球囊。

（8）球囊沿着泥鳅导丝退出，保留动脉鞘，选择合适的支架沿着泥鳅导丝送到病变部位，定位后进行支架释放。

（9）再次行患肢动脉造影，撤出导管，穿刺点封堵，妥善包扎。

三、下肢深静脉血栓形成介入手术护理常规

（一）定义

下肢深静脉血栓形成是血液在下肢深静脉内异常凝结引起的疾病。因血液回流受阻，患者出现下肢肿胀、疼痛、功能障碍，血栓脱落可引起肺动脉栓塞，导致气体交换障碍、肺动脉高压、右心功能不全，严重者出现呼吸困难、休克甚至死亡。

（二）器材和物品

下肢深静脉血栓形成介入手术所用器材和物品，具体如表4-4-3所示。

表4-4-3　下肢深静脉血栓形成介入手术所用器材和物品

器材/物品	数量	器材/物品	数量
5F 股动脉鞘	1个	支架	必要时
18G 穿刺针	1个	盐酸利多卡因注射液	5 mg
150 cm 泥鳅导丝	1根	肝素钠注射液	12 500 U
5F PIG 造影导管	1个	非离子型对比剂	2瓶
4F C2 造影导管	1个	0.9% 氯化钠注射液	2 000 mL
腔静脉滤器	1个	20 mL 注射器	2支
溶栓导管	1个	10 mL 注射器	2支
260 cm 加硬导丝	1根	5 mL 注射器	1支
球囊	必要时	无菌手套	若干

注：以上为推荐配备标准，各医院可根据自身实际情况进行调整。

（三）巡回护士术中配合流程

（1）核对患者信息及手术类型，协助患者除去病员服及项链、手表、戒指等首饰，安全转运至手术床，做好患者保暖并保护患者隐私。

（2）手术体位：平卧位，双下肢分开并外展，行颈静脉穿刺者用无菌巾包裹头发，肩部垫一软枕，头偏一侧，充分暴露颈静脉。

（3）下肢静脉造影：患肢足背静脉建立静脉通道。

（4）下腔静脉造影：连接心电监护、血压，建立静脉通道，必要时给予氧气吸入。

（5）协助医生完成消毒、铺巾、穿手术衣、戴无菌手套。

（6）术中严密监测患者心率、血压等生命体征变化，书写护理文书，做好术中护理记录。

（7）术后清理术区污染物品，与护工一起协助患者移向转运车，送患者离开手术间。

（8）负责巡视并保证候诊患者安全及负责术后患者股静脉的包扎工作。

（四）器械护士术中配合流程

（1）核对患者信息及手术类型。

（2）下肢静脉造影：准备对比剂，无菌0.9%氯化钠注射液、2个20 mL注射器、止血带。

（3）下腔静脉造影：铺无菌手术台，并协助医生铺无菌手术单。

（4）准备手术用药品和介入耗材。

（5）术中负责给医生递送介入耗材。

（6）负责术中巡视患者静脉通道是否通畅，安慰、鼓励患者，保证术中患者的安全。

（7）负责术中患者的常规用药，以及抢救时对患者的抢救用药。

（8）及时记录患者所用介入耗材并粘贴高值耗材条码。

（9）清理手术台物品，准备后续接台患者。

（五）介入手术步骤

（1）经足背静脉通路注入对比剂行下肢静脉造影，判断有无深静脉血栓及血栓的位置、范围和侧支循环的情况。

（2）根据下肢深静脉血栓的位置、长度及病程长短选择入路，消毒双侧腹股沟区域（范围：上至脐部，下至大腿中部）或右侧颈部（范围：上至耳垂，下至锁骨下缘），铺无菌巾。

（3）局部麻醉，经健侧股静脉或颈内静脉（单侧下肢深静脉受累，选择健侧股静脉入路；双侧股静脉均受累，选择右侧颈静脉入路）穿刺插入5F鞘，通过4F C2造影导管行双肾静脉造影、下腔静脉造影及髂股静脉造影，明确下腔静脉有无血栓及血栓有无波及双肾静脉。

（4）置入滤器：为防止溶栓过程中血栓脱落引发肺栓塞，在行经导管溶栓治疗前应先行下腔静脉滤器置入术，滤器应放置在肾静脉开口以下，若下腔静脉有血栓，滤器应放置在血栓的上方。

（5）置入溶栓导管：插入溶栓导管进行选择性血管内溶栓治疗，并妥善固定溶栓导管。

（6）髂静脉压迫综合征导致的髂-股静脉血栓，若溶栓治疗无效，可行股总静脉切开取栓术，恢复血管通畅并尽可能保持正常的瓣膜功能。取栓后术中行静脉造影以明确静脉通畅情况。

（7）必要时行狭窄段扩张或支架置入术。

（8）用3M敷贴覆盖穿刺点，妥善包扎固定鞘管及留置溶栓导管，贴导管标识并注明外置长度，保持导管通畅，防止扭曲折叠。

四、巴德-基亚里综合征介入手术护理常规

（一）定义

巴德-基亚里综合征（Budd-Chiari Syndrome，BCS）是一种严重威胁患者生命健康的难治性疾病，是多种原因引起的肝静脉和（或）其开口以上的下腔静脉阻塞导致的肝后性门静脉高压或合并下腔静脉高压的一组临床症候群。

（二）器材和物品

巴德-基亚里综合征介入手术所用器材和物品，具体如表4-4-4所示。

表4-4-4　巴德-基亚里综合征介入手术所用器材和物品

器材/物品	数量	器材/物品	数量
5F股动脉鞘	1个	输液器	1副
150 cm泥鳅导丝	1根	非离子型对比剂	100~300 mL
18G穿刺针	1个	盐酸利多卡因注射液	5 mg
直头侧孔造影导管	1个	肝素钠注射液	12 500 U
高压注射器	1个	0.9%氯化钠注射液	1 500~2 500 mL
120 cm外周长连接管	1根	10 mL注射器	2个
心电压力监护仪	1台	5 mL注射器	1个
除颤器	1台	无菌手套	若干
股动脉鞘	若干	球囊	若干
Y阀	1个	压力泵	1个
导丝	若干	破膜针	1个

注：以上为推荐配备标准，各医院可根据自身实际情况进行调整。

（三）巡回护士术中配合流程

（1）核对患者信息及手术类型，协助患者除去病员服及项链、手表、戒指等首饰，安全转运至手术床，做好患者保暖并保护患者隐私。

（2）手术体位：平卧位，双下肢分开并外展。

（3）行心电监护，建立静脉留置针通道。

（4）书写护理文书，做好术中护理记录。

（5）术后清理术区污染物品，与护工一起协助患者移向转运车，送患者离开手术间。

（6）负责候诊患者的巡视告知工作及术后股动脉介入患者的包扎工作。

（四）器械护士术中配合流程

（1）核对患者信息及手术类型，建立手术区，协助医生铺无菌手术单。

（2）准备手术用药品和介入耗材。

（3）术中负责配合医生选择介入耗材。

（4）书写患者材料单。

（5）负责台上患者股动脉拔管包扎工作。

（6）清理手术台物品，准备后续接台患者。

（五）介入手术步骤

（1）常规消毒双侧腹股沟区域，铺无菌巾覆盖。

（2）准备手术耗材，连接对比剂及压力监测系统。

（3）采用Seldinger穿刺法经股静脉穿刺置入鞘管。

（4）进行上下腔静脉造影，显示下腔静脉堵塞的情况，测量下腔静脉的压力。

（5）换用更大规格的股鞘，将导丝通过狭窄病变处，用球囊扩张病变处，扩张后立刻给予呋塞米静脉注射。

（6）若下腔静脉完全堵塞，可用破膜针穿刺堵塞的覆膜后进行球扩。

（7）球囊扩张后进行下腔静脉造影，造影显示结果较好后撤出导丝。

（8）确定手术成功后，拔出鞘管加压包扎穿刺部位，检查双侧足背动脉搏动是否良好，将患者送回病房。

五、上腔静脉支架置入介入手术护理常规

（一）定义

上腔静脉综合征（Superior Vena Cava Syndrome，SVCS）是指各种原因引起的完全性或不完全性上腔静脉及其主要属支回流受阻所致的一组临床综合征。相关研究表明，约60%的上腔静脉狭窄是由恶性肿瘤压迫或侵犯导致的。SVCS临床表现具有多样性，取决于起病缓急、梗阻部位、阻塞程度和侧支循环形成情况，最常见且最严重的症状为呼吸困难、颜面水肿，还可能继发颅内压升高继而引发中枢神经系统症状，是肺部恶性肿瘤并发的急危重症之一。血管支架置入治疗SVCS的主要通畅率、次要通畅率和技术成功率分别为71%、95%和98%。该技术成功率高，并发症和病死率低，可迅速、显著地缓解症状，已成为SVCS的一线治疗方案。

（二）器材和物品

上腔静脉支架置入术所用器材和物品，具体如表4-4-5所示。

表4-4-5　上腔静脉支架置入术所用器材和物品

器材/物品	数量	器材/物品	数量
8F/10F 血管鞘	1个	包扎绷带（红）	2~3条
18G 穿刺针	1个	机器罩	1套
150 cm 泥鳅导丝	1根	盐酸利多卡因注射液	5 mg
高压注射器	1个	肝素钠注射液	12 500 U
耐高压长连接管	1个	0.9% 氯化钠注射液	1 000~1 500 mL
PIG 造影导管	1个	10 mL 注射器	2个
VERT 造影导管	1个	5 mL 注射器	2个
血管长鞘	1个	1 mL 注射器	2个
腔静脉支架系统	1套	交换导丝	1根

注：以上为推荐标准，各医院可根据自身情况进行调整。

（三）巡回护士术中配合流程

（1）核对患者信息及手术类型，协助患者除去病员服及项链、手表、戒指等首饰，安全转运至手术床，做好患者保暖并保护患者隐私。

（2）手术体位：仰卧位，头部保持正中位，双上肢自然伸展放置躯体两侧，双下肢分开并外展。若为颈内静脉入路，则头偏向手术对侧。

（3）行心电监护，将血压计袖带束缚于非手术侧上肢，监测血氧饱和度，建立静脉留置针通道，必要时给予氧气吸入或配合气管插管。

（4）协助医生建立无菌区域，确认监护系统工作正常。

（5）书写护理文书，做好术中护理记录，例如术前、术中及术后心率、心律、呼吸、血压、血氧饱和度、意识和病情变化及措施等。

（6）术后清理术区污染物品，与护工一起协助患者移向转运车，送患者离开手术间。

（7）负责候诊患者的巡视告知工作。

（四）器械护士术中配合流程

（1）核对患者信息及手术类型，建立手术区，协助医生铺无菌手术单。

（2）准备手术用药品和介入耗材。

（3）术中负责配合医生选择介入耗材。

（4）书写患者材料单，并将高值耗材条码粘贴于记录单上。

（5）负责协助颈内静脉或股静脉加压包扎工作。

（6）清理手术台物品，准备后续接台患者。

（五）介入手术步骤

（1）患者信息三方核查。

（2）常规消毒手术入路区域，铺无菌巾覆盖。

（3）再次和手术医生核对患者信息。

（4）准备手术所需使用的各类耗材。

（5）局部麻醉，采用Seldinger穿刺法经颈内静脉或股静脉穿刺置入鞘管。

（6）穿刺完毕后，送入至上腔静脉狭窄段。

（7）测量狭窄段长度及直径，选择合适的支架，需超出狭窄段两端1~2 cm。配合医生打开支架并置入所需材料。

（8）待成功置入支架后，手术结束。

（9）颈内静脉或股静脉常规压迫止血，加压包扎。

（10）协助患者下手术台，清理用物。

（六）注意事项

注意观察患者呼吸及水肿情况是否缓解。

第五节　肿瘤介入手术护理常规

一、肝癌介入手术护理常规

（一）定义

肝癌即肝脏恶性肿瘤，可分为原发性和继发性两大类。原发性肝脏恶性肿瘤起源于肝脏的上皮或间叶组织，前者称为原发性肝癌，是高发且危害极大的恶性肿瘤；后者称为肝脏肉瘤，与原发性肝癌相比，较为少见。继发性肝癌，又称“转移性肝癌”，是指原发于其他部位的恶性肿瘤通过血行转移侵犯至肝脏，多见于胃、胆道、胰腺、结直肠、卵巢、子宫、肺、乳腺等器官恶性肿瘤的肝转移。肝癌的治疗方法包括手术切除、放化疗、介入治疗、靶向药物治疗、免疫治疗等。

（二）器材和物品

肝癌介入手术所用器材和物品，具体如表4-5-1所示。

表4-5-1　肝癌介入手术所用器材和物品

器材/物品	数量	器材/物品	数量
洞巾包	1套	5F股动脉鞘	1个

续表

器材/物品	数量	器材/物品	数量
介入包	1 套	栓塞材料（明胶海绵或 PVA）	若干
18G 穿刺针	1 个	机器罩	1 套
普通泥鳅导丝	1 根	盐酸利多卡因注射液	5 mg
5F RH 造影导管	1 个	地塞米松磷酸钠注射液	5 mg
高压筒、连接管	1 套	0.9% 氯化钠注射液	1 000 mL
微导管	1 个	10 mL 注射器	2 个
微导丝	1 根	5 mL 注射器	1 个

注：以上为推荐配备标准，各医院可根据自身实际情况进行调整。

（三）巡回护士术中配合流程

（1）核对患者信息及手术类型，协助患者除去病员服及项链、手表、戒指等首饰，安全转运至手术床，做好患者保暖并保护患者隐私。整理与手术无关的所有物品。

（2）手术体位：平卧位，双下肢分开并外展。

（3）行心电监护，连接肢体导联心电图，将血压计袖带束缚于非手术侧上肢，监测饱和度，建立静脉留置针通道，必要时给予氧气吸入。

（4）遵医嘱给予地塞米松磷酸钠注射液、托烷司琼静脉推注。

（5）协助医生建立无菌区域，确认监护系统工作正常。

（6）书写护理文书，做好术中护理记录，如术前及术后的心率、心律、呼吸、血压等。

（7）术后清理术区污染物品，与护工一起协助患者移向转运车，送患者离开手术间。

（8）负责候诊患者的巡视告知工作。

（四）器械护士术中配合流程

（1）核对患者信息及手术类型，建立手术区，帮助医生铺无菌手术单。

（2）准备手术用药品和介入耗材。

（3）术中负责配合医生选择介入耗材。

（4）书写患者材料单，并将微导管、微导丝、栓塞材料条码粘贴于记录单上。

（5）清理手术台物品，准备后续接台患者。

（五）介入手术步骤

（1）手术间持续消毒，患者信息三方核查。

（2）常规消毒手术区域，铺无菌巾覆盖，抽取盐酸利多卡因注射液并配置备用。

（3）再次和手术医生核对患者信息。

（4）经股动脉穿刺插管，行腹主动脉造影、肝总动脉造影。

（5）仔细分析造影结果，明确肿瘤的部位、大小、数目及供血动脉后，超选择性插管至肝固有动脉或肝左、右动脉支。

（6）用等渗盐水将化疗药物稀释至100 mL，缓慢注入靶血管。

（7）注入碘油和化疗药物的混合剂或明胶海绵栓塞。

（8）栓塞后再次肝动脉造影，了解肝动脉栓塞情况，满意后拔管。

（9）术后用沙袋压迫伤口8小时（或遵医嘱），防止血肿形成。

（六）注意事项

（1）术前认真核对患者信息，术中密切监护，体现人文关怀。

（2）微导管、微导丝、栓塞材料一定要与手术决策者确认。

（3）备好急救药品及气管插管用物，以及麻醉呼吸机、DSA血管造影机、除颤器。

二、阻塞性黄疸介入手术的护理常规

（一）定义

阻塞性黄疸是指肝外胆管或肝内胆管阻塞导致的黄疸，前者称为肝外阻塞性黄疸，后者称为肝内阻塞性黄疸。经皮经肝胆管穿刺引流（Percutaneous Transhepatic Cholangial Drainage，PTCD）是指在影像技术引导下经皮经肝穿刺胆道并放置导管的技术手段。对于多种胆道疾病，PTCD不仅是首选的治疗方案，也是姑息性治疗的重要手段。

（二）器材和物品

阻塞性黄疸介入手术所用器材和物品，具体如表4-5-2所示。

表4-5-2 阻塞性黄疸介入手术所用器材和物品

器材/物品	数量	器材/物品	数量
洞巾包	1套	托盘	1个
介入包	1套	机器罩	1套
一步法穿刺针	1套	小皮管	1个
泥鳅导丝	各型号1根	小三通	1个
4F VER造影导管	1个	引流袋	1个
多侧孔外、内外引流管	1套	盐酸利多卡因注射液	5 mg
非离子型对比剂	2~3瓶	0.9%氯化钠注射液	1 000 mL

注：以上为推荐配备标准，各医院可根据自身实际情况进行调整。

（三）巡回护士术中配合流程

（1）核对患者信息及手术类型，协助患者除去病员服及项链、手表、戒指等首饰，安全转运至手术床，做好患者保暖并保护患者隐私。整理与手术无关的所有物品。

（2）手术体位：平卧位，双下肢分开并外展。

（3）行心电监护，连接肢体导联心电图，将血压计袖带束缚于非手术侧上肢，监测饱和度，建立静脉留置针通道，必要时给予氧气吸入。

（4）协助医生建立无菌区域，确认监护系统工作正常。

（5）书写护理文书，做好术中护理记录，如术前及术后的心率、心律、呼吸、血压等。

（6）术后清理术区污染物品，与护工一起协助患者移向转运车，送患者离开手术间。

（7）负责候诊患者的巡视告知工作。

（四）器械护士术中配合流程

（1）核对患者信息及手术类型，建立手术区，帮助医生铺无菌手术单。

（2）准备手术用药品和介入耗材。

（3）术中负责配合医生选择介入耗材。

（4）书写患者材料单，并将一步法穿刺针及引流管条码粘贴于记录单上。

（5）清理手术台物品，准备后续接台患者。

（五）介入手术步骤

（1）患者信息三方核查。

（2）常规消毒手术区域，铺无菌巾覆盖，抽取盐酸利多卡因注射液并配置备用。

（3）再次和手术医生核对患者信息。

（4）穿刺点定位：经右侧腋中线或者剑突下入路。

（5）局部麻醉，使用一步法穿刺针刺进皮下，嘱患者呼气末屏气，然后快速向第11—12胸椎方向进针至脊柱旁2 cm。

（6）拔出针芯连接注射器，边缓慢退针边注入对比剂，当对比剂进入胆管时可见充盈对比剂的胆管显影。

（7）引流管置入：根据阻塞部位选择外引流管或者内外引流管置入术。

（8）术后用沙袋压迫伤口6小时（或遵医嘱），防止血肿形成。

（六）注意事项

（1）术前认真核对患者信息，术中密切监护，体现人文关怀。

（2）引流管类型一定要和手术决策者确认。

（3）备好急救药品及气管插管用物，以及麻醉呼吸机、DSA血管造影机、除颤器。

三、肺恶性肿瘤经导管动脉灌注化疗介入手术护理常规

（一）定义

经导管动脉灌注化疗（Transcatheter Arterial Infusion Chemotherapy，TAI chemotherapy）已成为肿瘤介入治疗的重要手段之一，也是化疗药物在局部治疗中发挥最大抗癌效力的必要途径。TAI 包括：经皮穿刺动脉选择性插管至肿瘤供血靶血管，通过导管注射化疗药物；经皮下药泵注射化疗药物；经导管动脉栓塞化疗（Transcatheter Arterial Chemoembolization，TACE）。在此以 TACE 为例进行介绍。

（二）器材和物品

肺恶性肿瘤TACE所用器材和物品，具体如表4-5-3所示。

表4-5-3　肺恶性肿瘤TACE所用器材和物品

器材/物品	数量	器材/物品	数量
5F 血管鞘	1 个	明胶海绵栓塞颗粒	若干
18G 穿刺针	1 个	聚乙烯醇栓塞颗粒（PVA）	必要时
150 cm 泥鳅导丝	1 根	包扎绷带（红）/动脉压迫器	2~3 条/1 个
高压注射器	1 个	机器罩	1 套
耐高压长连接管	1 个	盐酸利多卡因注射液	5 mg
C3 造影导管	1 个	肝素钠注射液	12 500 U
MIK 造影导管	1 个	0.9% 氯化钠注射液	1 000~1 500 mL
RLG 造影导管	1 个	10 mL 注射器	2 个
VERT 造影导管	1 个	5 mL 注射器	2 个
H1 造影导管	1 个	1 mL 注射器	2 个
导引导管	若干	Onyx 胶	必要时
微导管	若干	微导丝	1 根
栓塞微球	必要时	弹簧圈	必要时
载药微球	必要时	压力延长管	1 个
化疗药物	根据患者情况准备	微量泵	1 台

注：以上为推荐标准，各医院可根据自身情况进行调整。

（三）巡回护士术中配合流程

（1）核对患者信息及手术类型，协助患者除去病员服及项链、手表、戒指等首饰，安全转运至手术床，做好患者保暖并保护患者隐私。

（2）手术体位：仰卧位，头部保持正中位，双上肢自然伸展放置躯体两侧，双下肢分开并外展。

（3）行心电监护，将血压计袖带束缚于非手术侧上肢，监测血氧饱和度，建立静脉留置针通道，必要时给予氧气吸入或配合气管插管。

（4）协助医生建立无菌区域，在手术对侧放置接污引流袋，并指导患者若术中咯血，可将头偏向手术对侧吐出。确认监护系统工作正常。

（5）书写护理文书，做好术中护理记录，例如术前、术中及术后心率、心律、呼吸、血压、血氧饱和度、意识和病情变化及措施等。

（6）术后清理术区污染物品，与护工一起协助患者移向转运车，送患者离开手术间。

（7）负责候诊患者的巡视告知工作。

（四）器械护士术中配合流程

（1）核对患者信息及手术类型，建立手术区，协助医生铺无菌手术单。

（2）准备手术用药品和介入耗材。

（3）术中负责配合医生选择介入耗材。

（4）书写患者材料单，并将高值耗材条码粘贴于记录单上。

（5）负责协助股动脉加压包扎工作。

（6）清理手术台物品，准备后续接台患者。

（五）介入手术步骤

（1）患者信息三方核查。

（2）常规消毒手术入路区域，铺无菌巾覆盖。

（3）再次和手术医生核对患者信息。

（4）准备手术所需使用的各类耗材。

（5）局部麻醉，采用Seldinger穿刺法经股动脉穿刺置入鞘管。

（6）穿刺完毕后，送入查找肿瘤供血靶血管，配合医生打开微导管、微导丝。

（7）找到靶血管，给予微量泵入化疗药物进行灌注治疗。结束后进行栓塞，配合医生准备各种栓塞材料。

（8）待成功栓塞靶血管后，手术结束。

（9）股动脉常规压迫止血，加压包扎。

（10）协助患者下手术台，清理用物。

（六）注意事项

（1）观察患者有无胸痛情况，以及化疗后相关副反应。

（2）鼓励患者多饮水，加快非离子型对比剂排出。

（3）注意观察穿刺点局部是否有血肿、出血等，穿刺侧足背动脉情况，下肢皮肤颜色、温度是否异常。

第六节　非血管疾病介入手术护理常规

一、食管支架介入手术的护理配合

（一）定义

食管狭窄或梗阻是食管疾病的常见并发症，根据疾病的性质可分为良性狭窄和恶性狭窄或梗阻两类。食管用的支架材料主要由不锈钢、不锈钢合金丝和镍钛合金丝构成。目前食管支架包括可回收支架、放射源内支架、带药膜支架、生物可降解支架等，其中以覆膜支架使用的居多。

（二）器材和物品

食管支架介入手术所用器材和物品，具体如表4-6-1所示。

表4-6-1　食管支架介入手术所用器材和物品

器材/物品	数量	器材/物品	数量
大单	1个	150 cm 泥鳅导丝	1根
手术衣	2件	4F VER 造影导管	1个
手套	若干	260 cm 超长导丝	1根
5 mL/10 mL 注射器	各1个	食管支架	1根
咬嘴	1个	球囊	必要时
纱布	若干	非离子型对比剂	1瓶
液状石蜡棉球	1包	地塞米松磷酸钠注射液	10 mg
负压吸引器	1台	托烷司琼注射液	5 mg

注：以上为推荐配备标准，各医院可根据自身实际情况进行调整。

（三）巡回护士术中配合流程

（1）核对患者信息及手术类型，协助患者除去病员服及项链、手表、戒指等首饰，安全转运至手术床，做好患者保暖并保护患者隐私。整理与手术无关的所有物品。

（2）手术体位：平卧位，双下肢分开并外展。

（3）行心电监护，连接肢体导联心电图，将血压计袖带束缚于非手术侧上肢，监测饱和度，建立静脉留置针通道，必要时给予氧气吸入。

（4）协助医生建立无菌区域，确认监护系统工作正常。

（5）书写护理文书，做好术中护理记录，如术前及术后的心率、心律、呼吸、血压等。

（6）术后清理术区污染物品，与护工一起协助患者移向转运车，送患者离开手术间。

（7）负责候诊患者的巡视告知工作。

（四）器械护士术中配合流程

（1）核对患者信息及手术类型，建立手术区，帮助医生铺无菌手术单。

（2）准备手术用药品和介入耗材。

（3）术中负责配合医生选择介入耗材。

（4）书写患者材料单，并将一步法穿刺针及引流管条码粘贴于记录单上。

（5）清理手术台物品，准备后续接台患者。

（五）介入手术步骤

（1）嘱患者口含对比剂，在DSA透视的同时让患者吞咽进行食管造影。

（2）在X射线透视下送入导丝，通过狭窄部，并将导丝头端保留在胃内，沿造影导丝将4F VER造影导管送入狭窄病变远端，退出导丝进行造影。

（3）换入260 cm加强导丝，退出造影导管。

（4）测量病变长度及直径，选择合适品牌型号的食管支架。

（5）沿导丝将支架送到病变远端并缓慢释放，再次嘱患者口含对比剂，观察支架开放和食管通畅情况。

（6）若支架膨胀不全，可沿导丝送入相应型号的球囊进行支架内扩张，使支架紧贴食管壁。

（六）注意事项

（1）注意观察患者的反应，使负压吸引器处于备用状态，以免患者呛咳窒息。

（2）术前与术者做好沟通，备好合适品牌、型号的支架。

（3）及时清除患者的呕吐物、分泌物，以减轻患者的不适。

二、穿刺活检介入手术的护理常规

（一）定义

穿刺活检介入手术是一种在CT引导下，对全身各部位靶病灶实施经皮穿刺以获取病理标本，从而进行病理诊断的非血管介入技术。CT能清晰显示病灶大小、形态、位置、坏死空洞区，还能准确显示病灶与邻近血管、神经等的良好解剖关系，因此该技术可精确定位进针部位、角度和深度，避免损伤血管、神经和脊髓等。

（二）器材和物品

穿刺活检介入手术所用器材和物品，具体如表4-6-2所示。

表4-6-2　穿刺活检介入手术所用器材和物品

物品	数量	物品	数量
洞巾	2个	纱布	5块
大单	1	敷贴	1~2个
手术衣	2件	活检针（枪）	1套
手套	2副	标本容器	1~2个
20 mL注射器	1个	标本固定液	1瓶
5 mL注射器	1个	载玻片	若干
盐酸利多卡因注射液	1支/5 mg	尺子	1把
止血药、止痛药	备用	金属标记条	2个

注：以上为推荐配备标准，各医院可根据自身实际情况进行调整。

（三）护士术中配合流程

（1）核对患者信息及手术类型，协助患者除去病员服及项链、手表、戒指等首饰，安全转运至手术床，做好患者保暖并保护患者隐私。整理与手术无关的所有物品。

（2）手术体位：根据病变不同，协助患者取合适的手术体位，并确保患者的舒适、安全。

（3）重症患者需心电监护，并监测患者血压和血氧饱和度，建立静脉留置针通道，必要时给予氧气吸入。

（4）遵医嘱给予患者止痛和止血药等。

（5）协助医生建立无菌区域，抽取麻醉药品。

（6）术中负责配合医生选择介入耗材。

（7）协助医生收集、保存所取标本，在标本容器上填写患者信息，连同医生所开检查单一并交给家属并督促及时送检。

（8）书写患者材料单和护理文书，做好术中护理记录。

（9）术后清理术区污染物品，与护工一起协助患者移向转运车，送患者离开手术间。

（10）负责候诊患者的巡视告知工作。

（11）清理手术台物品，准备后续接台患者。

（四）介入手术步骤

（1）根据增强CT等影像资料，在拟穿刺部位粘贴金属标记，然后进行CT扫描定位。

（2）确定进针路径，并在皮肤穿刺点用记号笔做好标记。

（3）常规消毒手术区域，铺无菌洞巾覆盖，抽取盐酸利多卡因注射液并配置备用。

（4）在进针点进行局部浸润麻醉，用活检针进行穿刺，并通过CT扫描确认进针角度和深度，以确保活检针顺利到达病灶。

（5）留取标本，并将标本放入盛有固定液的标本容器内。

（6）拔出活检针，再次扫描确认有无出血、气胸等并发症。

（7）按压穿刺部位3~5分钟，用络合碘再次消毒穿刺部位皮肤，并用敷贴覆盖。

（8）开具病理检查单，并向患者及家属交代术后注意事项。

（五）注意事项

（1）术前仔细核对患者带药情况，检查患者知情同意书是否签字，及病毒相关实验室检查结果。

（2）术中注意观察患者病情变化，询问患者有无疼痛、胸闷等不适。

（3）标本容器上切勿忘记填写患者信息。

（4）患者所带来的影像资料，手术后切勿忘记交给患者或家属。

（5）告知患者家属标本送检科室位置。

三、粒子植入介入手术的护理常规

（一）定义

放射性粒子植入是局部控制恶性肿瘤的治疗方法。将微型放射性粒子源植入肿瘤组织内或受肿瘤侵犯的组织中，使其持续释放低能X射线或γ射线，利用持续低剂量辐射作用，实现对肿瘤组织的最大化杀伤。^{125}I放射性粒子植入作为一种高效的适形放疗，对局限性癌灶具有一定的控制作用，其发出的γ射线具有近距离杀死肿瘤细胞的作用，既可实现对肿瘤细胞的持续性杀伤，又可将对正常组织的辐射损伤控制在较低水平。

（二）器材和物品

粒子植入介入手术所用器材和物品，具体如表4-6-3所示。

表4-6-3　粒子植入介入手术所用器材和物品

器材/物品	数量	器材/物品	数量
洞巾	2个	粒子包	1套
大单	1个	植入枪	1个
手术衣	2件	植入模板	1个
手套	2副	铅衣	3套
20 mL 注射器	1个	心电监护	1台
5 mL 注射器	1个	吸氧装置	1套
金属标记条	2个	真空负压垫	1套
纱布	5块	定位铅丝	1根
敷贴	1~2个	盐酸利多卡因注射液	1支
粒子针	若干	尺子	1把
^{125}I 粒子	若干	记号笔	1支

注：以上为推荐配备标准，各医院可根据自身实际情况进行调整

（三）护士术中配合流程

（1）核对患者信息及手术类型，协助患者除去病员服及项链、手表、戒指等首饰，安全转运至手术床，做好患者保暖并保护患者隐私。整理与手术无关的所有物品。

（2）手术体位：根据病变不同，协助患者取合适的手术体位，借助真空负压垫或束缚带帮助患者固定体位，确保患者的舒适、安全。

（3）行心电监护，连接肢体导联心电图，并监测患者血压和血氧饱和度，建立静脉留置针通道，必要时给予氧气吸入。

（4）遵医嘱给予患者止痛药、止血药等。

（5）打开一次性无菌手术包、粒子包以及所需数量的粒子针。

（6）协助医生穿铅衣、无菌手术衣，抽取麻醉药品。

（7）书写患者材料单和护理文书，记录粒子针及植入粒子个数。

（8）术后清理术区污染物品，与护工一起协助患者移向转运车，送患者离开手术间。

（9）负责候诊患者的巡视告知工作。

（10）清理手术台物品，准备后续接台患者。

（四）介入手术步骤

（1）术前根据CT、MRI、PET-CT等影像资料，了解肿瘤的位置、大小、形状、与邻近器官及血管的关系，通过TPS治疗计划，确定治疗区域，算出粒子针数和植入粒子的数量。

（2）在拟穿刺部位粘贴金属标记，然后进行CT扫描定位，选择穿刺点及进针方向，并在皮肤穿刺点用记号笔做好标记。

（3）常规消毒手术区域，铺无菌巾覆盖，抽取盐酸利多卡因注射液并配置备用。

（4）再次和手术医生核对患者信息。

（5）在进针点进行局部浸润麻醉，用粒子针进行穿刺，并通过CT扫描确认进针角度和深度，以确保粒子针顺利到达病灶，拔出针芯，使用粒子枪按间隔约0.5 cm放置粒子，以此方法逐层种植，术后再次进行CT扫描，判断粒子的位置、数量，并记录。

（6）再次扫描确认有无出血、气胸等并发症，拔出粒子针。

（7）按压穿刺部位3~5分钟，用碘伏再次消毒穿刺部位，并用敷贴覆盖。

（五）注意事项

（1）术前仔细核对患者带药情况，检查患者知情同意书是否签字，及有无病毒检验结果。

（2）术中及术后注意观察患者病情变化，询问患者有无疼痛、胸闷、咯血等不适。

（3）记录粒子植入数量，避免粒子丢失。

（4）告知患者及家属做好放射安全防护。

（5）术后24小时复查胸片或CT，定期进行随访。

四、消融介入手术的护理配合

（一）定义

肿瘤消融是针对某一脏器中特定的一个或多个肿瘤病灶，利用冷、热物理能量产生的生物学效应，直接导致病灶组织中的肿瘤细胞发生不可逆损伤或凝固性坏死的一种治疗技术。肿瘤消融术主要包括射频消融术（Radiofrequency Ablation，RFA）、微波消融术（Microwave Ablation，MWA）和冷冻消融术（Cryoablation）。

射频消融术作为一种热疗技术，近年来广泛应用于实体肿瘤（如肝癌、肺癌、肾癌等）的治疗。该技术是在影像技术引导下，将射频电极针精确穿刺至肿瘤靶区，电极针周围组织内的离子在交替电流的激发下发生高频振荡，相互摩擦产生热量，热量的沉积导致肿瘤细胞发生凝固性坏死，从而达到损毁肿瘤细胞的目的。

（二）器材和物品

消融介入手术所用器材和物品，具体如表4-6-4所示。

表4-6-4　消融介入手术所用器材和物品

器材/物品	数量	器材/物品	数量
消融治疗仪	1台	20 mL注射器	1个
氩氦刀系统	1台	5 mL注射器	3个
心电监护	1台	无菌纱布	1包
吸氧装置	1套	敷贴	1张
真空负压垫	1套	无菌手术刀片	1个

续表

器材/物品	数量	器材/物品	数量
消融手术电极针	1套	无菌玻片	3片
定位铅丝	1根	0.9%氯化钠注射液	500 mL
水冷循环系统	1套	消毒液	1瓶
胸穿包	1个	盐酸利多卡因注射液	5 mg
大单	1张	地塞米松磷酸钠注射液	5 mg
手术衣	2件	抢救车	1个
手套	2副	记号笔	1支

注：以上为推荐配备标准，各医院可根据自身实际情况进行调整

（三）护士术中配合流程

（1）核对患者信息及手术类型，协助患者除去病员服及项链、手表、戒指等首饰，安全转运至手术床，做好患者保暖并保护患者隐私。整理与手术无关的所有物品。

（2）手术体位：以体位稳定性和患者耐受力为前提，综合影像学资料和患者情况协助患者取合适的手术体位，借助真空负压垫或束缚带帮助患者固定体位，尽量帮助患者调试至舒适稳定的位置。

（3）给予患者监护和氧气吸入（全麻患者呼吸机辅助呼吸），监测患者心率、心律、血压和血氧饱和度，建立静脉留置针通道。

（4）遵医嘱给予患者镇静、镇痛和止血等药物。

（5）将电极片平整地贴在患者的皮肤上，协助医生建立无菌区域，确认监护系统工作正常，注意观察病情变化，询问患者有无不适，给予患者安慰和鼓励。

（6）准备器械及药物，如消融针、穿刺包、无菌手套、手术刀片、盐酸利多卡因注射液、5 mL空针等，如需活检，应准备留取样本相关材料。

（7）消融过程中需要监测心率、血压和血氧饱和度，同时要观察患者的呼吸、疼痛、咳嗽、咯血等情况，必要时遵医嘱对症处理。

（8）术中负责配合医生选择介入耗材并协助医生完成仪器的连接和调试，

移动CT检查床位置。

（9）协助样本采集、保存。

（10）书写患者材料单和护理文书，做好术中护理记录。

（四）介入手术步骤

（1）根据增强CT等影像资料和病历资料，确定病变部位，选择全身麻醉或局部浸润麻醉。

（2）选择合适的治疗体位并固定。

（3）在拟穿刺部位粘贴金属标记进行薄层扫描，确定消融探针穿刺位置、进针深度、角度及探针数量等，标记相应穿刺点。

（4）常规消毒，铺洞巾。

（5）测试消融探针及设备。

（6）再次和手术医生核对患者信息。

（7）局部浸润麻醉时，对标记穿刺点部位以10%~20%利多卡因局部逐层浸润麻醉；系统麻醉则由麻醉医生实施。麻醉满意后可将注射器针头留置于穿刺点体表位置进行CT扫描，以其作为标记进行初步观察，模拟消融穿刺进针位置及角度。

（8）用射频针进入病变部位，通过CT扫描确认进针角度和深度，确保针尖到达靶病灶区。

（9）射频针到达指定位置后，协助医生将射频仪上的参数调至理想的数值，确认无误后进行消融。

（10）微波消融时打开水冷循环系统并监测消融针温度，避免烫伤。

（11）待靶病灶消融完毕后，进行针道消融，拔出射频针，再次扫描确认有无出血、气胸等并发症。

（12）使用氩氦刀时用温水保护手套紧密贴合穿刺点皮肤，保护皮肤不受冷损伤。启动冷冻消融系统，打开氩气，压力3 000 psi，快速降温至140~180 ℃，形成冰球，维持10~15分钟，其间每6分钟复扫CT，密切监测冰球范围，根据冰球形成大小动态调节氩气压力，确保冰球适形、安全，15分钟后冰球不再增大，再自然复温5分钟，打开氦气，缓慢升温至30 ℃左右，维持1~2分钟，而后按照上述步骤完成第二个循环。

（13）治疗结束后按压穿刺部位3~5分钟，用碘伏消毒穿刺部位皮肤，粘贴无菌敷料，必要时加压包扎。

（14）术后再次进行CT扫描，查看是否有并发症出现及初步判断疗效，根据情况酌情处理。

（五）注意事项

（1）术前仔细核对患者带药情况，检查患者知情同意书是否签字，有无病毒检验结果。

（2）术中注意观察患者病情变化，询问患者有无疼痛、胸闷等不适。

（3）注意将电极片平整牢固紧贴于皮肤表面（电极片一般贴在患者两臀部外上方或两大腿外侧）。

（4）术中注意观察患者生命体征变化，嘱患者保持术中体位，及时了解治疗过程中患者的反应。

（5）患者所带来的影像资料，手术后勿忘交给患者或家属。

（6）转运患者返回病房，密切观察病情变化，做好并发症预防和处理。

五、神经阻滞介入手术的护理常规

（一）定义

神经阻滞介入手术是指在神经干、丛、节的周围注射局部麻醉药品，阻滞神经冲动的传导，使其所支配的区域产生麻醉效果。

（二）器材和物品

神经阻滞介入手术所用器材和物品，具体如表4-6-5所示。

表4-6-5　神经阻滞介入手术所用器材和物品

器材/物品	数量	器材/物品	数量
洞巾	2个	纱布	5块
大单	1	敷贴	1~2个

续表

器材/物品	数量	器材/物品	数量
手术衣	2 件	18G—20G 千叶针	1 套
手套	2 副	盐酸利多卡因注射液	10 mg
20 mL 注射器	1 个	无水酒精	1 瓶
5 mL 注射器	1 个	非离子型对比剂	1 瓶
亚甲蓝	1 支	地塞米松磷酸钠注射液	10 mg

注：以上为推荐配备标准，各医院可根据自身实际情况进行调整

（三）护士术中配合流程

（1）核对患者信息及手术类型，协助患者除去病员服及项链、手表、戒指等首饰，安全转运至手术床，做好患者保暖并保护患者隐私。整理与手术无关的所有物品。

（2）手术体位：根据病变不同，协助患者取合适的手术体位，并确保患者的舒适。

（3）重症患者给予心电监护，建立静脉留置针通道，必要时给予氧气吸入。

（4）遵医嘱给予患者止血药等。

（5）协助医生建立无菌区域。

（6）术中负责配合医生选择介入耗材、配置药品。

（7）书写患者材料单和护理文书，做好术中护理记录。

（四）介入手术步骤

（1）根据增强CT等影像资料，在拟穿刺部位粘贴金属标记，然后进行CT扫描定位，选择进针点。

（2）在避免损伤器官、神经及大血管前提下选择无骨组织阻挡通道，确定穿刺点、进针路线、进针方向和深度，根据CT定位线做体表标记。

（3）常规消毒手术区域，铺无菌巾覆盖。

（4）再次和手术医生核对患者信息。

（5）在进针点进行局部浸润麻醉，穿刺针穿刺，通过CT扫描确认进针角度和深度，以确保穿刺针顺利到达病灶。

（6）回吸无血、气、液后，注入对比剂（1~2 mL）+地塞米松磷酸钠注射液（2支）+盐酸利多卡因注射液（1支）的混合液（3~5 mL），通过CT扫描观察对比剂的扩散情况，观察10~15分钟，若患者疼痛缓解，再缓慢注射无水酒精（亚甲蓝）（1~2 mL）+对比剂（1~2 mL）的混合液（1~2 mL），再次进行CT扫描，观察对比剂的扩散情况，询问患者疼痛缓解情况。

（五）注意事项

（1）术前仔细核对患者带药情况，检查患者知情同意书是否签字，以及有无病毒检验结果。

（2）术中注意观察患者病情变化，嘱患者保持术中体位，及时了解治疗过程中患者的反应。

（3）患者所带来的影像资料，手术后勿忘交给患者或家属。

第七节 肺部介入手术护理常规

介入肺脏病学是一门涉及呼吸病侵入性诊断和治疗操作的医学科学，人们将其作为一门独立学科来进行定义和研究的历史不过10余年。然而，随着影像、材料和生物工程技术的发展，现代介入肺脏病学的适用范围已从早期支气管、肺部肿瘤、支气管哮喘及慢性阻塞性肺疾病等扩展到血管、胸腔等多个领域。介入肺脏病学技术的不断创新和普及，极大地提升了各种呼吸系统疾病的诊治水平，推动呼吸内科实现诊疗模式转型——从经验诊疗转向精准诊疗，从单纯内科治疗模式发展为内科外科化、微创化、内外兼修治疗模式，并构建起经肺血管、经皮经胸、经气管支气管、经食管介入及胸外科联合（内外联合）的“5D呼吸介入”体系。

一、咯血介入手术护理常规

（一）定义

咯血是指喉部以下呼吸道（包括气管、支气管及肺组织）血管破裂出血，血液经咳嗽从口腔排出的症状。咯血的来源可以是肺循环，也可以是体循环。选择性动脉栓塞术（Selective Arterial Embolization，SAE）是一种安全、微创、可反复进行的治疗技术，现已成为内科止血治疗无效的咯血、大咯血、复发性咯血的一线微创治疗手段。

（二）器材和物品

咯血体动脉（支气管动脉及非支气管体动脉）栓塞术所用器材和物品如表4-7-1所示，咯血肺动脉栓塞术所用器材和物品如表4-7-2所示。

表4-7-1　咯血体动脉栓塞术所用器材和物品

器材/物品	数量	器材/物品	数量
5F—6F 血管鞘	1 个	明胶海绵栓塞颗粒	若干
穿刺针	1 个	聚乙烯醇栓塞颗粒（PVA）	若干
泥鳅导丝	1 根	栓塞微球	必要时
高压注射器	1 个	弹簧圈	必要时
耐高压长连接管	1 个	Onyx 胶	必要时
C2/C3 造影导管	1 个	机器罩	1 套
MIK 造影导管	1 个	动脉压迫器/包扎绷带	1 个/2~3 条
RLG 造影导管	1 个	盐酸利多卡因注射液	1 支/5 mg
VERT 造影导管	1 个	肝素钠注射液	1 支/12 500 U
H1 造影导管	1 个	0.9% 氯化钠注射液	1 000~1 500 mL
SIM 造影导管	1 个	10 mL 注射器	2 个
微导管	若干	5 mL 注射器	2 个
微导丝	若干	1 mL 注射器	2 个

表4-7-2　咯血肺动脉栓塞术所用器材和物品

器材/物品	数量	器材/物品	数量
7F—10F 血管鞘	1 个	金属覆膜支架	必要时
穿刺针	1 个	纱布块	若干
泥鳅导丝	1 根	包扎绷带	2~3 条
高压注射器	1 个	机器罩	1 套
耐高压长连接管	1 个	盐酸利多卡因注射液	1 支/5 mg
PIG 造影导管	1 个	肝素钠注射液	1 支/12 500 U
指引导管	若干	0.9% 氯化钠注射液	1 000~1 500 mL
微导管	若干	10 mL 注射器	2 个
微导丝	1 根	5 mL 注射器	2 个
弹簧圈	若干	1 mL 注射器	2 个

注：以上为推荐标准，各医院可根据自身情况进行调整。

（三）巡回护士术中配合流程

（1）核对患者信息及手术类型，协助患者除去病员服及项链、手表、戒指等首饰，安全转运至手术床，做好患者保暖并保护患者隐私。

（2）手术体位：仰卧位，头部保持正中位，双上肢自然伸展放置躯体两侧，双下肢分开并外展。

（3）行心电监护，将血压计袖带束缚于非手术侧上肢，监测血氧饱和度，建立静脉留置针通道，必要时给予氧气吸入或配合气管插管。

（4）协助医生建立无菌区域，在手术对侧放置接污引流袋，并嘱患者若术中咯血可将头偏向手术对侧吐出。确认监护系统工作正常。

（5）书写护理文书，做好术中护理记录，例如术前、术中及术后心率、心律、呼吸、血压、血氧饱和度、意识和病情变化及处置措施等。

（6）术后清理术区污染物品，与护工一起协助患者移向转运车，送患者离开手术间。

（7）负责候诊患者的巡视告知工作。

（四）器械护士术中配合流程

（1）核对患者信息及手术类型，建立手术区，协助医生铺无菌手术单。

（2）准备手术用药品和介入耗材。

（3）术中负责配合医生选择介入耗材。

（4）书写患者材料单，并将高值耗材条码粘贴于记录单上。

（5）负责协助股动脉、桡动脉或股静脉加压包扎工作。

（6）清理手术台物品，准备后续接台患者。

（五）介入手术步骤

（1）患者信息三方核查。

（2）常规消毒手术入路区域，铺无菌巾覆盖。

（3）再次和手术医生核对患者信息。

（4）准备手术所需使用的各类耗材。

（5）局部麻醉，采用Seldinger穿刺法经股动脉、桡动脉或股静脉穿刺置入鞘管。

（6）穿刺完毕后，送入查找目标血管。

（7）找到目标血管，给予栓塞止血，配合医生打开微导管和各类栓塞材料。

（8）待成功栓塞止血后，手术结束。

（9）股动脉、桡动脉或股静脉常规压迫止血，加压包扎。

（10）协助患者下手术台，清理用物。

（六）注意事项

（1）咯血介入手术由于目标血管可能不确定，需要充分准备好各类介入耗材以备使用。

（2）咯血介入多为急诊手术患者，生命体征不稳定，术中注意观察患者面色、意识及各项生命体征。

（3）患者存在活动性出血，术中可能会给予输血，做好血制品的查对工作。

（4）常规准备急救药品及物品，如气管插管用物、麻醉呼吸机、DSA血管造影机、除颤器等。

二、急性肺栓塞介入手术护理常规

（一）定义

急性肺栓塞（Acute Pulmonary Embolism，APE）是指血栓性和（或）非血栓性栓子突然脱落堵塞肺动脉主干或其分支，进而引发的急性呼吸循环功能障碍综合征，在此特指肺血栓栓塞症（Pulmonary Thromboembolism，PTE）。其临床常见症状为呼吸困难、剧烈胸痛、咯血、发热等。

急性肺栓塞起病突然，病情危急而凶险，现已成为我国高致残率、高病死率、高误诊率的常见疾病，34%的患者在症状出现数小时内猝死，因此及时诊断、有效治疗是挽救急性肺栓塞患者生命的关键。近年来，随着经导管接触性溶栓、导管（造影导管、球囊导管、网篮导管）血栓捣碎术、血栓抽吸术等经皮导管介入技术的深入开展，急性肺栓塞的救治成功率得到显著提升。

（二）器材和物品

（1）急性肺栓塞经导管接触性溶栓术所用器材和物品，具体如表4-7-3所示。

表4-7-3　急性肺栓塞经导管接触性溶栓术所用器材和物品

器材/物品	数量	器材/物品	数量
7F—10F血管鞘	1个	尿激酶/阿替普酶（rt-PA）	若干
穿刺针	1个	包扎绷带	2~3条
泥鳅导丝	1根	纱布块	若干
高压注射器	1个	肝素钠注射液	1支/12 500 U
耐高压长连接管	1个	盐酸利多卡因注射液	1支/5 mg
PIG造影导管	1个	10 mL注射器	2个
交换导丝	1根	5 mL注射器	2个
溶栓导管	1个	1 mL注射器	2个

（2）急性肺栓塞导管（造影导管、球囊导管、网篮导管）血栓捣碎术所用器材和物品如表4-7-4所示，急性肺栓塞血栓抽吸术所用器材和物品如表4-7-5所示。

表4-7-4　急性肺栓塞导管血栓捣碎术所用器材和物品

器材/物品	数量	器材/物品	数量
7F—10F 血管鞘	1 个	各级球囊导管	若干
穿刺针	1 个	PIG 造影导管	1 个
泥鳅导丝	1 根	指引导管	1 个
高压注射器	1 个	微导管	若干
耐高压长连接管	1 个	微导丝	若干
非离子型对比剂	2~4 瓶	网篮导管	若干
普通输液器	2 副	包扎绷带	2~3 条
压力延长管	1 个	盐酸利多卡因注射液	1 支/5 mg
扩充压力泵	1 个	肝素钠注射液	1 支/12 500 U
Y 阀	1 个	10 mL 注射器	2 个
连通板	1 个	5 mL 注射器	2 个
环柄注射器	1 个	1 mL 注射器	2 个

表4-7-5　急性肺栓塞血栓抽吸术所用器材和物品

器材/物品	数量	器材/物品	数量
7F—10F 血管鞘	1 个	机械吸引装置	1 个
穿刺针	1 个	PIG 造影导管	1 个
泥鳅导丝	1 根	盐酸利多卡因注射液	1 支/5 mg
高压注射器	1 个	肝素钠注射液	1 支/12 500 U
耐高压长连接管	1 个	10 mL 注射器	2 个
血管长鞘	1 个	5 mL 注射器	2 个
指引导管	1 个	包扎绷带	2~3 条
血栓抽吸导管	1 个	1 mL 注射器	2 个

注：以上为推荐标准，各医院可根据自身情况进行调整。

（三）巡回护士术中配合流程

（1）核对患者信息及手术类型，协助患者除去病员服及项链、手表、戒指等首饰，安全转运至手术床，做好患者保暖并保护患者隐私。

（2）手术体位：仰卧位，头部保持正中位，双上肢自然伸展放置躯体两侧，双下肢分开并外展。

（3）行心电监护，将血压计袖带束缚于非手术侧上肢，监测血氧饱和度，建立静脉留置针通道，必要时给予氧气吸入或配合气管插管。

（4）协助医生建立无菌区域，确认监护系统工作正常。

（5）书写护理文书，做好术中护理记录，例如术前、术中及术后心率、心律、呼吸、血压、血氧饱和度、意识和病情变化及措施等。

（6）术后清理术区污染物品，与护工一起协助患者移向转运车，送患者离开手术间。

（7）负责候诊患者的巡视告知工作。

（四）器械护士术中配合流程

（1）核对患者信息及手术类型，建立手术区，协助医生铺无菌手术单。

（2）准备手术用药品和介入耗材。

（3）术中负责配合医生选择介入耗材。

（4）书写患者材料单，并将高值耗材条码粘贴于记录单上。

（5）协助股静脉、颈内静脉、锁骨下静脉的加压包扎，以及保留导管、鞘管的妥善固定。

（6）清理手术台物品，准备后续接台患者。

（五）介入手术步骤

（1）患者信息三方核查。

（2）常规消毒手术入路区域，铺无菌巾覆盖。

（3）再次和手术医生核对患者信息。

（4）准备手术所需使用的各类耗材。

（5）局部麻醉，采用Seldinger穿刺法经股静脉、颈内静脉、锁骨下静脉穿刺置入鞘管。

（6）在导丝、导管的配合下，将导管插至血栓段。

（7）根据术式不同，采取不同手术步骤。

1）经导管接触性溶栓术。

①交换导丝，置入溶栓导管，经溶栓导管再次造影明确血栓情况及导管位置。

②经导管行术中首剂团注溶栓治疗。

③术毕经鞘管旁路和导管尾端注射肝素0.9%氯化钠溶液，先行脉冲式冲管，再行正压封管。妥善包扎并固定导管、鞘管。

2）导管（造影导管、球囊导管、网篮导管）血栓捣碎术。

可根据血栓位置，选取不同的造影导管、球囊导管或网篮导管，对血栓直接进行捣碎处理。

3）血栓抽吸术。

①建立血栓器械消融手术通路，送入血栓清除导管进行血栓机械清除。

②血栓清除导管经远心端向近心端逐渐喷洒溶栓药物，喷洒范围覆盖血栓全程，喷洒结束后，等待时间>15分钟。

③将机械吸引装置系统设置为抽吸模式，启动抽吸。

④撤出血栓清除装置，再次置入导管，经导管造影评估手术效果，保留或撤回导管。

（8）待成功后，手术结束。

（9）穿刺点静脉常规压迫止血，加压包扎。

（10）协助患者下手术台，清理用物。

（六）注意事项

（1）经导管接触性溶栓，根据所用药物不同，使用剂量如表4-7-6所示。

表4-7-6　经导管接触性溶栓药物使用剂量

药物	负荷剂量	维持剂量
尿激酶	500 000 IU/2 h	100 000 IU/h 持续 12~24 h
阿替普酶（rt-PA）	10 mg	20 mg/2 h 100 mg/7 h

（2）若保留溶栓导管，需要妥善固定，标识鲜明，区别于其他中心静脉导管。

三、经支气管镜球囊扩张术的护理配合

（一）定义

经支气管镜球囊扩张术是借助支气管镜将球囊导管放置于气道狭窄处，利用高压泵向球囊内注入生理盐水使球囊扩张并处于高压状态，使气道产生向外的张力，从而使管腔扩大。其造成的气道壁纵向细小裂口被纤维组织填充，进而使管腔持续扩张而达到维持气道通畅的治疗效果。该技术常用于良性气道狭窄，如支气管结核导致的瘢痕狭窄、医源性气道狭窄、长期支气管异物刺激所致的增生性狭窄、支气管挫伤后修复性狭窄等。鉴于其良好的安全性与即时疗效，目前该技术在国内广泛用于结核性支气管狭窄的治疗。

（二）器材和物品

手术所用设备、器材和物品，具体如表4-7-7所示。

表4-7-7　经支气管镜球囊扩张术所用器材和物品

器材/物品	数量	器材/物品	数量
支气管镜	1台	盐酸利多卡因注射液	4支/20 mg
球囊导管	1个	液状石蜡	1瓶
充盈压力泵	1个	无菌纱布块	若干
导丝	1根	无菌治疗碗	1个
0.9%氯化钠注射液	1瓶	无菌治疗巾	1个
注射器	1个	抢救物品车	1台

（三）药品准备

1.麻醉药物

局部麻醉药物有盐酸利多卡因注射液等；轻度镇静镇痛药物有盐酸哌替啶注射液、咪达唑仑、芬太尼等；深度麻醉药物有丙泊酚、瑞芬太尼、舒芬太尼、右美托咪定等。根据患者的病情、介入治疗的方法及患者的耐受情况，选择合适的

麻醉方式。

2.止血药物

止血药物有冰盐水、肾上腺素（1：10 000）、血凝酶、垂体后叶激素等。

3.抢救药物

抢救药物有肾上腺素、阿托品、氨茶碱注射液、纳诺酮等。

（四）患者的准备

（1）患者术前禁食6小时，禁饮2小时，将血压控制在正常范围；有使用抗凝、抗血小板药物的患者，需要咨询医生停药事宜。

（2）术前完善血常规、凝血象、输血前检查、心电图、胸部影像学等。

（五）巡回护士术中配合流程

（1）雾化吸入局部麻醉药物（盐酸利多卡因注射液）5~10分钟，建立静脉通道。

（2）协助患者取平卧位，术前连接心电监护仪，监测患者血压，心率、血氧饱和度等，连接鼻导管吸氧。

（3）与麻醉医生、手术医生三方分别在患者麻醉前、手术操作前、离开手术室前三个节点进行患者安全核查与风险评估，具体内容包括核对患者基本信息、手术方式、手术部位、手术知情同意书、麻醉方式、患者皮肤完整性、静脉通道建立完成情况、患者过敏史、影像学资料准备情况、术中情况、特殊用药等。

（4）再次告知患者术中注意事项，如麻醉方式、经镜途径、术中患者配合要点等。

（5）术中各种药品、器械、设备的准备及传递。

（6）术中监护及并发症的观察，协助处理并发症及抢救。

（7）术后协助医生将患者安全转运至复苏室或观察室。

（六）器械护士术中配合流程

（1）连接电源，打开内镜主机，将支气管镜连接于主机上。开显示仪和图像处理中心，打开光源，按LAMP键点亮内镜光源，连接负压吸引系统。

（2）协助医生经口、鼻腔、气管插管或喉罩建立人工气道，保证患者通气。

（3）用湿纱布擦拭支气管镜整个插入部，用蘸有润滑剂（石蜡油、硅油）的纱布润滑支气管镜先端部。

（4）经鼻或口将支气管镜送入患者气管腔，注入盐酸利多卡因注射液5 mL，做气管、支气管的局部麻醉。全面检查气管、支气管，并对病灶周围的分泌物及药液进行清理。

（5）根据患者气道狭窄的部位和程度，选择合适的球囊导管。气管狭窄可选择10~12 mm、12~15 mm、15~18 mm的球囊导管，左主支气管可选择6~8 mm、8~10 mm的球囊导管，右主支气管可选择8~10 mm、10~12 mm的球囊导管。

（6）用压力泵抽吸灭菌用水5~10 mL并连接选择好的球囊导管，向球囊导管注入灭菌用水检查球囊导管后排空待用。

（7）将准备好的球囊导管充分润滑后，经支气管镜工作通道送至气管狭窄部位，以球囊远近端交界中间部分刚好处于狭窄口为宜。

（8）待球囊导管全部露出内镜前端>1 cm时，方可给球囊导管注水加压。加压时缓慢加压，待球体逐渐充盈后再逐渐加压，压强可从1、2、3个标准大气压逐渐增加到8个标准大气压（1个标准大气压≈101 kPa），压强由小到大。观察患者的反应，如患者出现口唇发绀、憋气、血氧饱和度下降等情况，应立即回收球囊，保持气道通畅；气管扩张时间<30秒，左右主支气管可扩张至1~2分钟。

（9）多次扩张至狭窄明显改善。

（10）协助医生清理病灶周围及健侧远端支气管管腔中的分泌物及残存的液体，确定无活动性出血后，退镜，术毕。

（11）关闭压力泵开关，卸下球囊导管，排尽加压泵中的水分。

（12）接支气管镜，关光源，关图像处理中心，关显示仪，最后关电源开关并卸下支气管镜。按下吸引按钮，将先端部放入含酶稀释液中持续吸引5~10秒，并用蘸有酶稀释液的纱布擦拭支气管镜插入部。

（13）协助将支气管镜送入内镜洗消室清洗、消毒。

（14）球囊为一次性耗材，使用结束后应按医疗垃圾分类进行处理。压力泵可用75%酒精纱布进行擦拭消毒。

（七）术中并发症的观察与处理

1. 气道撕裂和气胸

气道撕裂和气胸发生的原因主要是选择的球囊过粗或过长。根据并发症严重程度，做出相应处理。

2. 管壁出血

管壁出血是球囊扩张引起的狭窄部位瘢痕组织撕裂或管壁纵向裂伤所致，多为少量出血，给予1：10 000的肾上腺素+0.9%氯化钠注射液局部喷洒，出血即可停止。

3. 胸骨后疼痛

部分患者术中会感觉轻微的胸骨后隐痛不适，大多随着治疗的中止或结束而自然缓解，无须特别处理。

4. 血氧饱和度下降

大多数患者在进行球囊扩张术时会出现一过性血氧饱和度下降，常规吸氧并监测血氧饱和度。对左右主支气管狭窄球囊扩张术进行治疗时，避免扩张的球囊滑脱进入气管引起严重缺氧。

四、经气管镜支架置入术护理配合

（一）定义

经支气管镜支架置入术是治疗气道狭窄及气道相关性瘘等疾病的重要手段，合理应用气道内支架可迅速缓解良恶性气道狭窄、封堵气道黏膜缺损造成的疾病（如气管支气管食管瘘、支气管胸膜瘘等），其不仅能迅速扩宽气道，还能维持气道稳定的通畅性。

气道内支架种类繁多，一般由骨架结构和被膜组成，其中仅有骨架结构的为裸支架，两者均具备的为覆膜支架（硅酮支架被视为覆膜支架）。按照支架骨架结构的材质不同，气道内支架又可分为金属支架和非金属支架。

（二）器材和物品

手术所用设备、器材和物品，具体如表4-7-8所示。

表4-7-8 经气管镜支架置入术所用器材和物品

器材/物品	数量	器材/物品	数量
支气管镜	各型号1台	抢救物品车	1台
0.9%氯化钠注射液	500 mL	支架	若干
注射器	1个	导丝	1根
盐酸利多卡因注射液	4支	尺子	1个
液状石蜡	1瓶	硅酮支架推送器	1个
无菌纱布块	若干	硅酮支架压缩器	1个
无菌治疗碗	1个	硬镜	1台
无菌治疗巾	1个	高频喷射呼吸机	1台

（三）巡回护士术中配合流程

（1）雾化吸入局部麻醉药品（盐酸利多卡因注射液）5~10分钟，建立静脉通道。

（2）协助患者取平卧位，术前连接心电监护仪，监测患者血压，心率、血氧饱和度等，连接鼻导管吸氧。

（3）与麻醉医生、手术医生三方进行患者安全核查与风险评估。

（4）再次告知患者术中注意事项，如麻醉方式、经镜途径、术中患者配合要点等。

（5）术中各种药品、器械、设备的准备及传递。

（6）术中监护及并发症的观察，协助处理并发症及抢救。

（7）术后协助医生将患者安全转运至复苏室或观察室。

（四）器械护士术中配合流程

1.金属支架置入术护理配合

（1）连接电源，打开内镜主机开关，连接支气管镜。打开显示仪和图像处理中心，打开内镜光源，接负压吸引系统。

（2）协助医生清洗润滑支气管镜先端部。

（3）监测患者的生命体征变化，待麻醉诱导后，协助医生经口插入喉罩或气管导管并连接麻醉呼吸机。

（4）协助全面检查气管、支气管并对病灶周围的分泌物及药液进行清理。

（5）更换治疗型气管镜（钳道≥2.8 mm），协助医生对病灶进行冷、热消融治疗，或对病灶上坏死物进行清理、球囊扩张等。协助医生明确病变部位及长度，选择相应规格型号的气管支架备用。

（6）协助医生经气管镜操作孔道置入导丝，导丝前端通过狭窄段后撤回气管镜。固定导丝，将支架推送器在导丝的引导下送入气道，远端通过狭窄段，固定鞘管，释放出金属支架在病变部位，撤出推送器。

（7）用检查型内镜或超细支气管镜观察支架释放情况，若支架自膨不充分，换用治疗内镜协助医生用球囊扩张导管插入支架内进行扩张，以帮助支架膨开。

（8）运用活检钳或异物钳调节支架至合适位置。

（9）协助卸下支气管镜，并使用含酶稀释液充分清洗支气管镜管腔和擦拭支气管镜整个插入部。

（10）将支气管镜送入内镜洗消室清洗、消毒。

2.硅酮支架置入术护理配合

（1）协助患者平躺于检查床上，并在患者肩部垫一软垫，使其头部充分后仰，以利于硬质支气管镜插入。眼内涂抹眼膏，使双眼闭合，避免眼睛受伤。

（2）连接高频喷射呼吸机电源及气源，完成呼吸机自检，查看呼吸机气压值是否正常，并按操作步骤输入患者身高、体重，设置呼吸频率及潮气量，呼吸机待用。

（3）充分评估患者口腔及牙齿情况，若患者有牙齿松动，可用手术缝线捆绑，防止牙齿脱落掉至气道内。根据患者气道狭窄部位及程度，选择合适型号的硬质支气管鞘管备用。

（4）监测患者血压、心率、心电图和血氧饱和度。待患者充分麻醉后协助医生经口插入硬质支气管镜。为避免损伤牙齿及口唇，操作时将湿纱布垫于硬质支气管镜与牙齿之间。硬质支气管镜插入成功后，将鞘管侧孔与麻醉呼吸机或高频喷射通气机连接。

（5）对管腔内病灶行冷、热消融治疗或对狭窄段行球囊导管扩张治疗，确认病灶或狭窄段部位及长度。

（6）选择相应型号的硅酮支架，并充分润滑支架，利用压缩器将支架置入推送器内，协助医生利用支架推送器将支架推入气道狭窄处。

（7）如支架膨胀不全，用球囊扩张导管充分扩张支架。

（8）运用支架调节钳将支架调整至合适位置。将病灶周围及健侧远端支气管管腔中的分泌物及残存的液体清理干净，确定无活动性出血后，退镜。

（9）协助医生拔出硬镜鞘管，并用75%的酒精纱布清洁硬镜鞘管。

（10）协助卸下支气管镜，并使用含酶稀释液充分清洗支气管镜管腔和擦拭支气管镜整个插入部。

（11）将支气管镜、硬镜鞘管送入内镜洗消室清洗、消毒。

（五）术中并发症的观察与处理

1. 低氧血症

操作前吸氧，诱导麻醉后及时插入硬质支气管镜，连接高频喷射呼吸机辅助呼吸可改善缺氧。密切监测患者血氧饱和度和二氧化碳分压情况，若在操作过程中出现低氧血症，应及时停止操作，挤压人工呼吸皮囊增压供氧，待SaO_2升至100%后再进行操作。

2. 窒息

术中窒息的主要原因是支架置入不成功、移位、膨胀不全等。一旦发生，配合医生对症处理。

3. 出血

少量出血，给予1∶10 000的肾上腺素+0.9%氯化钠注射液局部喷洒；恶性气道狭窄若术前评估出血风险较大，可先行病变部位的血管栓塞。

4. 气道壁的损伤、破裂

气道壁的损伤、破裂主要与病变损伤深度较大、病变部位管壁损伤及支架直径过大等有关。一旦发生，立即停止支架置入，对症处理。

5.喉痉挛、支气管痉挛、喉水肿

操作过程中尽量避免损伤气道，必要时遵医嘱使用解痉、扩张气道药物或吸入类激素。

五、经支气管镜气道瘘封堵术护理配合

（一）定义

经支气管镜气道瘘封堵技术是指利用各种呼吸内镜技术促使气道瘘口封闭，从而阻断气道与其他脏器的异常交通。该技术主要分为促进瘘口愈合和使用器械阻塞瘘口两大类。气道瘘是因多种病因导致气道壁完整性受损，形成异常通道（瘘口），使气道与邻近脏器产生异常交通的一类疾病的总称。常见的气道瘘主要包括气管-支气管食管瘘、气管-支气管胸腔胃瘘、气管-支气管纵隔瘘和支气管胸膜瘘。其病因主要有食管癌、胸部放射性治疗、肺部感染、食管手术、气管支气管或肺部手术、气管切开、外伤等。

（二）器材和物品

手术所用设备、器材和物品，具体如表4-7-9所示。

表4-7-9　经支气管镜局部给药术所用器材和物品

器材/物品	数量	器材/物品	数量
支气管镜	1台	无菌治疗碗	1个
0.9%氯化钠注射液	500 mL	无菌治疗巾	1个
注射器	各型号1个	抢救物品车	1台
盐酸利多卡因注射液	20 mg	亚甲蓝注射液	1支
石蜡油	1瓶	球囊和导丝	若干
无菌纱布块	若干	封堵材料	若干

（三）巡回护士术中配合流程

（1）雾化吸入局部麻醉药物（盐酸利多卡因注射液）5~10分钟，建立静脉通道。

（2）协助患者取平卧位，术前连接心电监护仪，监测患者血压，心率、血

氧饱和度等，连接鼻导管吸氧。

（3）与麻醉医生、手术医生三方进行患者安全核查与风险评估。

（4）再次告知患者术中注意事项，如麻醉方式、经镜途径、术中患者配合要点等。

（5）术中各种药品、器械、设备的准备及传递。

（6）术中监护及并发症的观察，协助处理并发症及抢救。

（7）术后协助医生将患者安全转运至复苏室或观察室。

（四）器械护士术中护理配合流程

1. 内镜主机准备

连接支气管镜连接于主机上，打开主机、显示仪和图像处理中心，打开内镜光源，连接负压吸引系统。

2. 麻醉

在镇静镇痛或全身麻醉下进行，协助医生经口、鼻腔、气管插管或喉罩建立人工气道，保证患者通气。

3. 支气管镜准备

协助医生清洗润滑支气管镜先端部。

4. 支气管镜常规检查

协助全面检查气管、支气管并对病灶周围的分泌物及药液进行清理，并留存图文。

5. 气道瘘确认

根据患者术前CT、造影或支气管镜检查结果，再次行支气管镜检查确认气道瘘的位置、大小及瘘口局部情况。针对部分瘘口难以发现的患者，可将支气管镜置入食管内，注入亚甲蓝注射液。将支气管镜重新置入支气管内，通过观察有无蓝色液体溢出明确瘘口位置。

6. 气道瘘封堵

根据气道瘘情况选择合适的封堵材料进行瘘口封堵。常用封堵材料包括患者自体血、金属覆膜支架、硅酮支架、弹簧圈、硅胶、室间隔封堵器等。

7.气道瘘封堵效果观察

封堵材料置入后即可观察。例如，在进行气道消化道瘘封堵后，可向消化道内注入亚甲蓝溶液，随后通过支气管镜观察，若可见支架外瘘口处有蓝染液体潴留而未流入气道区域，则表明封堵成功；在支气管胸膜瘘封堵后，确认胸腔闭式引流瓶内无气泡溢出且仅存在水柱波动，则表明封堵成功。

8.气管检查

协助全面检查气管、支气管并对病灶周围的分泌物及药液进行清理。

9.支气管镜清洗

将支气管镜送入内镜洗消室清洗、消毒。

（五）术中并发症的观察与处理

1.低氧血症

操作前吸氧，诱导麻醉后应及时插入硬质支气管镜，防止低氧血症的发生。术中实时监测患者血氧饱和度和二氧化碳分压情况，若在操作过程中出现低氧血症，应及时停止操作，挤压人工呼吸皮囊增压供氧，待 SaO_2 升至100%后再进行操作。

2.气道痉挛

出现气道痉挛时，应立即停止操作，并给予持续吸氧，遵医嘱使用解痉、扩张气道或激素类药物。

3.瘘口扩大

机械损伤、热烧灼、化学试剂、硅胶塞、支架、室间隔封堵器等均有可能使瘘口进一步扩大。应结合CT及气管镜的检查情况选择合适的封堵物。

第五章 介入手术室护理应急预案

编者：（以姓氏笔画排序）

王小琳　王玉娟　井学敏　田小红　冯　望　朱红玉　李　燕　杨　清　吴　倩
吴　敏　余中琴　陈廷静　钟小宁　郭雯曦　程伊莲　程　琳　曾小红　曾　杰

第一节 患者介入术中突发病情变化的应急预案

一、患者介入术中发生含碘对比剂不良反应的应急预案

（一）定义

含碘对比剂不良反应是指患者在介入术中使用对比剂后，发生过敏样、超敏反应或化学毒性反应，分为轻度、中度、重度。轻度不良反应主要包括轻度荨麻疹、轻度瘙痒、红斑，恶心、轻度呕吐、寒战等，一般可自行缓解；中度不良反应包括明显荨麻疹、轻度支气管痉挛、面部及喉头水肿、血管迷走反应，需要对症处理；重度不良反应包括过敏性休克、呼吸心跳骤停等严重的全身反应，发生突然且剧烈，需要及时救治，否则会危及患者生命。

（二）预防措施

1.准备工作

介入手术室应配备完善的急救设施、监护设备，确保抢救药品、物品准备齐全。

2.急救培训

提高介入手术室医务人员的急救意识和急救技能，加强对比剂理论知识学习和急救技术培训，定期进行不良反应急救演练。

3.病情评估

需要高度关注患者有无食物或药物过敏史、哮喘病史等，尤其是既往发生过碘对比剂过敏反应的情况。

4.合理水化

建议在使用对比剂前4~6小时至使用后24小时内，对患者给予水化。

5.饮食要求

避免在饥饿或饱餐状态下使用对比剂。

（1）全麻患者术前2小时内严格禁食禁饮，术前3~5小时可进食清饮料，术前6小时可进食清淡易消化饮食及奶制品，术前8小时禁食高脂肪、油炸类食物。

（2）局麻患者可正常进食，但不宜过饱。

（3）特殊患者如吞咽困难患者及误吸风险高的患者（胃食管反流、活动性呕吐、肠梗阻症状、肥胖、糖尿病、阿片类药物急性治疗期患者）或介入术中使用化疗药物患者，应遵医嘱延长禁食水时间。

6.碘对比剂存放

对比剂存放条件必须符合产品说明书要求，一般在30 ℃以下避光保存，防止冻结和冷冻。

7.碘对比剂的使用

合理选择对比剂，尽可能选择次高渗或等渗碘对比剂，注射前将对比剂加温至37 ℃。

（三）应急预案

根据含碘对比剂不良反应程度采取相应的救治措施。

1.轻度不良反应

一般不需要特殊处理，主要安抚患者，加强水化，以加速对比剂排泄，给患者做好解释工作，同时严密观察生命体征及病情变化。

2.中度不良反应

根据患者不良反应情况对症处置。

（1）对于长时间、广泛性的明显荨麻疹，可遵医嘱给予H1受体拮抗剂，如盐酸异丙嗪25~50 mg肌内注射、地塞米松磷酸钠注射液5~10 mg静脉注射或苯海拉明25~50 mg静脉注射抗过敏。

（2）对于支气管痉挛及喉头水肿患者，给予高流量面罩吸氧（6~10 L/min），必要时用简易呼吸球囊加压给氧。遵医嘱用药：β-2肾上腺素受体激动药气雾吸入（深吸2~3次）。对于血压正常患者，可肌内注射盐酸肾上腺素（1：1 000），成人剂量为0.1~0.3 mL（0.1~0.3 mg），冠状动脉疾病或老年患者应使用较小剂量，6~12岁儿童患者应使用50%的成人剂量，6岁以下儿童患者应使用25%的成人剂量。对于血压下降患者，可肌内注射盐酸肾上腺素（1：1 000），成人剂量为0.5 mL（0.5 mg），必要时重复给药，6~12岁儿童患者剂量为0.3 mL，6岁以下儿童患者剂量为0.15 mL。

（3）对于血管迷走神经反射患者，给予高流量面罩吸氧（6~10 L/min），快速经静脉补充生理盐水或乳酸钠林格注射液，最多2 L。遵医嘱用药：成人患者静脉注射阿托品0.6~1.0 mg，3~5分钟后根据需要可重复给药，总量不超过3 mg（0.04 mg/kg），儿童患者静脉注射0.02 mg/kg，单次最大剂量为0.6 mg，总量不超过2 mg。

3. 重度不良反应

当发现患者出现过敏性休克或呼吸心跳骤停时，立即启动应急预案。

（1）立即通知手术医生，停止手术，开始抢救，并呼叫相邻手术间的医护人员协同抢救。

（2）护理人员快速建立静脉通道，输入0.9%氯化钠注射液或乳酸钠林格注射液补液扩容，出现低血压时抬高患者下肢。

（3）保持气道通畅，迅速给予氧气面罩吸氧（6~10 L/min），保持血氧饱和度在90%以上；必要时进行气道吸引，同时准备气管插管或气管切开用物。

（4）药物治疗：遵医嘱给予肌内注射盐酸肾上腺素（1：1 000），成人剂量为0.5 mL（0.5 mg），必要时可重复给药，6~12岁儿童患者剂量为0.3 mL，6岁以下儿童患者剂量为0.15 mL。遵医嘱给予H1受体拮抗剂，如盐酸异丙嗪25~50 mg肌内注射或苯海拉明25~50 mg静脉给药抗过敏，以及多巴胺升压等治疗。

（5）如患者出现呼吸心跳骤停，应立即给予心肺复苏。

（6）急救团队人员分工如下。

1）手术主刀医生：负责现场指挥抢救，发现患者呼吸心跳骤停应立即进行胸外心脏按压，并根据患者病情下达口头医嘱。

2）手术助手配合主刀医生交替进行心肺复苏。

3）当（值）班技师：当（值）班技术人员停止高压注射、调低手术床，上报并通知相关人员支援，协助抢救工作。

4）介入巡回护士：保持静脉通路通畅、及时遵医嘱执行抢救用药，测量生命体征，观察患者病情变化并完善各种抢救记录等。抢救记录时间应当具体到分钟，因特殊情况未能及时记录的，于抢救结束后6小时内据实补记，并加以说明。

5）介入器械护士：管理气道（负压吸引、给氧）并保持气道通畅，及时传递抢救器械、耗材、急救药品，协助医生和麻醉医生进行抢救。

6）组长（高年资医生或副主任、主任）：统筹指挥抢救，下达抢救指令，团队成员完成抢救指令后及时汇报，组长及时反馈抢救效果，并动态指导下一步抢救措施。

7）必要时可请多学科会诊，待会诊人员到达后做好抢救交接工作。

8）在抢救过程中，注意安抚家属，做好抢救记录，并告知引起过敏的药物，避免再用。

9）及时上报药品不良反应事件。

4.处理流程

患者介入术中发生含碘对比剂不良反应处理流程如图5-1-1所示。

二、患者介入术中发生晕厥的应急预案

（一）定义

晕厥是因各种原因导致一过性脑血流减少（脑缺血、缺氧）引起的突发性、短暂性意识丧失状态。依据病理生理特征，晕厥分为神经介导性晕厥（反射性晕厥）、直立性低血压晕厥和心源性晕厥。心源性晕厥又分为心律失常性晕厥和器质性心血管病性晕厥。介入术中最常见的为神经介导性晕厥，如颈动脉窦反应或迷走神经反射性晕厥及心律失常性晕厥。

（二）应急预案

1. 晕厥处理

一旦发生晕厥，应立即告知手术医生停止手术，抬高患者下肢，解开衣领，保持呼吸道通畅。

2. 急救措施

根据临床症状迅速做出判断，配合医生进行急救处理，立即给予氧气吸入，建立静脉通道，遵医嘱给予药物治疗，观察生命体征。

3. 病情观察

专人护理，注意有无心律失常、心率、血压、血氧饱和度、面色、呼吸等，并做好记录。

4. 心理护理

评估晕厥患者的心理状况，有针对性地进行心理护理，做好个人防护，避免不良刺激。

5. 健康指导

向患者及家属讲解晕厥的发病原因、处理措施、预防方法，增强患者自我保护意识，避免危险因素。必要时建立随身健康卡，写明患者的姓名、年龄、家庭住址、联系方式、疾病名称、所服药物等，一旦出现意外情况，便于周围人员救治。

6. 处理流程

患者介入术中发生晕厥的处理流程如图 5-1-2 所示。

三、患者介入术中突发窒息的应急预案

（一）定义

窒息是指喉或气管的骤然梗塞，造成吸气性呼吸困难，如抢救不及时，会很快引发低氧高碳酸血症和脑损伤，最后导致心动过缓、心搏骤停甚至死亡。介入术中突发窒息一般是由大咯血、上消化道出血或食物反流误吸到气道引发的。

（二）预防措施

（1）术前充分评估患者有无窒息的高风险因素：有咯血、上消化道出血等临床表现，全麻患者禁食禁饮时间不充分，肝动脉化疗栓塞术患者进食过饱等风险因素。

（2）窒息高风险介入患者做好术前宣教，告知局麻患者术中若突然出现大咯血、上消化道出血反流、恶心呕吐时头偏一侧，吐出血液或食物再告知医生，若术中感觉呼吸困难，喉头异物及时告知手术医生，若气道堵塞严重无法发出声音立即举手示意。

（3）针对窒息高风险人员术前准备好相应的急救设备，连接负压吸引器，确保随时可用，准备好气管插管、气管切开包等物品。

（4）介入术中严密观察患者生命体征，尤其是血氧饱和度。一旦患者发生剧烈呛咳、呼吸困难、血氧饱和度下降等异常情况，立即汇报医生停止手术，查看患者。

（三）应急预案

1.立即清除呼吸道阻塞物

对于血液反流或胃内容物反流误吸所致的窒息，必须尽快有效清除口腔及气道异物（血块或食物残渣），使呼吸道恢复通畅，使患者尽早脱离缺氧状态，这是提高抢救成功率的关键环节，可采取以下措施。

（1）掏取或吸出：口腔及咽喉部异物，迅速用手掏取或用异物钳取出或用负压吸引器吸出，叩击背部，安抚患者。

（2）冲击：使患者呈仰卧位，用双手在剑突下向上用力加压，这种方法利用胸腔里的气流压力，把堵在气管的异物冲出来。

（3）拍背引流：立即协助患者采取头低足高患侧（或俯）卧位，头偏向一侧。使吸入的异物顺体位流出，轻拍双侧肩胛间区内自下向上促使气管内异物排出。

（4）抽吸：用粗导管插入咽喉部吸引气管内吸入物，同时刺激咽喉部引出咳嗽反射，有利于异物清除。

（5）穿刺：若患者呼吸突然停止，立即行环甲膜穿刺是建立紧急人工气道的最简短、有效的通气措施。

（6）气管插管或切开：必要时行气管插管或切开进行吸引使呼吸道的堵塞物得到迅速彻底地清除。

2.高浓度吸氧

给予高浓度吸氧，迅速建立有效的静脉通路，遵医嘱实施输血、输液及应用各种止血药物，必要时使用呼吸兴奋剂。

3.配合抢救

积极配合抢救，持续心电监护，严密观察心率、血压、呼吸、血氧饱和度和神志变化情况。

4.记录出入量

准确记录出入量，观察吸出异物量、性质和颜色。如有异常及时报告医生对症处理。

5.心理护理

主动与清醒患者交流，安慰、鼓励患者，让其保持镇静，必要时指导其轻轻咳出气管内的积血或异物。

6.整理用物

抢救结束后整理用物，及时清理污物，根据患者情况决定继续手术还是转运回病房，6小时内据实、准确地做好抢救记录。

7.处理流程

患者介入术中突发窒息的处理流程如图5-1-3所示。

四、患者介入术中发生空气栓塞的应急预案

（一）定义

空气栓塞是指气体在短时间内进入血管系统从而引起的栓塞，在静脉和动脉系统中均可发生，是一种具有潜在致命风险的疾病。介入术中发生空气栓塞主要是由于血管造影术或导引导管抽吸不足、球囊破裂、球囊导管引入或退出时混入空气，设备的结构故障以及留在体外的自通气导管持续负压抽吸，无意中将空气引入动脉，多是医源性操作引起，发生率为0.1%~0.3%。空气栓塞的临床表现和引起的后果与进入循环的气体量和速度、患者发生空气栓塞的部位、患者的基础

心脏功能和血管反应有关，若注入气体量较少，患者对缺血耐受性尚可，则多无临床症状；当注入1 mL以上气体时，多可导致患者胸痛、血压降低、心律失常、心肌梗死甚至心搏骤停。

（二）预防措施

（1）医源性空气栓塞的发生取决于操作人员的经验和意识，造影术中可能发生空气栓塞的意识对预防至关重要，对初次接触心导管的医生和辅助医务人员的培训在预防中起着关键作用。

（2）空气栓塞的发生主要与导管—三联三通—环丙注射器系统未充分回吸、排气有关，术前护士应协助术者将连接系统中气体完全排出，确保血管造影系统的封闭性；术中及时更换对比剂以避免将空气吸入注射器中；术者在冲洗导管、注射对比剂等操作时避免意外注入空气。

（3）在介入造影术中，尤其是推注对比剂后患者出现胸痛、低血压和心律失常时，应考虑冠状动脉空气栓塞的可能，查看造影动图进行鉴别诊断，并熟悉空气栓塞的临床处理方法。

（三）应急预案

（1）目前，对于冠状动脉空气栓塞的即时处理原则尚未建立。患者介入术中一旦怀疑并发冠状动脉空气栓塞，应立即停止操作，由介入手术室护士查看患者，嘱患者连续用力咳嗽以加速气体和对比剂的排空，给予患者高流量吸氧，同时监测心率、血压，备好急救药品与相应仪器对症处理，并做好心理疏导。

（2）当发生少量空气栓塞时，患者可表现为单纯的ST段抬高，心率和血压没有变化，此时应给予高流量吸氧，通过促进氮氧置换加速气泡重吸收；当发生大量空气栓塞时，患者可表现为ST段明显抬高，伴有心率明显减慢、血压下降，且出现胸痛等临床症状，此时除立即停止操作、给予吸氧外，还应使用抽吸导管反复抽吸，或向导管内反复强力注射肝素生理盐水或对比剂，使气泡散开，并联合分次冠脉内注射腺苷及钙通道阻滞剂舒张血管，加速气泡清除，同时改善微循环功能障碍和冠脉血流不良。腺苷半衰期短，对血流动力学几乎没有影响，较少引起低血压。冠脉内应用硝酸酯类药物也能舒张血管，但会使血压降低，在血流动力学不稳定时应当慎用。对于低血压患者和（或）心率减慢患者，可遵医嘱给予血管活性药物（如多巴胺、阿托品等）静脉注射。若患者出现心搏骤停，应立即进行心肺复苏和主动脉内球囊反搏，以维持血流动力学稳定。

（3）开展科内讨论，分析原因，确定改进措施。

（4）患者介入术中发生空气栓塞处理流程如图5-1-4所示。

五、患者介入术中发生迷走神经反射的应急预案

（一）定义

迷走神经反射是由某些刺激因素对中枢和下丘脑产生作用导致的血压下降等一系列临床症状。介入术中迷走神经反射一般指的是疼痛刺激、精神因素、血容量不足等各种刺激因素所导致的迷走神经兴奋，从而出现内脏和肌肉的小血管扩张，大多数表现为心动过缓和血压降低。介入术中迷走神经反射包括血管迷走神经反射（Vasovagal Reaction，VVR），有人称之为“拔管综合征”；心血管迷走神经反射（Cardiovascular Vasovagal Reflex，CVVR）；经内镜逆行胆胰管成像（Endoscopic Retrograde Cholangiopancreatography，ERCP）、PTCD等胆道手术中导丝、导管等在胆管内转动牵拉胆道所致发生的胆心反射；颈动脉球囊扩张支架植入时刺激颈动脉窦压力的感受器所致发生的压力—迷走神经反射。临床上主要表现为血压快速下降、心动过缓、头晕、恶心、呕吐、面色苍白、出冷汗、皮肤发凉、胸闷气短等，严重时可出现意识障碍、心跳停止甚至死亡。因此，出现迷走神经反射时，需要及时遵医嘱应用阿托品、多巴胺等药物进行加快心率、提升血压等对症治疗，积极去除引发迷走神经反射的因素，采取有效措施预防、降低迷走神经反射发生风险尤为重要。

（二）预防措施

（1）介入室医护人员应认真评估患者心理状态，对有紧张、焦虑和恐惧心理的患者进行风险评估，确定患者是否存在相关危险因素。

（2）做好评估与宣教，术前患者多有紧张、焦虑和恐惧心理，做好宣教工作，向患者介绍手术方法、过程、术中可能出现的并发症及使用的仪器设备情况等，消除患者思想顾虑及紧张情绪，积极参与医护人员配合；同时给予饮食指

导，指导患者床上排便等。必要时术前可适当给予镇静剂。

1）血管迷走神经反射：积极安慰患者，消除其焦虑心理，消除导致迷走神经反射的其他诱因；常规备抢救药品，术者要充分局部麻醉，完全阻断刺激冲动的传入，操作应轻柔，尽量减少导管对血管的刺激；拔管时压迫桡动脉、股动脉、股静脉用力要适度，既不能操作过猛又要止住血，通常可在心电监护下，备有阿托品、多巴胺下进行；对于迷走神经较敏感患者，可在拔管前肌内注射阿托品0.5~1 mg预防。持续心电监护，拔管时密切监测患者的生命体征及病情变化，视情况给予适当补液，一旦出现迷走神经反射立即给予对症处置。

2）心血管迷走神经反射：常规备抢救药品，持续心电监护，术中密切监测患者的生命体征及病情变化，经皮冠状动脉介入治疗中发生的血管迷走神经反射不但凶险，且发生迅速，最快可1分钟内发生，一旦出现迷走神经反射立即给予对症处置。

3）胆道手术引起的胆心反射：术前充分准备，充分评估患者病情，记录患者的基础心率、血压，认真检查心电图及心脏功能，若心前区疼痛及心电图有改变者，应术前给予营养心肌及改善心肌代谢的药物治疗。尽量避免急诊手术，常规心电监护、氧气吸入，备齐抢救物品和药品，一旦出现迷走神经反射立即给予对症处置。

4）压力—迷走神经反射：术前指导患者进行有效的咳嗽训练；术中进行心理安慰，缓解其紧张情绪，选择适宜的球囊进行扩张，常规备抢救药品；高危患者如球囊扩张可能刺激颈动脉窦，可遵医嘱预防性静脉注射阿托品0.5 mg，注射后密切监测患者的生命体征和病情变化，一旦出现迷走神经反射立即给予对症处置。

（3）各项操作要轻柔，尽量减少反复穿刺或反复送入导丝、导管等刺激的次数。

（4）针对患者个体差异、基础疾病、手术过程中对迷走神经的刺激及损伤选择合适的麻醉方式及麻醉用药，如局部麻醉、静脉麻醉、全身麻醉等。

（5）对迷走神经较敏感者可在关键操作步骤前肌内注射阿托品0.5~1 mg预防，必要时安置临时起搏器。

（6）患者在介入手术前、中、后，介入中心工作人员都应注意常规备抢救药品，心电监护监测生命体征，包括心率、血压、呼吸等；监测意识状态，观察患者是否出现意识模糊、头晕、头痛、乏力、昏迷等症状；观察患者是否出现胃肠道症状，如恶心、呕吐、腹泻等症状；观察患者是否出现其他症状，如呼吸困难、胸闷、气喘等。

（三）应急预案

（1）患者发生病情变化时，首先排除低血糖反应和对比剂过敏反应。

（2）介入术中一旦患者发生迷走神经反射，介入医生、介入技师、介入手术室护士应立即进入手术间查看情况。医生评估是否停止相关手术；护士立即到患者身边，及时给予心理支持，备好急救药品与器材；技师协助护士准备急救药品、物品，必要时通知相关科室人员支援。

（3）根据患者症状及生命体征给予正确的紧急处理，并密切监测患者病情变化以及生命体征，立即吸氧，保持呼吸道通畅等，同时做好记录与上报工作。

1）血管迷走神经反射：一旦患者发生迷走神经反射，应立即将患者置于平卧位或头低足高位，头偏向一侧，防止呕吐物误吸，引起窒息；吸氧；立即建立静脉双通道，并快速静脉滴注平衡盐溶液、羟乙基淀粉溶液、低分子右旋糖酐溶液等，以扩充血容量，维持有效循环血容量；协助医生进行其他对症及支持治疗。

2）心血管迷走神经反射：一旦患者发生迷走神经反射，立即评估病情及生命体征、吸氧，快速给予生理盐水补液，同时立即静脉注射阿托品 0.5~1 mg，心率<50次/分可重复运用，没有持续性低血压，不用多巴胺；血压持续下降者（血压<90 mmHg），建立静脉双通道，一通路遵医嘱静脉推注多巴胺 10~20 mg，或微量泵泵注，维持血压；另一通路补充液体；协助医生进行其他对症及支持治疗。

3）胆道手术引起的胆心反射：一旦患者发生迷走神经反射，应立即停止操作退出十二指肠镜，后撤导管、球囊减压等，给予止痛、镇静及吸氧，并防止呕吐物误吸，引起窒息；立即快速静脉滴注输液以扩充血容量，维持有效循环血容量；血压明显下降时，应迅速静脉应用多巴胺，观察血压变化；心率明显减慢时，立即静脉注射或肌内注射阿托品 0.5~1 mg；呕吐者可给予甲氧氯普胺（胃复安）10 mg 肌内注射等；协助医生进行其他对症及支持治疗。

4）压力—迷走神经反射：一旦患者发生迷走神经反射，应立即取下头架，头偏向一侧，防止呕吐物误吸，引起窒息；吸氧；心率明显减慢时，立即静脉注射阿托品0.5~1 mg；血压明显下降时，应迅速静脉应用多巴胺，观察血压变化；呕吐者可给予甲氧氯普胺（胃复安）10 mg肌内注射等；协助医生进行其他对症及支持治疗。

（4）病情需要时通知麻醉科、心内科等，准备安置临时起搏器；准备主动脉内球囊反搏（Intra-aortic Balloon Pump，IABP）机器，必要时安置IABP并按需调节反搏频率。

（5）开展科内讨论，分析原因，确定改进措施，必要时采取多学科团队合作模式。

（6）患者介入术中突发迷走神经反射的处理流程如图5-1-5所示。

六、患者介入术中发生失血性休克的应急预案

失血性休克为术中常见并发症，通常在迅速失血超过全身总血量的20%时即可出现，具有病情急、出血多、死亡率高等特点。

（一）定义

失血性休克是指机体在短时间内大量失血所致有效循环血量减少、组织灌注不足、细胞代谢紊乱和器官功能受损的临床症候群。

（二）预防措施

失血性休克的快速识别与程度评估：从休克发生到死亡的中位时间仅有2小时，早期识别失血性休克和迅速采取止血措施是拯救生命的关键。

1.心理护理

介入术中患者情绪恐惧、紧张，应当及时主动给予心理疏导，安慰患者，让其主动配合医护人员实施救治。

2.环境与物品准备

介入术中调节室温为22~24 ℃，湿度为40%~60%，备齐相关的手术器械与物品、备好抢救车，保证各种急救器材与仪器的性能。

3.评估病情

介入术中动态观察生命体征，正确预见病情变化，并制订相应的急救护理方案。

（1）全身情况评估：介入术中动态观察患者的意识状态、生命体征、中心静脉压、尿量、血流动力学有无改变，检查皮肤黏膜的色泽、温度，有无多器官的功能损害。

（2）局部情况评估：介入术中注意评估患者有无局部疼痛、肿胀、出血，活动有无异常，判断性质和程度。

（3）了解病史：了解患者既往史、手术史，评估出血原因、部位、出血量。

（4）评估患者的静脉通路情况，已输入的液体种类、量及尿量情况。

（三）应急预案

1.评估患者是否发生失血性休克

患者介入术中一旦发生失血性休克，介入手术室护士立即报告手术医生，并呼叫其他医护人员协助抢救，必要时上报护士长组织抢救。

2.快速准备抢救药品及物品

液体、血液制品、加压袋、静脉切开包、止血材料、血管缝线等。

3.评估患者是否发生心搏骤停

发生心搏骤停时，应立即给予心肺复苏、机械通气。

4.快速补充血容量，遵医嘱用药

（1）建立有效的静脉通路：加快静脉输液，迅速建立多条有效静脉通路，可选用18G留置针，在建立有效外周静脉通路的同时，尽早着手建立中心静脉通道的准备，给予大量快速补液。

（2）快速交叉配血，通知血库送血，在血液到达之前，快速给予乳酸钠林格注射液、代血浆等补充血容量，必要时加压输血、输液，密切监测各项生命指征。

（3）血管活性药物应用：在充分补充血容量的基础上应用血管活性药物，如间羟胺、多巴胺等，以解除微动脉和微静脉的痉挛，改善微循环和重要器官的血液供应，随时观察血压，在用药的同时，严格防止液体外溢，以免造成局部组织坏死。

（4）纠正酸中毒：由于组织缺氧、缺血，体内酸性代谢产物蓄积，患者可能发生不同程度的酸中毒。及时抽血并进行动脉血气分析，根据实验室报告给予碱性药物，如5%碳酸氢钠等。

5.保持呼吸道通畅并合理给氧

及时清除口鼻腔及气管内的分泌物，备好吸引器，防止呼吸道梗阻，必要时还应进行气管插管，给予机械通气，保证有效的气体交换，休克患者均有不同的缺氧，应给予高流量氧气吸入，必要时加压吸氧。

6.快速查找出血原因，有效止血

（1）药物止血：根据医嘱快速给予止血药、升压药，并按药量浓度严格掌握输液速度，使血压维持在稳定状况，在用药同时严格防止液体外溢，以免造成局部组织坏死。

（2）物理止血：在补充血容量的同时，尽快查找出血原因，结扎出血点，填塞纱布块压迫止血或用止血带止血。

（3）介入手术止血：在DSA引导下找到出血血管进行栓塞止血。

（4）外科手术止血：做好需急诊外科手术止血的术前准备。对于出血部位明确、活动性失血的严重休克患者，积极完善相关检查，争分夺秒完成术前准备，转运途中不可停止抢救，并做好与手术室护士的准确交接。

（5）保证电凝器、负压吸引器等急救器械处于工作状态。

7.密切观察休克的各项指征及术中并发症的发生

（1）密切观察患者的血压、脉搏、呼吸、血氧饱和度、神志、尿量、温湿度、皮肤色泽、四肢末梢循环、颈静脉充盈度等，以判断休克的程度。

（2）注意保暖：患者会出现体温下降、畏寒，此时应增加环境温度，盖被子，脱去湿衣裤，但不要给患者做任何形式的局部体表加温。加温可提高局部的新陈代谢，导致细胞需要量增加，加剧血供不足的矛盾，也可使皮肤血管扩张，破坏机体调节作用，对纠正休克不利。

（3）保持各管路通畅，保证输液、输血、吸氧、尿管、机械通气等管路通畅。

（4）心理护理：失血性休克多为突然发生，起病急，病情发展快，患者清醒时，要做好心理安慰，以消除其紧张、恐惧心理。

（5）在快速输血及输液的同时应注意有无寒战及荨麻疹的发生。

（6）安全护理：对于烦躁或意识不清的患者，应注意防止患者坠床，输液侧肢体宜用夹板固定。对于特别躁动的患者，必要时进行四肢保护性约束，限制身体或肢体活动，防止患者自伤或坠床。

8.术中其他抢救护理

（1）严格执行查对制度，防止差错事故的发生：由于患者病情危重，参加抢救的人员较多，容易出现差错，故一定要保持清醒的头脑，做到心中有数，术中的口头医嘱必须核对无误后方可执行，术中所有用药必须查对清楚后再用。用后的空安瓿不可扔弃，要保存在空盒内以备查对时使用。所有的用品未经巡回护士同意，任何人不得拿出手术间。输血时要注意执行输血常规，血制品必须经二人查对无误后方可输入，同时应密切观察有无输血反应的发生。

（2）防止异物遗留于体腔内：术前严格清点器械、敷料、缝针、缝线等物品的数目并做好详细记录。对术中添加的物品要及时准确记录。在关闭体腔前，要认真细致地清点物品，做到万无一失，确保患者的安全。

9.书写抢救记录

（1）准确记录手术用器械量、敷料量、抢救用药、输液量、输血量、尿量、出血量，以及介入耗材的规格型号、数量、价格等。

（2）详细记录患者术中的病情及生命体征变化，完善抢救记录、手术护理记录、耗材记录等。

10.组织讨论

开展科内组织讨论、分析原因，确定改进措施。

11.处理流程

患者介入术中发生失血性休克处理流程如图5-1-6所示。

七、患者介入术中突发心搏骤停的应急预案

（一）定义

心搏骤停是指心脏射血功能突然终止，表现为大动脉搏动与心音消失，脑与重要组织器官发生严重缺血、缺氧，炎症因子释放，产生各种代谢产物。心搏骤停后综合征是导致心搏骤停患者自主循环恢复后死亡的主要原因之一，其病理损伤过程尚不完全清楚。目前研究方向主要包括心搏骤停后脑损伤、心搏骤停后心肌功能障碍、全身缺血再灌注损伤、持续致病性病因和诱因等。

（二）应急预案

（1）介入术中患者疑似出现心搏骤停时，应快速判断患者神志、大动脉搏动及呼吸，一旦确定心跳呼吸停止，应立即停止手术，一名医生予以胸外心脏按压；另一名医生使患者去枕平卧，头部后仰及抬起下颌，清除呼吸道异物，行气管插管，有创呼吸机辅助通气。团队成员立即分工合作，快速抢救。

（2）技师呼叫其他手术间内医务人员协助抢救，电话通知启动多学科急救团队，降低手术床到合适抢救高度，关闭射线，协助记录抢救用药情况。

（3）一名护士负责静脉通道给药，必要时开放两条静脉通道快速补液，遵医嘱静脉注射肾上腺素、盐酸胺碘酮注射液、多巴胺注射液等急救药物；另一名护士准备各种急救物品和器材配合抢救，严密观察患者的意识、瞳孔、生命体征的变化，准确及时递送抢救物品。给患者头部放置冰袋降温，保护大脑必要时可遵医嘱应用脑细胞脱水剂。

（4）一名团队成员负责除颤仪，若心电监护提示心室颤动，应尽早电除颤；若心电监护提示无脉性电活动，应持续胸外心脏按压。

（5）抢救过程中团队成员及时反馈执行情况及患者情况。对于难以维持有效循环或反复发生心搏骤停的患者，多学科会诊讨论充分告知家属病情，可采用体外膜肺氧合（Extracorporeal Membrane Oxygenation，ECMO）治疗方案。

（6）对于呼吸心跳恢复的患者，主刀医生应充分评估患者病情，决定是继续手术还是转运回病房。

（7）若抢救30分钟以上患者心跳呼吸仍未恢复，医生须在征得家属同意后停止抢救，做好家属的沟通安慰工作，安抚家属情绪。

（8）完善病情及抢救过程记录，抢救结束后及时补充急救物品、药品及器材。

（9）患者介入术中突发心搏骤停的处理流程如图5-1-7所示。

八、患者介入术中发生心脏压塞的应急预案

（一）定义

心脏压塞是心包积液过多或积液迅速增加、心包腔内压力急剧上升导致的心

输出量和回心血量明显下降的血流动力学紊乱综合征。急性心脏压塞是短期内出现大量心包积液所致。急性心脏压塞在心脏介入治疗中虽然少见，但却是紧急、严重的并发症，如不能快速识别并迅速、有效地治疗，严重时常可导致患者死亡。

（二）应急预案

1. 早期识别

介入术中严密观察患者生命体征及病情变化，尤其是高龄、贫血、血小板降低、凝血异常、复杂冠状动脉介入手术、射频消融术中房间隔穿刺、置入冠状静脉窦电极、射频消融功率调整不当等心脏压塞高风险人群。早期识别急性心脏压塞的临床表现：胸闷、胸痛、呼吸急促、呼吸困难、血压降低、疲乏、焦虑、烦躁不安、全身出汗、面色苍白或发绀、恶心、呕吐、神志不清等，一旦发生，立即报告医生快速诊断。

2. 快速诊断

（1）心脏压塞早期立即左前斜位透视，可敏感捕捉心影增大、搏动变弱或消失、心影内出现半环状透亮带等心包积液的特征性早期征象，有助于快速诊断急性心脏压塞。

（2）当心包积液量少而增长缓慢时，早期征象不明显，多普勒超声心动图是首选诊断方法。当怀疑急性心脏压塞时，应立即进行超声心动图检查。

3. 急救处理

在医生诊断的同时，护士遵医嘱给予高流量氧气吸入，持续心电监护，及时配合中心静脉置管，无条件时开放静脉双通路，遵医嘱快速输注0.9%氯化钠注射液、乳酸钠林格液、琥珀酰明胶，必要时输血。备好各种急救药品如升压药、胶体注射液和其他辅助药品等，备好抢救物品、急救设备、超声心动仪、心包穿刺耗材、血液滤过装置、开胸手术包等，根据血压情况必要时遵医嘱给予多巴胺等血管活性药物静脉泵入。

4. B超确诊定位后立即配合医生行心包穿刺引流术

（1）选择剑突下偏左位穿刺点常规消毒，铺巾，2%利多卡因局部浸润麻醉。

（2）用穿刺针穿刺心包腔后，确定在心包腔内，置6F PIG造影导管，接三通，抽取心包积液，在严格无菌技术操作下将抽出的心包积血由静脉自体回输给患者，其中洗涤式自体血液回输不会引发过敏、溶血及发热等不良反应，既安全又不用做交叉配血，是抢救患者安全、有效的方法。嘱患者在穿刺过程中勿咳嗽及深呼吸，以免意外伤害。

（3）穿刺过程中严密监测生命体征，密切注意患者神志、面色、心率、心律、血氧饱和度的变化。

（4）心包引流期间保持引流管妥善固定、通畅、无菌，每天消毒穿刺点，更换敷贴和引流袋。正确记录引流液的量、色、质，经常询问患者有无不适，并及时处理。暂时中断引流时，要正压封管，防止导管填塞。

（5）心脏超声检查提示无明显心包积液，即可拔管，应用肝素盐水封管，持续密切观察患者生命体征。

5. 拮抗抗凝

立即停用肝素，并根据活化全血凝固时间给予鱼精蛋白中和过量肝素以减少出血，同时利用形成的局部血栓堵塞穿孔部位以进一步止血，每1 000 U肝素用10 mg鱼精蛋白对抗。

6. 外科开胸与输血

当心包穿刺引流及自体血液回输等保守治疗仍无法逆转血流动力学恶化及持续出血时，应行急诊外科开胸手术，同时立即输注悬浮红细胞、血小板、新鲜冷冻血浆、冷沉淀及纤维蛋白原。

7. 病情及抢救记录管理

做好病情及抢救过程记录及家属沟通解释工作。

8. 处理流程

患者介入术中发生心脏压塞的处理流程如图5-1-8所示。

九、患者介入术中发生心律失常的应急预案

（一）定义

心脏发放电冲动的频率、节律、起搏部位，以及传导速度或次序异常会导致心脏活动规律发生紊乱，称为心律失常。按照心率快慢，心律失常分为快速性心

律失常和缓慢性心律失常。心律失常发作时，临床多无症状，偶有心悸或漏跳感，但心率过慢或过快导致血流动力学不稳定时，患者可出现晕厥、心绞痛等症状，严重者可出现心源性猝死。介入术中常见的心律失常有窦性心动过缓、高度房室传导阻滞、频发室性早搏、加速性心动过速、室性心动过速、心室颤动等。

（二）预防措施

（1）术前了解患者临床病史，检查电解质、心电图及心脏彩超等，评估心律失常的风险。对于已知存在心律失常的患者，应提前制订针对性的治疗计划和应急预案。

（2）患者进入导管室准备接受检查治疗时，首先连接好心电监护，监护选择Ⅰ、Ⅱ、Ⅲ、aVL、aVF以R波为主的导联，记录术前心电图作为手术进程中的对照心电图，便于提示术中监护重点。

（3）术中持续进行心电监测，密切观察患者的心律变化。对于高危患者，应增加监测频率，及时发现潜在的心律失常风险。术前建立静脉通道，手术间内急救药品及抢救仪器包括除颤仪、临时起搏器等，保证随时处于功能备用状态。

（4）介入术中发生迷走神经反射、急性冠脉血管闭塞、疼痛或急诊PCI术中血管开通后再灌注常出现心律失常，护士应做到心中有数，减少慌乱，密切配合观察患者心率、心律、血压改变，做好预见性护理准备，必要时遵医嘱使用相关药物和实施治疗措施。

1）抽取阿托品、多巴胺，必要时遵医嘱使用。

2）静脉加速补充液体，增加灌注改善循环。

3）抽取盐酸利多卡因注射液，必要时遵医嘱使用。

4）准备好除颤仪、临时起搏器，必要时使用。

5）病窦综合征或高度房室传导阻滞既往有晕厥病史者、永久起搏器更换术起搏器依赖者可先植入临时电极避免术中发生阿-斯综合征。

（5）定期组织医护人员进行心律失常识别和处理的培训，提高其对心律失常的认识和处理能力。

（三）应急预案

（1）介入术中一旦发生严重心律失常，护士应立即通知手术医生，同时快速识别心律失常类型，根据心律失常的严重程度和患者的临床表现，判断是否需要进行紧急处理。

（2）对于需要紧急处理的心律失常，如心室颤动、持续性室性心动过速等，应立即进行胸外心脏按压，同时准备电除颤，如不成功可重复除颤，积极进行液体复苏和血管活性药物的应用，在处理心律失常的同时，保持呼吸道通畅，密切观察患者的意识、心率、心律、呼吸及血压等，必要时辅助主动脉内球囊反搏泵或左室辅助装置临时支持。

（3）对于不需要紧急处理的心律失常，如偶发房性早搏、窦性心动过缓等，可密切观察患者病情变化，必要时给予药物治疗；对于显著窦性心动过缓心率<50次/分，可遵医嘱给予阿托品静脉推注提升心率，必要时协助植入临时电极起搏支持治疗；对于频发室性早搏或加速性心动过速，须排除心肌再灌注心律失常，这类心律失常常在冠脉急性闭塞血管开通后一过性出现，可严密监护，暂时不作特殊处理；对于短阵室性心动过速，可遵医嘱给予盐酸利多卡因注射液50~100 mg静脉推注，必要时可每5~10分钟重复使用。

（4）及时、准确地记录抢救过程，如已安置临时起搏器，密切观察心率、心律及起搏与感知功能是否正常，妥善固定起搏器与导管电极，术侧肢体制动，交代注意事项。

（5）做好心理护理，及时向患者家属告知病情变化和治疗进展，取得家属的理解和支持。

（6）术后继续对患者进行心电监测，观察心律失常是否得到控制，评估患者的恢复情况。

（7）做好抢救后物品的清理、消毒、补充，急救药品还原成备用状态。

（8）患者介入术中发生心律失常处理流程如图5-1-9所示。

十、患者介入术中发生急性脑梗死的应急预案

（一）定义

急性缺血性脑卒中（Acute Ischemic Stroke，AIS），又称“急性脑梗死”，是指各种原因导致的脑组织供血障碍，造成脑组织缺血缺氧性坏死，从而引发的一系列临床综合征。术中发生急性脑梗死多由栓子脱落栓塞引起，也可由血栓形成等引起，症状严重者应及时处理。亚临床缺血性损伤可以通过核磁共振检查发现，据推测可能由微栓子所致。术中出现大血管栓塞事件时，应尽快进行脑血管取栓或溶栓治疗。

（二）预防措施

（1）术前准备要充分，介入治疗前要有双联抗血小板治疗，阿司匹林100 mg和氯吡格雷300 mg。

（2）穿刺成功后术中应全程全身肝素化（肝素70 U/kg，出血性脑血管病除外）。

（3）规范手术操作。

1）导管需冲洗并持续加压滴注。

2）严防导管内空气存在。

3）血管入路高度迂曲或血管内存在不稳定斑块者，导管应在导丝引导下缓慢推进。

（4）出现血管痉挛时，提醒医生立即减少或停止操作，必要时遵医嘱应用维拉帕米或罂粟碱等扩血管药。

（5）一旦发现短暂性持续性新发神经系统体征，应尽快评估治疗血管和其他血管。急性血栓形成或栓塞者，除使用抗栓药外可行急诊溶栓或取栓治疗；空气栓塞者，应尽早高压氧治疗。

（6）术中监测。

1）肝素化和凝血功能监测：应该通过给予普通肝素达到适当抗凝，并监测凝血功能状态。

2）心电图和血压监测：包括低血压、血管迷走神经反射和血管降压反应。因此，应常规持续监测心电图，推荐动脉内置管持续监测血压，短间隔袖带测压也可行。

3）神经功能状态监测：局部麻醉手术时，患者的神经功能状态，尤其是意识水平、语言和运动功能，应在颈动脉支架植入术（Carotid Artery Stenting，CAS）全过程中由医生和巡回护士给予监测。避免过度镇静以便持续评估。当出现神经功能障碍时，需要根据可能的原因和不同的手术阶段选择处理方法。如果神经功能事件发生在手术早期（例如在导丝放置时），可以小心地中止这次操作，并为以后的干预进行再评估；如果这一事件发生在手术接近完成阶段，最好是尽快完成手术，同时立即评估患者的临床症状和血管造影情况以纠正原因，并进行神经功能的抢救，或改变治疗方案。

（三）应急预案

1.快速收集临床资料

（1）初步评估：体格检查、生命体征、体重，应用卒中量表评估病情严重程度。常用美国国立卫生研究院卒中量表（National Institute of Health Stroke Scale，NIHSS）。

（2）影像学检查：立即行脑血管造影明确栓塞或狭窄位置。

（3）实验室检查：介入手术室护士应快速送检患者的实验室标本，包括血糖、肝肾功能和电解质；心电图和心肌缺血标志物；全血计数，包括血小板计数；凝血酶原时间（Prothrombin Time，PT）、国际标准化比值（International Normalized Ratio，INR）和活化部分凝血活酶时间（Activated Partial Thromboplastin，APTT）；血氧饱和度。

2.确认诊断

（1）是否为脑卒中？排除非血管性疾病。

（2）是否为缺血性脑卒中？进行脑CT检查排除出血性脑卒中。

（3）脑卒中严重程度如何？采用神经功能评价量表评估神经功能缺损程度。

（4）能否进行溶栓治疗？是否进行血管内治疗？核对适应证和禁忌证。

3.一般处理

通知医生，做好急救准备。

（1）呼吸与吸氧。

1）必要时吸氧，应维持氧饱和度>94%。气道功能严重障碍者，应给予气道支持（气管插管或切开）及辅助呼吸。

2）无低氧血症者，不需要常规吸氧。

（2）心脏监测与心脏病变处理。

1）脑梗死后24小时内应常规进行心电图检查，根据病情，有条件时进行持续心电监护24小时或以上，以便早期发现阵发性心房颤动或严重心律失常等心脏病变。

2）避免或慎用增加心脏负担的药物。

（3）体温控制。

1）对于体温升高的患者，应寻找和处理发热原因，如存在感染应给予抗感染治疗。

2）对于体温>38 ℃的患者，应给予退热措施。

（4）血压管理。

1）密切监测以降低血流动力学障碍导致梗死的可能。

2）如准备血管再通治疗应用静脉注射药物将血压控制在180/105 mmHg以下，整个手术过程中建议收缩压控制在180 mmHg以下。

3）如未进行血管再通治疗，若血压<220/110 mmHg并且无合并症，在卒中发作后首个48~72小时内启动或重启降压对于预防死亡或残疾无效；如未进行血管再通治疗，若血压≥220/110 mmHg并且无并发症在卒中发生后首个24小时内降压15%可能是合理的。

（5）血糖管理：应加强血糖监测，血糖值可控制在7.8~10.0 mmol/L。

1）血糖>10.0 mmol/L时，可给予胰岛素治疗，急性期首选胰岛素，可将高血糖患者血糖控制在7.8~10.0 mmol/L，在无明显低血糖的前提下，某些患者达到更严格的血糖目标（如6.1~7.8 mmol/L）可能是合适的。

2）血糖<3.3 mmol/L时，可给予10%~20%葡萄糖口服或注射治疗，目标是达到正常血糖。

（6）血脂管理。

1）对于发病前已服用他汀类药物调脂或者抗动脉粥样硬化治疗的缺血性脑卒中患者，急性期可继续用药。

2）对于发病前未服用他汀类药物的缺血性脑卒中患者，推荐院内尽早启动他汀类药物治疗。

4.特异性治疗

（1）改善脑血液循环。

静脉溶栓：对于急性脑梗死发病4.5小时内且符合适应证的患者，尽快静脉给予阿替普酶溶栓治疗。静脉溶栓治疗是实现血管再通的重要方法，静脉溶栓应尽快进行，尽可能减少时间延误。

（2）血管内介入治疗。

1）血管内机械取栓：对于存在静脉溶栓禁忌的部分患者，可经评估直接使用机械取栓治疗。对于发病后6小时内可以完成股动脉穿刺的患者、距最后正常时间6~16小时及距最后正常时间16~24小时的患者，经严格临床及影像学评估后，可进行血管内机械取栓治疗。

2）动脉溶栓：对于发病6小时内由大脑中动脉闭塞导致的严重脑卒中且不适合静脉溶栓或未能接受血管内机械取栓的患者，经过严格选择，可在有条件的医院进行动脉溶栓；对于由后循环大动脉闭塞导致的严重脑卒中且不适合静脉溶栓或未能接受血管内机械取栓的患者，经过严格选择，可在有条件的单位进行动脉溶栓，虽目前有在发病24小时内使用的经验，但也应尽早进行，避免时间延误；对于静脉溶栓或机械取栓未能实现血管再通的大动脉闭塞患者，可考虑进行补救性动脉溶栓（发病6小时内）。

3）血管成形术（急诊颈动脉内膜切除术、颈动脉支架植入术）：急诊颈动脉内膜切除术（Carotid Endarterectomy，CEA）或颈动脉支架植入术治疗症状性颈动脉狭窄，有助于改善脑血流灌注，但临床安全性与有效性尚不明确。

4）溶栓监护及处理：定期进行血压和神经功能检查，静脉溶栓治疗中及结束后2小时内，每15分钟进行1次血压测量和神经功能评估；然后每30分钟1次，持续6小时；以后每小时1次，直至治疗后24小时；如出现严重头痛、高血压、恶心或呕吐，或神经症状体征恶化，应立即停用溶栓药物并行脑CT检查；如收缩压≥180 mmHg或舒张压≥100 mmHg，应增加血压监测次数，并给予抗高血压药物；鼻饲管、导尿管及动脉内测压管在病情许可的情况下应延迟安置；溶栓24小时后，给予抗凝药或抗血小板药物前应复查颅脑CT、MRI。

5.改进措施

开展科内讨论，分析原因，确定改进措施。

6.处理流程

患者介入术中发生急性脑梗死处理流程如图5-1-10所示。

十一、患者介入术中发生脑出血的应急预案

（一）定义

脑出血（Intracerebral Hemorrhage，ICH）是指非创伤性脑实质血管破裂导致的出血。介入术中发生颅内出血归咎于脑高灌注综合征、支架植入后的抗凝及抗血小板治疗所导致的出血体质、高血压脑出血（主要位于基底核部位）、脑梗死后出血转化以及合并颅内出血性疾患等。

（二）预防措施

（1）严格掌握手术适应证，规范手术操作流程，选择合适的术式及器材。

（2）术中一旦发现血管破裂，立即充盈球囊压迫止血；并立即用鱼精蛋白中和肝素，停止应用抗血小板药；必要时输注新鲜冷冻血浆或血小板；控制高颅压。

（三）应急预案

1.快速收集临床资料

（1）初步评估：体格检查、生命体征、氧饱和度、心脏监护，记录体重，应用卒中量表评估病情严重程度。常用的量表有格拉斯哥昏迷量表（Glasgow Coma Scale，GCS）、NIHSS、脑出血评分量表。

（2）影像学检查：介入术中脑血管造影是诊断脑出血的重要影像学检查方法。并且能够帮助明确脑出血的潜在病因。DSA能清晰显示脑血管各级分支，并可清楚显示出血位置、大小、形态及分布。

2.确认诊断

（1）是否为脑卒中？根据初步评估、影像学检查、实验室检查判断。

（2）是否为脑出血？DSA明确诊断。

（3）脑出血严重程度？根据影像检查显示脑出血部位、出血量，结合GCS或NIHSS进行评估。

3.脑出血的内科治疗

（1）一般处理：脑出血治疗的首要原则是卧床休息，稳定血压，防止再出血。术中一旦发现血管破裂，立即做好急救准备，协助医生止血；遵医嘱给予鱼精蛋白中和肝素，停止应用抗血小板药物；必要时输注新鲜冷冻血浆或血小板；根据病情，适当降低颅内压，防止脑水肿，维持水电解质、血糖、体温稳定；同时加强呼吸道管理及护理，预防及治疗各种颅内及全身并发症。

（2）血压管理：临床上常将160/90 mmHg作为降压目标参考值。脑出血早期积极降压至收缩压<140 mmHg是安全的，但其改善患者预后的有效性仍有待进一步研究证实。在降压治疗期间应严密观察血压水平的变化，每隔5~15分钟进行1次血压监测。

（3）颅内压（Intracranial Pressure，ICP）增高的处理。

1）协助患者取平卧位，将床头抬高约30°，头位于中线上，避免过度屈伸颈部，以增加颈静脉回流，降低颅内压，同时严密观察生命体征和瞳孔大小及反射等。

2）药物治疗：遵医嘱快速静脉滴注甘露醇或静脉注射呋塞米，甘露醇应在15~30分钟内滴完，避免药物外渗。

3）颅内压和脑灌注压监测：关于在脑出血患者中监测和治疗ICP的适应证，目前的研究资料非常有限，因此ICP升高的管理原则通常借鉴脑外伤指南，后者推荐在GCS 3~8分的患者中放置ICP监测装置，并维持ICP<22 mmHg和脑灌注压（Cerebral Perfusion Pressure，CPP）60~70 mmHg。

（4）血糖管理：应密切监测血糖，控制血糖值范围在7.7~10.0 mmol/L，避免血糖过高和过低。

（5）体温管理：低温或亚低温治疗脑出血的疗效及安全性还有待深入研究，因此一般主张维持正常体温为妥。

（6）止血治疗：由于止血药物治疗脑出血临床疗效尚不确定，且可能增加血栓栓塞的风险，不推荐常规使用。

（7）停用抗栓（抗血小板、抗凝）治疗等致出血药物，逆转抗凝、抗血小板治疗。

4.脑出血的外科治疗

（1）对于大量血肿压迫并伴有严重高颅压甚至脑疝的患者，应紧急进行血肿清除手术，以挽救生命。

（2）对于高颅压严重已出现脑疝的患者，或清除血肿后颅压下降不满意的幕上脑出血患者，可进行去骨瓣减压术，以挽救生命。

（3）对于伴有高颅压的脑积水患者，可行脑室外引流以降低颅内压。

（4）对于伴有神经功能进行性恶化或脑干受压和（或）脑室梗阻性脑积水的小脑出血患者，应尽快进行血肿清除手术。

（5）并发症处理。

1）脑疝。①病情评估：评估是否有引起颅内压增高的因素，部分脑组织从压力较高处向压力低处移动，通过正常生理孔道疝出的病理过程称为脑疝，是脑出血患者最常见的直接死亡原因。应密切观察瞳孔、意识、体温、脉搏、呼吸、血压等生命体征，如患者出现剧烈头痛、喷射性呕吐、烦躁不安、血压升高、脉搏减慢、意识障碍进行性加重、双侧瞳孔不等大、呼吸不规则等脑疝的先兆表现时，协助医生对症处理。②急救配合与护理：立即为患者吸氧并迅速建立静脉通道，遵医嘱快速静脉滴注甘露醇或静脉注射呋塞米，250 mL甘露醇应在15~30分钟内滴完，避免药物外渗。注意甘露醇的致肾衰作用，观察尿量和尿液颜色，定期复查电解质。备好气管切开包、脑室穿刺引流包、呼吸机、监护仪和抢救药品等。

2）上消化道出血。①病情监测：观察患者有无恶心、上腹部疼痛、饱胀、呕血、黑便、尿量减少等症状和体征。观察患者有无面色苍白、口唇发绀、皮肤湿冷、烦躁不安、尿量减少、血压下降等失血性休克的表现，如有则配合抢救，迅速建立静脉通道，遵医嘱补充血容量、纠正酸中毒、应用血管活性药物和H2受体拮抗剂或质子泵抑制剂。②心理护理：告知患者和家属上消化道出血的原因。应安慰患者，消除其紧张情绪，创造安静舒适的环境，保证患者休息。③用药护理：遵医嘱应用H2受体拮抗剂（如雷尼替丁）、质子泵抑制剂（如奥美拉唑）减少胃酸分泌，胃管注入冰盐水+去甲肾上腺素止血，口服枸橼酸钾保护胃黏膜等。注意观察药物的疗效和不良反应。

5.改进措施

开展科内讨论，分析原因，确定改进措施。

6.处理流程

患者介入术中发生脑出血处理流程如图5-1-11所示。

第二节　患者介入术中发生不良事件的应急预案

一、患者介入术中发生非计划性拔管的应急预案

（一）定义

非计划性拔管是指导管意外脱落或未经医护人员同意，患者自行拔除导管，或因医护人员操作不当等其他原因导致的导管脱落，又称“意外拔管”。各类导管不仅用于疾病的诊断和治疗，而且对于抢救危重患者具有重要意义。根据导管危险程度可将其分为Ⅰ类导管、Ⅱ类导管与Ⅲ类导管。其中，Ⅰ类导管主要包括气管导管、脑室引流管、心包引流管、胸腔引流管、T管引流管、动静脉导管、专科高危导管等，Ⅱ类导管主要包括腹/盆腔引流管、深静脉置管、经外周静脉穿刺的中心静脉导管（Peripherally Inserted Central Venous Catheter，PICC）、造瘘管、专科导管等，Ⅲ类导管主要包括导尿管、鼻饲管、胃肠减压管、鼻空肠管等。

（二）预防措施

1.加强导管的风险评估

介入手术室的医护人员应认真评估患者意识状态及合作程度，对带导管的患者进行导管滑脱风险评估，确定患者是否存在非计划性拔管的相关危险。

2.做好患者的评估与宣教

对于局麻患者，医务人员应告知其检查过程中预防导管滑脱的注意事项，使其充分了解预防导管滑脱的重要性，取得配合。同时指导并协助患者上下手术床，避免导管受外力牵拉、受压，保持功能位置，防止脱出。对于全麻手术患者，注意妥善固定患者各类导管，并使其保持功能位置。

（1）脑室引流管：介入术前评估患者脑室引流管是否固定良好，有无牵拉。手术全程妥善放置脑室引流管，并密切观察导管情况。围术期随时评估导管是否滑脱、移位，如有，则立即采取相应的处理措施。

（2）气管导管：分为气管插管导管与气管切开套管。介入术前需要评估固定材料是否适宜，导管固定是否牢固。在与呼吸机管路连接时，应妥善固定呼吸机导管。手术全程还应动态评估患者气管导管有无移位、气囊压力是否变化，痰液多者随时做好吸痰护理。

（3）动脉导管：介入术前评估患者动脉导管是否固定良好，穿脱衣物时有无牵拉。手术全程妥善固定动脉导管，无扭曲、受压、打折，同时密切观察动脉压力变化，随时评估导管是否滑出，如有，则立即采取相应的处理措施。

（4）透析导管：患者上机前应严格检查各管路衔接情况，妥善固定透析导管，无扭曲、受压、打折。手术全程密切观察患者生命体征及透析情况，随时评估导管是否滑出，如有，则立即采取相应的处理措施。

（5）胸腔引流管：介入术前评估患者胸腔引流管是否固定良好，有无牵拉。手术全程应妥善放置胸腔引流管与引流瓶，根据患者病情保持胸腔引流管处于功能位，并密切观察导管情况。围术期随时评估导管是否滑脱、移位，如有，则立即采取相应的处理措施。

（6）T管引流管、腹腔引流管、伤口引流管等：介入术前评估患者引流管是否固定良好，有无牵拉。手术全程妥善放置引流管，并根据患者病情与导管情况报告手术医生后选择是否夹闭引流管。围术期随时评估导管是否滑脱、移位，如有，则立即采取相应的处理措施。

（7）胃肠减压管、胃管、鼻空肠管：介入术前评估导管是否固定良好，有无牵拉。手术全程妥善放置导管，并密切观察患者导管情况。围术期随时评估导管是否滑脱、移位，如有，则立即采取相应的处理措施。

（8）CVC/PICC：介入术前评估患者CVC/PICC是否已妥善固定，有无牵拉，并记录导管外露刻度。介入术后核对CVC/PICC导管外露刻度是否有变化，围术期随时评估导管是否滑脱、移位，如有，则立即采取相应的处理措施。

（9）留置导尿管：介入术前评估患者留置导尿管是否固定良好，穿脱衣物时有无牵拉。手术全程应妥善固定留置导尿管，无扭曲、受压、打折。围术期随时评估导管是否滑出，如有，则立即采取相应的处理措施。

3.标识管理

所有导管均应有相应的标识与留置时间，有刻度的导管需要标注置管深度，不同导管用不同颜色标识，做到视觉警示。

4.约束镇静

对意识不清、躁动、年幼等不配合的患者，在家属知情同意情况下适当使用约束带，防止将导管拔出，必要时根据医嘱给予镇静药，待患者镇静后再行手术。

5.导管观察

介入手术室工作人员应在手术全程密切观察患者留置的各类导管连接处是否连接紧密、牢固，避免滑脱，保证患者导管处于功能状态，必要时可遵医嘱暂时夹闭导管。围术期应随时观察导管固定是否良好、位置有无改变、是否通畅、局部有无渗血、渗液等情况。

（三）应急预案

（1）患者在介入术中一旦发生导管滑脱，护士应立即报告手术医生，并根据导管滑脱情况选择是否停止相关手术。如需停止，护士立即到患者身边，并通知急诊科或麻醉科医生，备好急救药品与器材进行对症处理，同时做好患者的心理疏导。

（2）根据患者导管情况给予正确的紧急处理，并密切观察患者病情变化以及导管滑脱部位局部情况，详细记录并做好上报工作。

1）脑室引流管：立即使用无菌纱布覆盖引流口，防止气颅。协助患者保持平卧或健侧卧位，避免大幅度活动，不可将滑脱导管送回，及时协助医生重新置管或对症处理。

2）气管导管：立即平卧，吸痰并有效清除口腔分泌物，同时予以高流量面罩吸氧或简易呼吸器辅助通气等，及时协助医生重新置管或对症处理。

3）动脉导管：局部压迫止血，清除血迹，密切观察SpO_2，协助医生重新置管或对症处理。

4）透析导管：立即关闭透析泵暂停透析，密切观察患者是否有低血容量性休克，严密监测患者生命体征变化，协助医生重新置管或对症处理。

5）胸腔引流管：立即用无菌纱布按压住引流口，不可将滑脱引流管直接送回，协助患者保持半坐卧位，不可活动。如果导管从接口处滑脱，立即用止血钳夹闭近端引流管防止气体进入胸腔，并密切观察患者SpO_2及有无呼吸困难，协助医生重新置管或对症处理。

6）T管引流管、腹腔引流管、伤口引流管等：用无菌纱布覆盖引流口，不可将滑脱导管直接送回，协助医生重新置管或对症处理。

7）胃肠减压管、胃管、鼻空肠管：清洁口腔、面部，观察有无腹胀、呕吐等，遵医嘱重新置管或对症处理。

8）CVC/PICC：局部压迫止血，清除血迹，不可将滑脱导管直接送回，协助医生重新置管或对症处理。

9）留置导尿管：观察排尿有无异常，尿道有无受损。做好尿道部位的清洁护理，不可将滑脱尿管直接送回，遵医嘱重新置管或对症处理。

（3）开展科内讨论，分析原因，确定改进措施。

（4）患者介入术中发生非计划性拔管处理流程如图5-2-1所示。

二、患者介入术中发生跌倒/坠床的应急预案

（一）定义

跌倒是指不能控制地或非故意地倒在地上或其他较低的平面上，分为从一个平面至另一个平面的跌倒和同一平面的跌倒。坠床是指从床上掉落在地上的现象。患者跌倒/坠床会导致躯干、四肢受到外力撞击，从而引起创伤。

（二）预防措施

（1）介入手术室医护人员应认真评估患者意识状态及合作程度，对手术患者进行跌倒/坠床风险评估，确定患者是否存在相关危险。

（2）提供安全环境，保持手术室灯光明亮及地面干燥。清除手术室走道障碍物，清拖地面时在醒目位置摆放“防滑”标识。手术床做好固定，予挡板防护，将床调至适宜的高度。

（3）加强高危人群的重点防范，对于容易发生跌倒/坠床的患者，护士应预先告知其注意事项，取得患者理解及配合。对于年老体弱以及肢体功能缺陷或障

碍的患者，注意安全防范。对于意识不清、躁动、年幼等不配合的患者，在家属知情同意情况下适当使用保护性约束工具，必要时根据医嘱给予镇静药，待患者镇静后再行手术。

（4）加强患者的健康宣教，指导并协助患者正确地进行床上移位或者上下床。告知患者不可翻越手术床，如果患者出现翻越手术床造成坠床导致患者病情加重，应做好记录、定期统计分析，并重新评估手术床防护的必要性及合适性。所有工作人员对高风险跌倒的患者应给予特别关注，发现可能引起患者跌倒/坠床的高危环境和设备因素存在时，应及时报告处理。

（三）应急预案

（1）患者发生跌倒/坠床时，护士应立即至患者身边，安抚患者，监测其血压、心率、呼吸、意识等生命体征，初步评估伤情和病情，告知手术医生，并报告护士长、科主任。同时做好患者心理疏导。

（2）护士应向医生详细描述事件的经过，并协助医生对患者进行必要的体格检查及伤情判断和救治措施。

（3）如病情许可，护士和医生可将患者移至手术床或推车，进行后续治疗及必要的辅助检查。

（4）发生跌倒/坠床后，医护人员应将发生跌倒/坠床的经过、目前的伤情、治疗措施、预后等情况告知家属，并做好解释工作。

（5）对于严重损伤的患者，应严密观察，积极治疗；对于不需要做特殊处理的患者，应注意观察。

（6）准确、及时书写护理记录，认真交接班，上报护理医疗安全（不良）事件。

（7）了解患者当时跌倒/坠床的情况，分析跌倒/坠床的原因，进一步加强患者健康教育，增强患者自我防范意识，尽可能避免再次跌倒/坠床。

（8）开展科内讨论，分析原因，确定改进措施。

（9）患者介入术中发生跌倒/坠床处理流程如图5-2-2所示。

三、介入手术患者身份错误的应急预案

（一）定义

介入手术安全核查制度是指在介入手术麻醉实施前、手术开始前和患者离开手术室前对患者身份、手术部位、手术方式等进行多方参与的核查，以保障患者安全的制度。

（二）预防措施

（1）严格执行患者身份识别制度，不能仅以床号或姓名等作为唯一识别患者身份的方法，应使用2种以上患者身份识别方法。

（2）严格执行介入手术室三方核查制度：具有执业资质的介入手术医生、麻醉医生或技师、介入手术室护士三方分别在麻醉实施前、手术开始前、患者离开手术室前共同对患者身份和手术部位等内容进行核查工作。

（3）所有介入手术患者均应佩戴标有患者身份识别信息的腕带。若患者无腕带，应在患者病历上粘贴警示标识，并做好护理记录。对于无法佩戴腕带患者，如拒绝佩戴腕带患者、对腕带过敏患者、因四肢肿胀无法佩戴、皮肤完整性受损的患者，应告知其相关风险，并寻求替代方法识别患者身份，同时将打印出的腕带粘贴于适宜位置，并在手术护理记录中写明患者无法佩戴腕带的原因。

（4）按照医疗机构的要求，做好手术标记，对于涉及双侧、多重结构、多平面部位的手术，对手术侧或部位有规范统一的标记。医疗管理部门应定期或不定期地对介入手术患者在送达术前准备室或手术室前是否完成手术标记进行监督与管理，提出持续改进的措施并加以落实。

（5）进入介入手术室前进行护患双核对时，对于意识清醒、无语言交流障碍的患者，请患者陈述本人姓名，介入手术室护士复述并确认；对于因意识不清、语言交流障碍等无法陈述自己姓名的患者，由患者陪同人员陈述患者姓名，介入手术室护士复述并确认。

（6）介入术前确认正确的麻醉、正确的患者、正确的手术部位和正确的手术方式，确认用药和输血，确认介入手术用物等。

（7）介入术前双人核对患者是否佩戴腕带，腕带信息是否清晰完整；手术

当日接患者时，再次核对患者身份；进入手术间介入手术室时，护士核对患者身份；术前介入手术医生、麻醉医生或技师、介入手术室护士三方核对患者身份，术中评估意识障碍（如麻醉、昏迷、谵妄、嗜睡等）、无自主行为能力患者及危重患者的病情，执行腕带识别制度，术后与病房护士核对信息后交接。

（8）患者转科交接时，交接双方与患者或陪同人员共同确认患者身份，并做好交接登记。

（9）对于绿色通道无家属陪同且无意识的患者，暂时用“无名氏”替代姓名，如遇多名无名氏患者进行介入手术，在无名氏后按顺序编号（无名氏1、无名氏2、无名氏3……），同时在腕带姓名处填写“无名氏+编号”，在腕带右下角空白处填写无名氏“来源地”，其他信息如实填写，双人核对无误后为患者佩戴腕带，待患者身份明确后，更换标有患者确切信息的腕带。

（10）在极端紧急和可能危及生命的情况下应优先抢救患者，再核对患者身份信息。

（三）应急预案

（1）一旦发生患者身份识别错误，立即停止当前操作，通知医生、护士长、主任及相应职能部门，立即启动患者身份识别出现错误应急预案，采取补救措施。

（2）如发生用药错误，立即停止用药，报告手术医生，保留残留药液和给药装置，遵医嘱给予对症处理，备齐抢救用物，必要时配合医生抢救。

（3）如发生手术部位错误，立即报告手术医生，停止手术，遵医嘱给予对症处理，备齐抢救用物，必要时配合医生抢救。

（4）如发生输血错误，立即停止输血，报告手术医生，保留残留血制品与输血装置，遵医嘱给予对症处理，备齐抢救用物，必要时配合医生抢救。

（5）如发生患者介入耗材使用错误，立即报告手术医生，遵医嘱给予对症处理，备齐抢救用物，必要时配合医生抢救。

（6）密切观察患者病情变化，记录患者生命体征、一般情况及抢救过程。

（7）上报护理不良事件。

（8）组织相关人员查找、分析患者身份识别错误的原因，制订有效的防范措施，进行整改。

（9）开展科内讨论，分析原因，制订改进措施。

（10）介入手术患者发生身份错误处理流程如图5-2-3所示。

四、介入术中发生医疗设备故障的应急预案

（一）定义

设备故障会导致患者安全威胁、手术进程受阻、医疗纠纷等问题。为确保医疗设备发生故障时医务人员能迅速、准确、有效地组织抢救，最大限度地减少医疗设备故障带来的影响与损失，应及时识别、排除和修复故障，以确保设备正常运行和手术顺利进行，维护患者安全并减少医疗工作影响。介入术中常用设备包括心电监护仪、吸氧装置、负压吸引装置、微量泵、除颤仪、冷藏药品（物品）冰箱（柜）、恒温箱、麻醉机（呼吸机）、DSA、高压注射器等。

（二）预防措施

（1）手术前介入手术室医、技、护人员确定手术要使用的仪器设备，遇手术特殊需要的仪器设备应提前1天准备好；各种仪器设备使用前介入手术室医、技、护人员应认真检查设备是否完好，评估仪器设备性能状态是否正常。

（2）做好预防与评估，对于常规使用的仪器设备，如微量泵、恒温箱、DSA、高压注射器等，每天检查，使用前再次进行检查，保证仪器设备正常运转；有条件的介入中心充分配备基数，尽量保证正常使用外有备用的仪器设备；急救仪器设备如心电监护仪、除颤仪、吸氧装置、负压吸引装置、麻醉机（呼吸机）等每班专人清点记录，护士长每周检查1次，并开机检查保持性能良好呈备用状态，每个护士了解全院各科室急救设备的分配以备紧急情况协调调配使用。

1）心电监护仪：介入手术前护士应提前开启并检测心电监护仪，确保正常后再安置患者入手术室；介入术中妥善放置各导联线，防止DSA运转及医生移动检查床时牵拉导联线或影响手术视野，密切观察心电监护仪的导联线与患者接触是否良好，显示屏是否正常；如手术中出现心电监护仪故障，应立即采取相应的处理措施。

2）吸氧装置：分为氧气筒吸氧装置与中心吸氧装置，介入手术前应检查氧

气筒吸氧装置与中心吸氧装置是否故障、有无漏气，介入中心常规配备氧气筒和氧气袋，如手术中出现吸氧装置故障，应立即采取相应的处理措施。

3）负压吸引装置：分为电动负压吸引器与中心负压吸引装置。介入手术前检查电动负压吸引器与中心负压吸引装置是否出现故障，是否有负压压力，压力是否能正常调节，使用时密切观察装置情况，如出现故障，应立即采取相应的处理措施。

4）微量泵：患者使用前应检查微量泵情况，术中妥善固定微量泵电源线及泵管，定期充电，保持蓄电池处于备用状态，使用时密切观察患者生命体征及药物泵入情况，随时评估病情变化，如出现故障，应立即采取相应的处理措施。

5）除颤仪：每天检查除颤仪，确保除颤仪处于功能状态，如手术中出现除颤仪故障，应立即采取相应的处理措施。

6）冷藏药品（物品）冰箱（柜）：每天检查电源插头与插座接触情况，防止停电或保险断开，配备冰箱柜温度计，每天记录温度，每周清洁，每月除冰；确定药品/物品数量、品种、设置基数，每班交接；防止附近有高温热源，影响储藏的药品/物品温度；冰箱柜供电采用双电源，当其中一路发生用电故障时应立即转换双路备用电源。如出现故障，应立即采取相应的处理措施。

7）恒温箱：每天记录温度，每周清洁、消毒，每天手术结束关闭恒温箱电源开关；确定药品数量、设置基数，每班交接；拿取后随手关门，避免长时间开启影响恒温箱里面的温度，如出现故障，应立即采取相应的处理措施。

8）麻醉机（呼吸机）：介入术前介入手术室护士协助麻醉医生提前开启麻醉机，连接电源、氧源、气源检查是否故障，检查各导管是否漏气，麻醉医生监测麻醉机参数，确保麻醉机正常运转；术中随时查看麻醉机是否报警，手术医生操作DSA时注意防止导管牵拉，密切观察患者生命体征及病情变化，如麻醉机出现故障，护士配合麻醉医生立即采取相应的处理措施。

9）DSA：介入术前技师提前开启DSA，确保DSA处于正常状态，如DSA出现故障，护士配合介入技师立即采取相应的处理措施。

10）高压注射器：介入术前技师提前开启高压注射器，连接电源线、一次性高压注射针筒、高压连接管，检查是否出现故障，如高压注射器出现故障，护士配合介入技师立即采取相应的处理措施。

（3）标识管理：所有仪器设备均应有相应标识、定点放置，使用后放回原处，仪器设备上挂有操作流程，应定期送设备科或专业人员进行质检及校正，定期维护，发现异常问题及时报修，各项记录完整；每班做好交接工作。

（4）严格按照说明书使用仪器设备，使用配套的套件（如导联线、导电膏、电极板等），每天启用前或手术结束后，设备部件清洁、消毒、灭菌应依据生产厂家说明执行。

（5）定期检查各种电源或蓄电量状态，定期充电、放电操作，仪器设备应处于充电备用状态，专人管理。

（三）应急预案

（1）介入手术中出现设备突然故障，介入手术室护士立即汇报手术医生，并通知设备科负责维修人员或相关专业人员，立即启用备用设备，启动介入手术室仪器设备应急预案。

（2）普通医疗设备故障先评估故障情况看是否能排除故障，短时间内修复，若不能则采取进一步措施；急救医疗设备故障时，与患者连接的急救设备应脱机，立即启用替代设备，并采取紧急补救措施，如简易呼吸器、人工气囊替代呼吸机，除颤监护仪替代心电监护仪，电动吸痰器代替中心负压吸引等，并密切观察患者病情变化以及生命体征情况，详细记录并做好上报工作。

1）心电监护仪故障：心电监护仪使用过程中出现故障，首先检查患者情况，检查电源线路连接是否正确，接头是否松动。出现白屏、花屏、黑屏时，检查主控板接线是否稳固；出现心电波无波形时，检查心电导联外接部位；出现心电波形杂乱时，确认导联接头是否松动，擦拭患者皮肤，避免皮肤过于干燥，并将心电幅度调到合适值，以便观察到整幅波形；采取以上措施后心电监护仪仍不能正常工作，立即拆下故障心电监护仪，启用备用心电监护仪或其他科室监护仪就近调配使用，协助医生对症处理，立即通知设备科进行维修。

2）吸氧装置故障：分为氧气筒上的氧气表装置故障与中心吸氧装置故障。介入术中氧气筒上的氧气表装置故障立即更换氧气表；中心吸氧装置故障立即将备用氧气筒装置推至患者旁，重新给予吸氧，无氧气筒装置则使用备用氧气袋，继续为患者吸氧，使用过程中密切观察患者病情变化，协助医生对症处理，同时通知设备科进行维修。

3）负压吸引装置故障：分为电动负压吸引器故障与中心负压吸引装置故障。电动负压吸引器故障，分离吸痰管，用中心负压吸引装置继续操作，若无中心负压吸引装置，则紧急使用注射器连接吸痰管吸痰；中心负压吸引装置故障先分离吸痰管与中心吸引装置，有备用电动吸引器的立即启动电动吸引器吸痰，无备用电动吸痰器用注射器连接吸痰管吸痰，密切观察患者呼吸道分泌物情况及患者变化，立即通知设备科进行维修。

4）微量泵故障：介入术中发现微量泵故障，立即查看故障原因，做好故障排除工作，气泡报警时，将空气及时排除；堵塞报警时，检查三通是否关闭、留置针是否堵塞、通路是否扭折等，及时处理；电池报警时，正确连接外部电源，更换电池；暂停超时报警时，重新启动即可；采取以上措施后仍不能正常工作则应重新更换微量泵，协助医生对症处理，立即通知设备科进行维修。

5）除颤仪故障：除颤仪使用过程中发生故障，立即启动应急预案，上报科主任、护士长调配除颤仪，设备在调配过程中，介入医生、技师、护士轮流给予心肺复苏，密切观察患者的病情变化，积极配合医生进行抢救与对症处理，做好故障排除工作，并立即通知设备科进行维修。

6）冷藏药品（物品）冰箱（柜）故障：冷藏药品（物品）冰箱（柜）发生故障时，可暂时放入适量冰块，保持其有效冷藏温度，立即报告设备科借调其他冷藏柜。如无可调配设备，报告护理部，把冷藏的药品/物品立即转移到邻近科室正常使用的冷藏药品冰箱内，并做好药品/物品名称、数目的登记与交接，每次使用后做好药品数量的增减统计，双方护士签字查对，并立即通知设备科进行维修。

7）恒温箱故障：立即查看故障原因，做好故障排除工作，检查电源线路连接是否正确，接头是否松动。若出现温度不升、温度过高、过低，立即取出药品，转移到邻近手术间加温使用，做好故障排除工作，并立即通知设备科进行维修。

8）麻醉机（呼吸机）故障：介入术中麻醉机（呼吸机）使用过程中出现故障报警时，配合麻醉医生立即查找故障原因，根据故障发生的原因给予处理，做好故障排除工作。若故障不能排除，立即辅助麻醉医生改用简易呼吸球囊辅助呼吸，启用其他手术间备用麻醉机或其他科室呼吸机就近调配使用，协助手术医生、麻醉医生对症处理，并立即通知设备科进行维修。

9）DSA故障：立即进入手术间安慰患者，给患者做好解释工作，协助技师查看故障原因，做好故障排除工作，检查电源线路连接是否正确，接头是否松动。若出现机器故障，查看开关固定螺丝排除故障；若出现检查床故障，检查是否使用不当，或检查控制检查床的运动单元各个环节是否故障，及时排除故障；若出现图片采集故障，了解透视影像状态，检查减影系统，排除故障；若出现C形臂及影像增强器故障，重新启动系统；若故障未恢复，关掉总电源，若故障不能排除，协调其他手术间优先完成手术，并及时上报，立即通知设备科进行维修。

10）高压注射器故障：立即协助技师查看故障原因，做好故障排除工作，检查电源线路连接是否正确，接头是否松动，各连接线是否故障，压力报警时，查看压力保护套，检查是否存在推杆故障、对比剂加热器故障等，机械故障不能正常工作时应更换配件；若故障不能排除，启用其他手术间备用高压注射器或者协助医生、技师协调更换手术间，并立即通知设备科进行维修。

（3）设备科根据设备故障性质和程度，决定是否由其他相关科室调拨设备，以保证患者的救治与安全。

（4）仪器设备故障应及时挂“故障仪器”标识，并立即通知设备科或相关专业人员进行维修，维修过程及维修结果应及时登记备案。

（5）定期开展相关应急培训和演练，并对其效果进行评价与改进。

（6）故障处理工作结束后，对事件的起因进行调查分析，并采取有效的防范措施，预防类似事件的发生。

（7）患者介入术中发生医疗设备故障的处理流程如图5-2-4所示。

五、介入术中发生耗材缺失或损坏的应急预案

（一）定义

介入手术中耗材缺失是指在手术过程中，原本计划使用的医疗耗材未能按预期提供或正常使用，导致手术流程受阻或需要临时调整手术方案的情况。介入手术中耗材损坏是指在手术过程中，耗材因各种原因（如操作不当、质量问题、过期等）导致的物理损坏或性能下降，无法继续使用的情况。

（二）预防措施

1. 建立完善的耗材管理制度，确保耗材的充足供应和质量可靠

（1）利用智能柜和医院SPD管理部门电子系统等技术手段，实现对耗材的实时动态追踪和信息处理。

（2）根据耗材使用量精确测算用量，保证耗材智能柜或存放柜的安全库存。通过系统设置预警机制，当耗材数量低于安全库存阈值时自动提醒补货。

（3）利用数据分析功能，优化耗材使用和管理流程并计算补充周期和补充数量，提高耗材的使用效率和准确性。

（4）根据手术类型和开展频率计算周期使用量，合理规划采购计划，确保常用耗材的充足供应。

（5）准备备用耗材：对于关键耗材，应提前准备一定数量的备用耗材，以备不时之需。

2. 建立清点、汇总流程及检查机制

（1）耗材数量做到每天由主班护士清点，使用智能耗材柜科室要派专人负责取出未使用耗材，并查明原因，避免遗漏收费。每周护士长进行周汇总核对，确保取出耗材数量、使用耗材清点单及耗材收费汇总单数量一致。

（2）对耗材进行分类管理，标识清晰，方便医护人员快速识别和取用。

（3）耗材进行质量检查，确保进入手术室的耗材符合质量标准。

（4）定期对耗材进行抽检，确保其性能稳定、安全可靠。

（5）不合格的耗材要及时更换或退货，避免使用中出现问题。

3. 提升医护人员意识和管理技能

（1）加强医护人员对耗材重要性的认识，提高其责任心和使用意识。

（2）定期对医护人员进行耗材使用培训，确保其能够正确使用和保存耗材。

（3）鼓励医护人员积极参与耗材管理，提出改进意见和建议。

（三）应急预案

（1）介入术中发现耗材损坏时，立即更换新耗材，确保手术顺利进行。

（2）设立专门的应急小组，负责在发生耗材问题时迅速响应和处理。

（3）建立多学科协作机制，在发生耗材问题时，及时与相关部门沟通协

作，共同制订解决方案。

（4）定期进行应急演练，提高医护人员应对突发情况的能力和水平。

（5）医院SPD管理平台的工作人员应选择信誉良好、质量可靠的供应商进行合作，确保在需要时能够及时补充耗材。

（6）介入术中发生耗材缺失或损坏的应急处理流程如图5-2-5所示。

第三节 介入手术室发生环境安全事件的应急预案

一、介入手术室突发火灾的应急预案

（一）定义

介入手术室火灾极少发生，一旦发生则会出现严重后果。若介入手术室人员接受符合手术室工作环境特点的、分类清晰的火灾预防和应急预案的规范化培训与情景模拟演练，可有效降低火灾发生风险。即使发生火灾突发事件，也能最大限度地保障患者、医务人员及资产安全。

（二）预防措施

（1）科主任和护士长是介入手术室消防安全的第一责任人。

（2）各院区的副主任和副护士长（或组长）承担日常消防安全管理责任，负责制订介入手术室各区域突发火灾的应急预案，并检查各岗位安全职责落实情况。定期组织介入手术室各类人员开展消防知识培训，组织配合医院实施突发火灾的消防演练。

（3）各班介入技师和护士应认真巡查岗位消防安全，发现安全隐患及时处理和上报。

（4）每天常规手术结束后工作人员应负责检查手术间的安全，确保所有电器均已断电。

（5）在介入手术室工作的每个人员应知晓消防通道、灭火器、消防栓的准确位置和正确的使用方法，在每个手术间和办公室的醒目位置张贴消防疏散图，

工作人员应知晓最近的消防通道位置、疏散方向和地点。

（6）介入手术室所有工作人员均应知晓火警报警电话，一旦发生火灾立即呼叫求助同时拨打报警电话。

（三）应急预案

（1）一旦发生火灾初期阶段，现场指挥人员应集中现有的灭火器材，组织人员积极扑救以尽快控制火势的扩散。及时拨打报警电话，抢救手术室贵重仪器设备和重要资料，并组织疏散。

（2）引导人员进行疏散撤离时切勿乘坐普通电梯，只可选择消防电梯或楼梯通道。

（3）疏散时应遵循以下原则。

1）根据医院总体疏散方案疏散到指定位置。

2）按照就近的原则将患者和医院人员疏散到指定的安全地带。

3）疏散时遵循先患者后医务人员、先近后远的原则，有序疏散。

（4）发生火灾时，应迅速启动应急预案并按照在场人员的职责分工有序疏散。其中介入手术主刀医生应立即组织抢救疏散、争分夺秒，其他人员统一指挥，避免混乱。

1）器械护士（含工勤人员）为报警组成员，负责上报本院消防部门，告知火情内容，如起火具体地点、火势、疑似起火原因、周围物品、人员等，并暂停氧气。

2）巡回护士（含进修、规培、实习护士）为引导组成员，负责迅速关闭电源，同时启用应急灯、手电筒照明，准备转运床，撤离物品（急救药品、器械、止血材料）。

3）介入技师（含进修、规培、实习技师）为灭火组成员，负责迅速移走助燃、易燃物品，抢救贵重仪器、设备、档案资料等。

4）介入医生（含进修、规培、实习医生）为疏散组成员，协助尽快终止手术，保留穿刺鞘，视情况给予包扎固定，防止出血等并发症，并利用手术单迅速包裹患者形成软担架，呈轴线安全搬运患者至转运床。

（5）转运时经消防通道，保护患者离开危险区，进入安全地带。巡回护士注意查看患者病情及生命体征，并保持静脉输液通畅，介入医生观察穿刺点有无渗血等并发症，安抚患者。

（6）认真总结，分析整改，并形成书面报告上报有关部门。

（7）介入手术室突发火灾的处理流程如图5-3-1所示。

二、介入手术室突然停电的应急预案

（一）定义

突然停电，又称“供电中断”，是指电力系统中的电能供应在一定时间内完全或部分中断的现象。介入手术室是医院开展心血管、神经、肿瘤等介入微创诊疗手术的场所。这些手术通常需要高度精密的影像设备和其他电气设备来支持，因此对电力系统的要求非常严格。介入手术室一旦遭遇停电，所有仪器和设备将无法正常运作，特别是呼吸机、麻醉机、监护仪等关键设备断电所带来的风险极高，极易造成患者伤害或医疗事件。为确保介入手术室的电力供应既可靠又安全，医院应遵循国家发布的《供配电系统设计规范》（GB 50052—2009）的相关标准落实并执行。

（二）预防措施

（1）为确保电力正常供应，建议介入手术室采用双电源回路，并装备发电机，以便在紧急情况下为手术室提供电力。此外，还需要安装自动转换装置（Uninterruptible Power Supply，UPS），以便在突发停电时能够迅速切换，从而确保电力的持续供应。

（2）为保障医务人员使用电力的安全，介入手术室的关键回路建议采用信息技术系统（Information Technology System，IT系统），而次要回路则采用中性点直接接地系统（Territory Neutral-separated System，TN-S系统）。两种系统结合使用，既保证电力供应的连续性，还可降低患者和医护人员触电的风险。

（3）加强对介入手术室电源线路的日常维护管理，定期巡护，及时排查处理隐患，尤其是在重大节日、假期前，保障线路的安全并制订应急预案，组织员工培训及演练并做好记录。

（4）重视对介入手术室相关医疗仪器、设备的日常管理维护、巡视，确保生命支持设备蓄电池、后备电源等重要部件处于正常工作状态，同时应根据手术间数量备足相应的后备电源。

（5）医院建设项目在可能影响到医院输电线路安全的施工前，相关部门应提前通知到介入手术室，并做好应急预案。

（三）应急预案

1.计划停电的应急预案

（1）医院后勤部门提前通知介入手术室管理人员及值班人员，确保介入手术室已了解停电计划并做好相关准备。

（2）工作人员根据停电计划进行准备工作，包括检查备用电源、调整医疗设备运行模式等。

（3）在停电前，后勤部门与介入手术室再次确认停电时间、范围以及安全保障措施，确保万无一失。

（4）在停电过程中，密切关注介入手术室和其他关键区域的电力供应情况，确保患者和医护人员的安全。

（5）一旦条件允许，尽快恢复供电，并监控供电质量，确保电力稳定供应。

（6）如遇紧急情况，立即启动应急预案，包括转移患者、启用备用电源等，确保患者安全和医疗工作的连续性。

（7）停电结束后，对应急预案执行情况进行总结，分析不足之处，并进行改进，以确保下次停电时能更好地应对。

2.突然停电的应急预案

（1）介入手术室一旦发生突然停电，所有工作人员应保持冷静，并迅速采取应急措施。

（2）立即检查手术间电源是否跳闸，UPS电源是否自动切换，启用应急照明灯，启动手动装置替代电动装置，同时上报主任、护士长及医院相关管理部门。

（3）密切观察患者生命体征，清醒患者做好安抚解释工作，并关闭相应设备开关。

（4）关注患者手术情况，防止出血及污染。病情稳定者可在恢复供电后继续手术，病情不稳定者应紧急协调转运至具备电力供应的备用手术间继续手术，同时暂停其他择期手术。

（5）当供电恢复正常时，医护人员需要再次检查所有的医疗设备，确保处于良好工作状态，并尽快恢复手术室的正常运作。

（6）详细记录停电时间及过程，进行事件原因分析与讨论。

3.处理流程

介入手术室计划停电与突然停电处理流程如图5-3-2所示。

三、介入手术室突然泛水的应急预案

（一）定义

泛水通常是指建筑内部发生的意外水浸现象。介入手术室泛水可能由多种原因引起，包括水管爆裂、雨水倒灌、设备泄漏等。泛水可影响到介入手术间、操作间、设备存放间等各个区域，导致手术室内的电气设备受损，影响手术室的正常供电和设备运行；手术室内的无菌环境被破坏，将增加患者感染的风险；手术室内外的通讯和监控系统被泛水破坏则有可能影响手术室的通信和监控能力。此外，泛水若导致手术核心设备故障，将直接影响手术进程及患者安全，造成手术室运行中断，进而影响医院整体医疗秩序和患者救治效率。

（二）预防措施

（1）医院应安排指定部门定期检查介入手术室的水管和排水系统，确保无泄漏和堵塞。

（2）必要时安装防水门和门槛，防止外部水进入。

（3）对介入手术室内的设备进行防水处理，特别是电气设备。

（4）制订泛水应急预案，并培训工作人员对泛水风险的识别、预防和处置，定期开展应急演练并有记录。

（三）应急预案

（1）立即关闭泛水区内所有仪器电源开关，防漏电。

（2）当事人员立即查找泛水原因，如能自行解决应立即解决；如不能自行解决，立即通知后勤部门联系维修，同时上报科主任、护士长及相关管理部门。

（3）协助维修人员工作，并通知介入手术室保洁人员及时清扫泛水。

（4）泛水现象解除后，清理现场，用500 mg/L含氯消毒液拖地，手术间要保持清洁干燥并进行标准消毒，减少院内感染风险，保证手术安全。

（5）泛水区或潮湿处摆放警示牌防止跌倒，保证患者与工作人员安全。

（6）介入手术室突然泛水处理流程如图5-3-3所示。

四、介入手术室放射事故的应急预案

（一）定义

放射事故是指介入手术室出现放射源丢失、被盗、失控，或者放射性同位素和射线装置失控导致人员受到意外的照射。为了预防介入手术室放射事故的发生，及时有效地控制放射事故，减轻事故所造成的后果，维护正常的医疗秩序，保障放射介入工作人员和公众的健康与安全，保护环境，根据《中华人民共和国职业病防治法》《放射性同位素与射线装置安全和防护条例》《放射诊断放射防护要求》（GBZ 130—2020）等相关文件要求，制订介入手术室放射事故的应急预案。

（二）预防措施

根据放射事故的性质、严重程度、可控性和影响范围等因素，将放射事故从重到轻分为特别重大放射事故、重大放射事故、较大放射事故和一般放射事故四个等级，预防措施如下。

（1）成立科内放射诊疗质量保障领导小组，负责放射诊疗项目的处理流程的质量控制。

（2）认真落实放射诊疗和放射防护管理的有关法律法规及规章制度。

（3）定期对介入手术室放射诊疗工作场所和防护设施进行放射防护检测，

保证辐射水平、标识符合有关规定和标准，同时在辐射区与非辐射区内设置明显的标志，以供识别。

（4）介入手术室放射诊疗工作人员应接受专业技术知识和法律法规知识培训后方能持证上岗，上岗时必须佩戴个人剂量计，建立个人职业健康档案。

（5）新安装、维修或更换重要部件后的介入放射诊疗设备，应当经省级以上卫生行政部门资质认证的检测机构对其进行检测，合格后方可启用。

（6）定期对介入手术室放射诊疗设备进行稳定性检测、校正和维护保养，由省级以上卫生行政部门资质认证的检测机构每年至少进行1次状态检测。

（7）按照国家有关规定检验或校准用于放射防护和质量控制的检测仪表。

（8）介入手术室放射诊疗设备及其相关设备的技术指标和安全、防护性能，应当符合有关标准与要求。不合格或国家有关部门规定淘汰的放射诊疗设备不得购置、使用、转让和出租。

（9）放射性同位素不得与易燃、易爆、腐蚀性物品同库储存；储存场所应当采取有效的防泄漏措施，并安装必要的报警装置。

（10）放射性同位素储存场所应当有专人负责，有完善的存入、领取、归还登记和检查制度，做到交接严格，检查及时，账目清楚，账物相符，记录资料完整。

（11）制订从事介入放射诊疗项目相适应的质量保证方案，遵守质量保证监测规范。

（12）介入手术室放射诊疗工作人员对患者和受检者进行医疗照射时，应当遵守医疗照射正当化和放射防护最优化的原则。有明确的医疗目的，严格控制受照剂量，对邻近照射野的敏感器官和组织进行屏蔽防护，并事先告知患者和受检者辐射对健康的影响。

（13）在实施介入放射诊断检查前应当对不同检查方法进行利弊分析，在保证诊断效果的前提下，优先采用对人体健康影响较小的诊断技术。

（14）实施检查或介入手术应当遵守下列规定。

1）严格执行检查或介入手术资料的登记、保存、提取和借阅制度，不得因资料管理不妥、受检者转诊等原因使受检者接受不必要的重复照射。

2）不得将介入检查或手术纳入少年儿童体检的常规检查项目。

3）对育龄妇女进行介入检查或手术前，应问明其是否怀孕；非特殊需要不得进行介入检查或手术。

4）实施介入手术放射性药物给药时，应当禁止非受检者进入操作现场；因患者病情需要其他人员陪检时，应当对陪检者采取防护措施。

（15）在对患者实施放射介入检查或手术前，应当进行影像学、病理学及其他相关检查，严格掌握放射介入治疗的适应证。对确需进行放射介入手术治疗的，应制订合理的治疗计划，并按照下列要求实施。

1）放射介入诊疗工作人员在进入手术室前，应首先检查操作控制台的源位显示，确认放射线束或放射源处于关闭位，方可进入。

2）对近距离放射治疗，放射介入诊疗工作人员应当使用专用工具拿取放射源，不得徒手操作。

3）在实施永久性粒子插植治疗时，放射介入诊疗工作人员应随时清点所使用的放射性粒子，防止在操作过程中遗失；放射性粒子植入后，必须进行医学影像学检查，确认植入部位和放射性粒子的数量。

4）治疗过程中，治疗现场至少应有2名放射介入诊疗工作人员，并密切注视放射介入装置的显示及患者情况，及时解决治疗中出现的问题；严禁其他无关人员进入治疗场所。

5）放射介入诊疗工作人员应当严格按照放射治疗操作规范、规程实施照射，不得擅自修改治疗计划。

6）放射介入诊疗工作人员应当验证治疗计划的执行情况，发现偏离计划现象时，应当及时采取补救措施并向本科室放射诊疗质量管理领导小组负责人或医院报告。

（16）开展核医学放射介入手术时，应当遵守相应的操作规范、规程，防止放射性同位素污染人体、设备、工作场所和环境；按照有关标准的规定对接受体内放射性药物介入诊治的患者进行控制，避免其他患者和公众受到超过允许水平的照射。

（17）核医学放射介入诊疗产生的放射性固体废物、废液及患者的放射性排出物应当单独收集，与其他废物、废液分开存放，按照国家有关规定处理。

（18）发生放射事件后应立即采取有效应急救援和控制措施，防止事件的扩大和蔓延。发生下列放射事件情形之一的，应当及时进行调查处理，如实记录，并按照有关规定及时报告卫生和环保主管部门及有关部门。

1）诊断放射性药物实际用量偏离处方剂量50%以上。

2）放射介入治疗实际照射剂量偏离处方剂量25%以上。

3）人员误照或误用放射性药物。

4）放射性同位素丢失、被盗或污染。

5）设备故障或人为失误引起的其他放射诊疗安全事件。

（三）应急预案

特别重大放射事故的医学应急在国家卫生行政部门的直接指挥下，由省级卫生行政部门组织、协调开展；重大、较大、一般放射事故的医学应急分别由省、市、区级卫生行政部门指挥、组织开展，必要时可请求上级卫生行政部门的支援。

所有医务人员均有监督放射事故的义务，介入手术室一旦发生放射事故，立即报告科内放射诊疗质量保障领导小组负责人、医院相关部门及责任领导，启动应急预案，同时医院相关部门立即电话报告辖区生态环境和卫生健康主管部门，并在2小时内填报放射事故相关报表。

（1）辨明事故的类型、原因，切断有害因素，立即封闭现场，防止事故蔓延。

（2）对于正在手术的患者，经医生评估后暂停手术并转运至安全地点，或联系医务人员转运至安全的介入手术室继续进行手术。

（3）发生造成或可能造成人员受超剂量照射的事故时，应迅速安排受照人员接受医学检查或在有条件的医疗机构实施救治。

（4）发生射线装置失控，应立即终止照射或切断电源，迅速将患者撤离机房。对于需要救治的人员，立即实施医学救治或由急救部组织相应的急救处理；对于失控设备，由设备处组织专业人员进行维修。

（5）对于需要对受害人员提供医疗救护和现场救援的放射事故，除按正常流程上报外还应立即联系市生态环境局、市卫健委应急办，并采取相应紧急处理措施。

（6）发生放射性同位素污染时，应按照以下要求采取紧急处理措施。

1）立即撤离有关工作人员，在医院相关部门的协助下封锁现场，切断一切可能扩大污染范围的环节，迅速开展检测，严防对食物和水源的污染。

2）对于可能受到放射性核素污染和损伤的人员，立即采取暂时隔离和应急救援措施，拨打院内急救电话；在采取有效防护措施的情况下组织人员彻底清除污染，并根据需要实施其他医学救治及处理措施。

3）迅速确定放射性同位素种类、活度、污染范围和污染程度。

4）污染现场未恢复安全水平前，不得解除封锁。

（7）发生放射源丢失、被盗事故时，应保护好现场，及时报告科内放射诊疗质量保障领导小组及医院相关部门，认真配合环保主管部门、公安机关、卫生行政部门进行调查、侦破。

（8）放射事故处理工作结束后，应对事件的起因进行调查，并采取有效的防范措施，预防类似事件发生。

（9）开展科内讨论，分析原因，确定改进措施。

（10）介入手术室放射事故应急处理流程如图5-3-4所示。

五、介入手术室应对特殊感染手术的应急预案

（一）定义

特殊病原体感染包括厌氧菌、罕见细菌、真菌、朊病毒感染，气性坏疽感染，以及突发原因不明的传染病感染。特殊感染患者应严格执行医院管理办公室关于感染性手术管理的规定，并做好术后消毒物品的处理工作。传染性疾病及特殊感染患者应安排在隔离手术室，为该类患者实施介入手术时，在遵循标准预防的基础上，应根据病原菌传播途径给予相应的隔离措施。急诊手术按照感染手术对待。

（二）应急预案

（1）确诊某一类特殊感染的患者需要行介入手术时，手术科室应提前与介入手术室联系，并在手术通知单上注明感染名称。

（2）未确诊的患者需要行介入手术时，应对患者进行流行病学调查，结合

症状体征、影像学检查及实验室检查结果综合判断。各项检查均为正常者，按照常规流程手术。

（3）对于未筛查不能排除特殊感染的患者或确诊患者，将其安置专用隔离手术间或负压手术间，在手术间门上应挂隔离标记，室内备好盛放使用物品的转运垃圾桶，进行介入手术时使用机罩、一次性床单等保护仪器设备，患者专用转运床放于手术间内，用后按规定消毒，在手术间外悬挂警示牌，告知相关人员不得随意进出手术间，术中尽量使用一次性物品、器械，反复使用的消毒器械根据特殊感染类型进行标准消毒处理。

（4）建议2名介入手术室护士配合完成手术，1名介入手术室护士在手术间内，穿铅衣并进行二级防护，配合医生完成手术，另1名介入手术室护士在手术间外（操作间），进行一级防护，准确记录患者生命体征，并做好人员管理。手术间内外护士不允许交换岗位，手术结束后，手术间内护士按规定进行医疗垃圾分类处理，针对不同特殊感染类型进行标准消毒处理。

（5）手术结束后，根据感染种类，用专用平车从隔离手术室将患者快速安全地送回隔离病房，平车用后应立即消毒处理。

（6）工作人员进入手术室，遵守相关感染管理制度，保证环境洁净。相关的制度有消毒隔离制度、卫生制度、工作人员行为和操作规范等，严禁参观手术。

（7）手术结束后，所有参加手术人员应将所穿衣物、口罩、帽子、鞋套等脱在手术间内专用医疗垃圾桶内，进行手消毒、沐浴更衣后离开介入手术室。

（8）术中能排查感染种类者立即排查，未确诊收入隔离或缓冲病房者，应继续排查，联系医院感染科进行物表、空气采样、患者进行影像学、实验室等检查，结果合格方能再次使用，医院感染专家组根据手术过程是否严格执行三级防护、是否有意外暴露，决定参与手术人员的医学观察，观察期间出现异常应及时就医。

（9）确诊某一类特殊感染的患者需要进行介入手术，术后应严格处理各类物品。不可重复使用的物品应严格按照《医疗废物管理条例》进行处理；可重复使用的物品应放入防渗透收集袋或密闭容器中并标记，送洗衣房或消毒供应中心按感染类型进行处理；手术间进行终末消毒。

（10）介入手术室应对特殊感染手术的应急处理流程如图5-3-5所示。

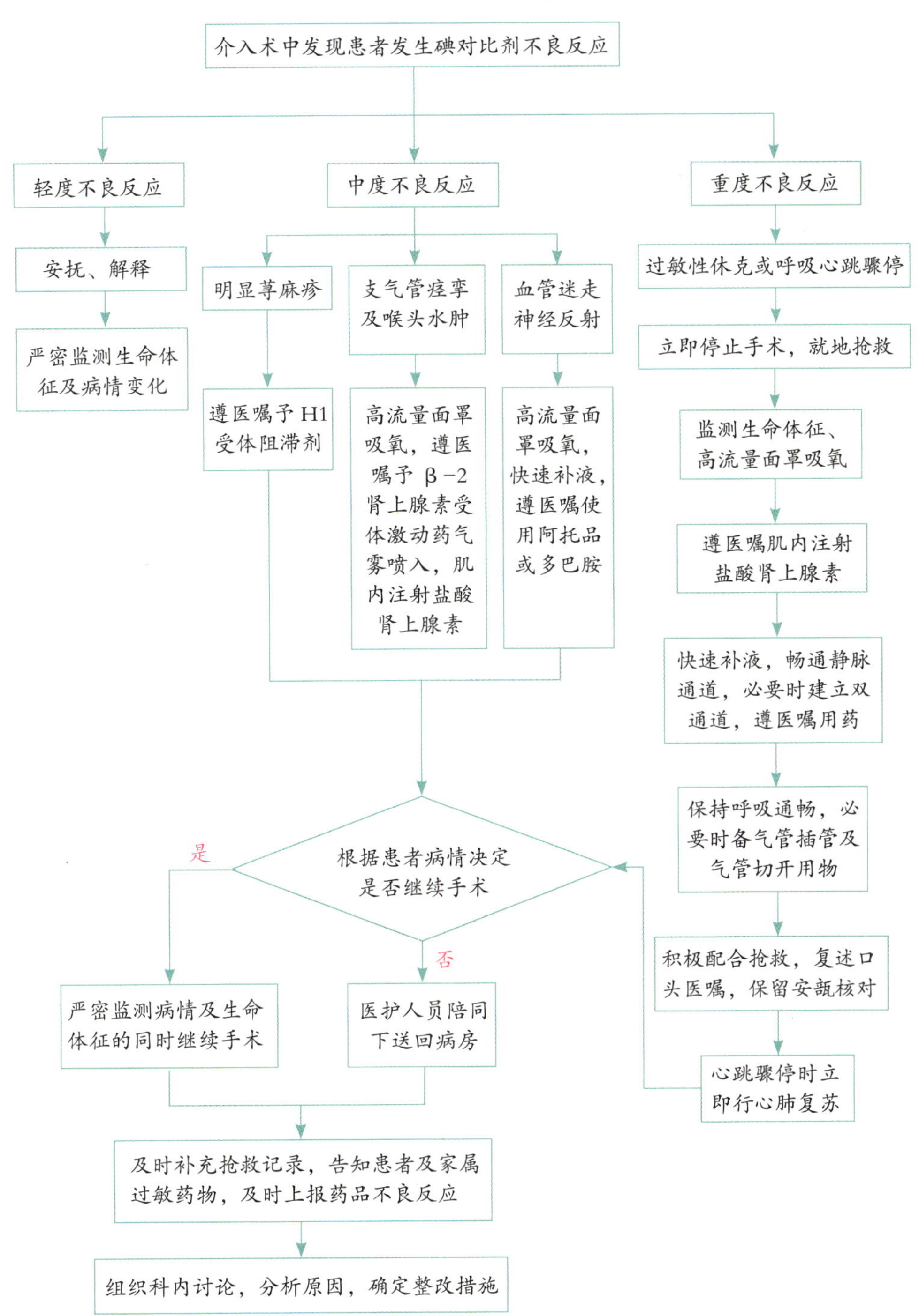

图5-1-1　患者介入术中发生含碘对比剂不良反应处理流程图

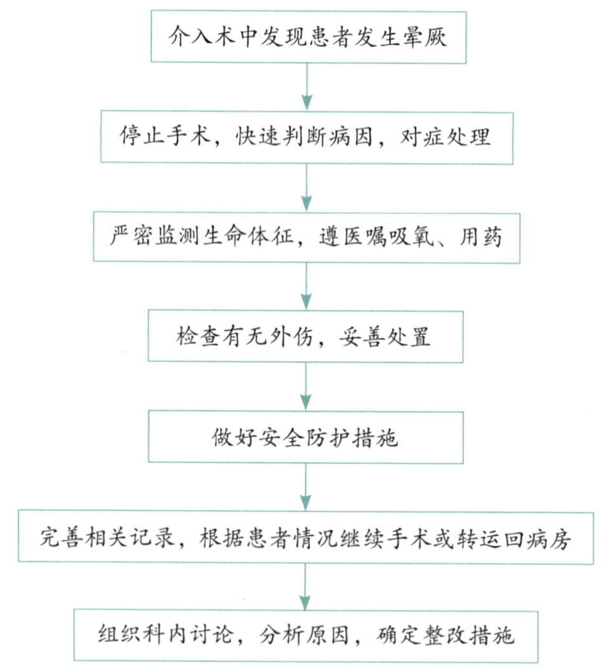

图 5-1-2　患者介入术中发生晕厥处理流程图

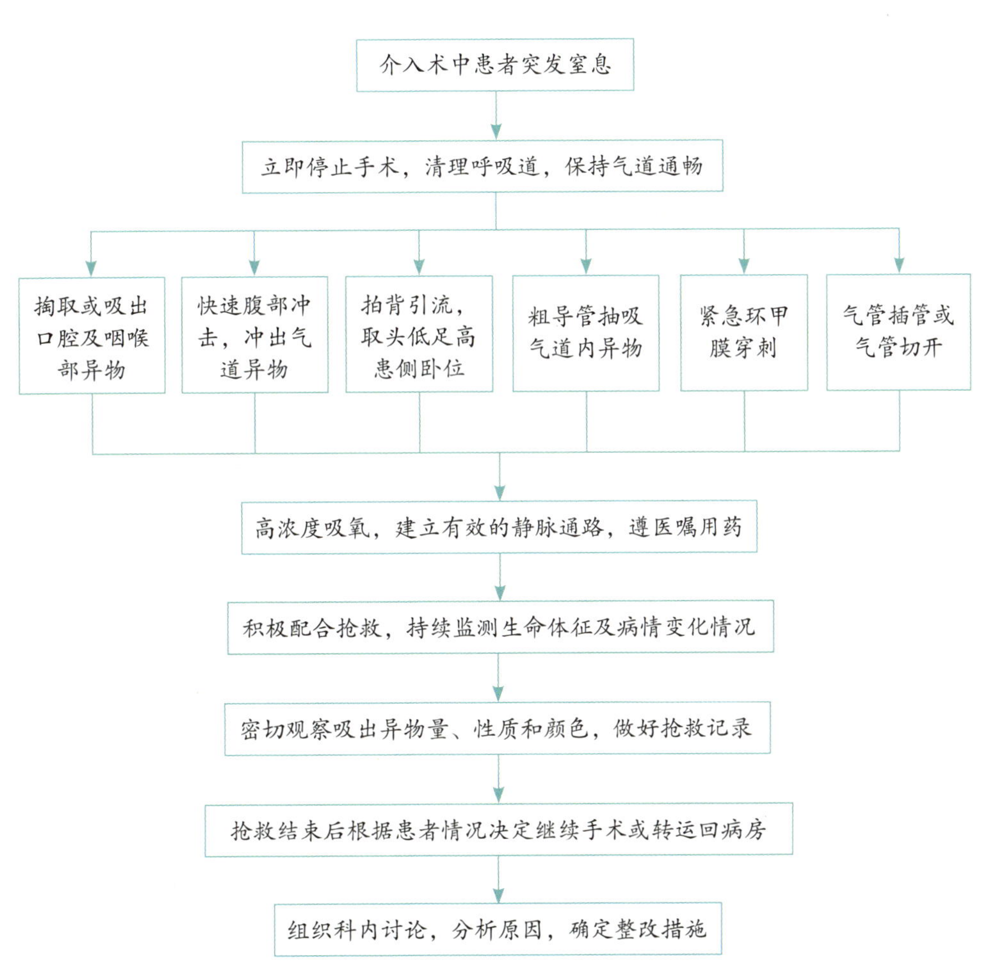

图5-1-3　患者介入术中突发窒息处理流程图

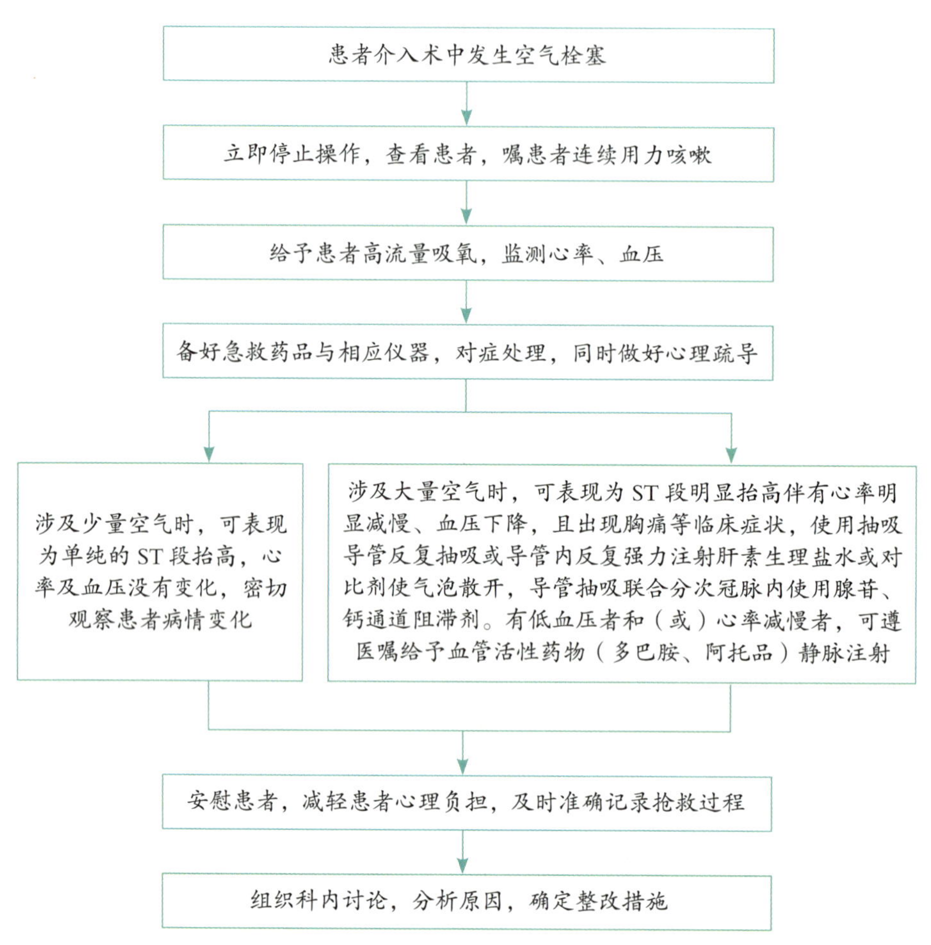

图5-1-4　患者介入术中发生空气栓塞处理流程图

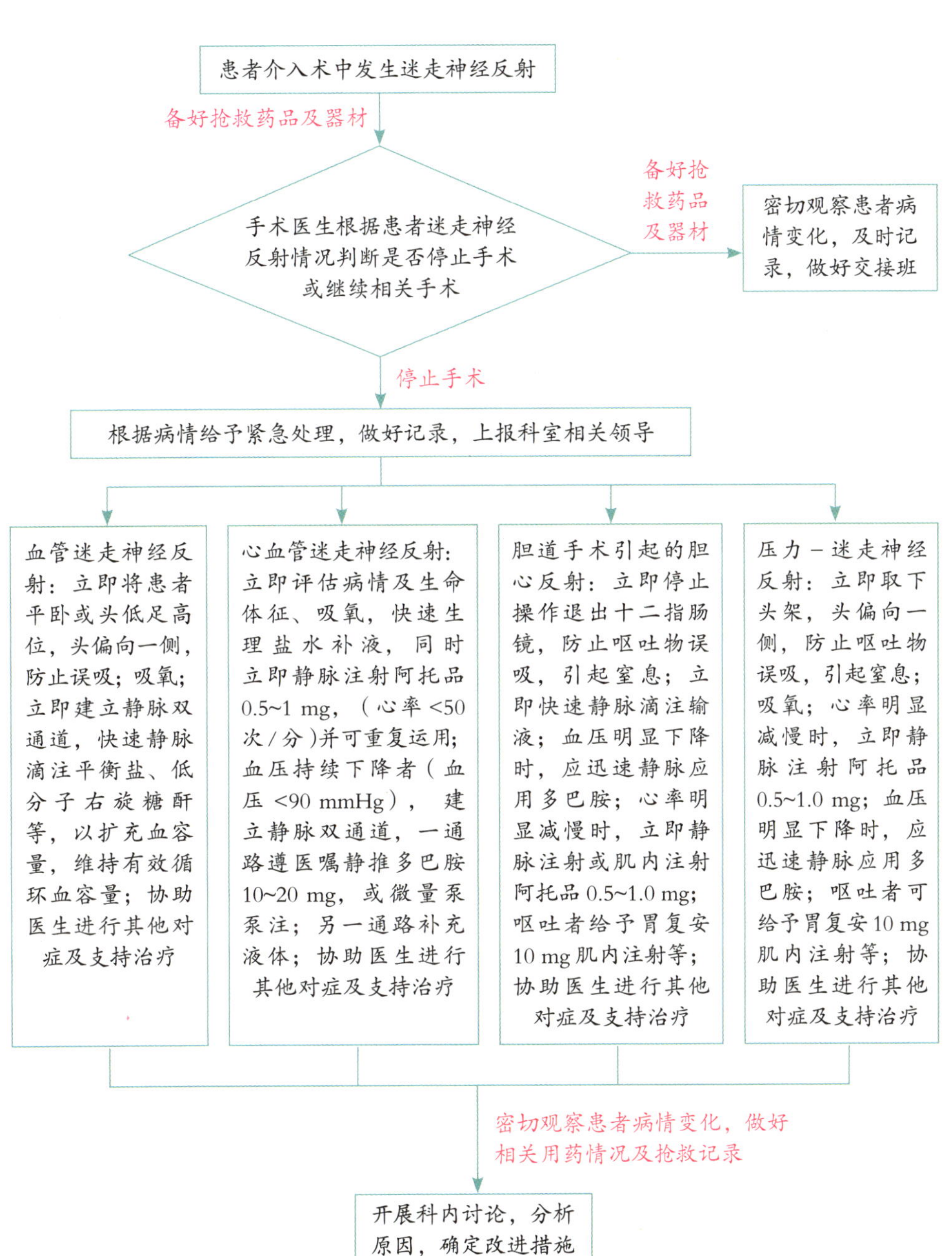

图5-1-5　患者介入术中发生迷走神经反射抢救预案流程图

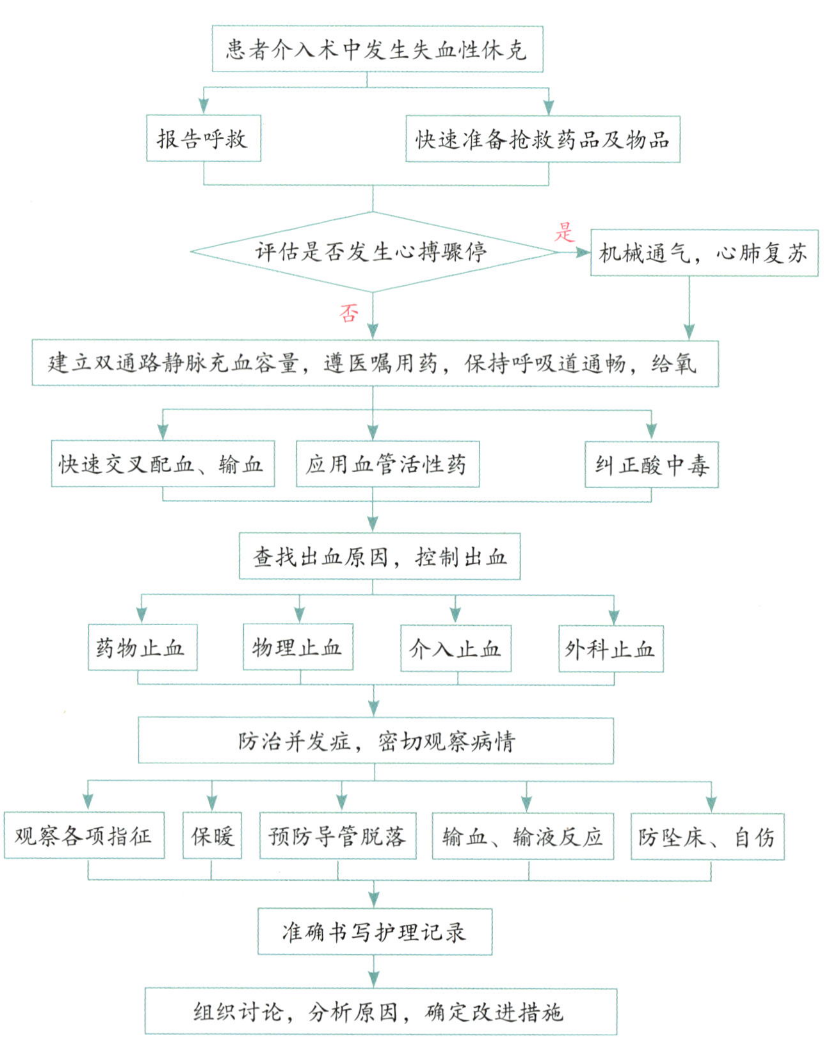

图5-1-6　患者介入术中发生失血性休克处理流程图

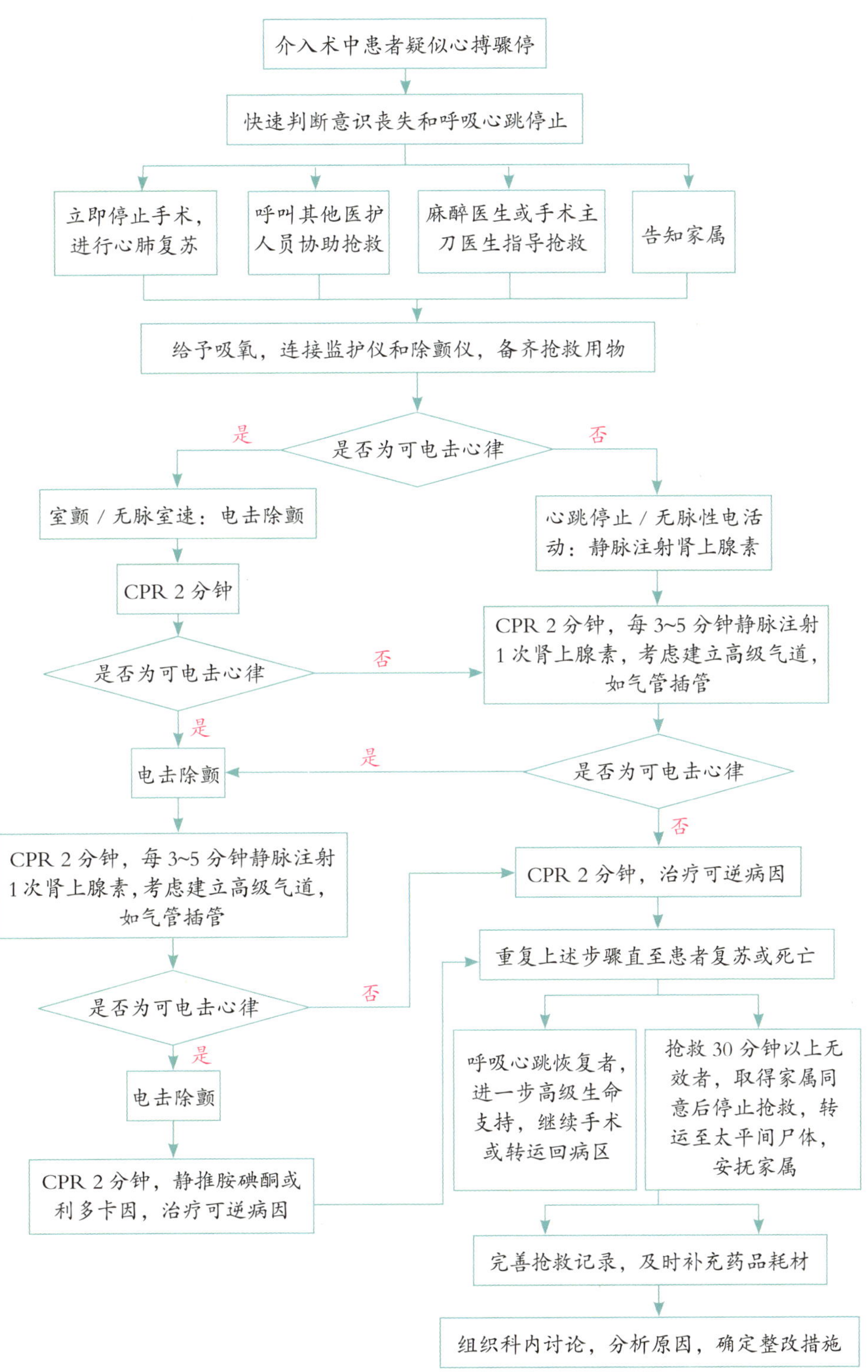

图 5-1-7　患者介入术中突发心搏骤停处理流程图

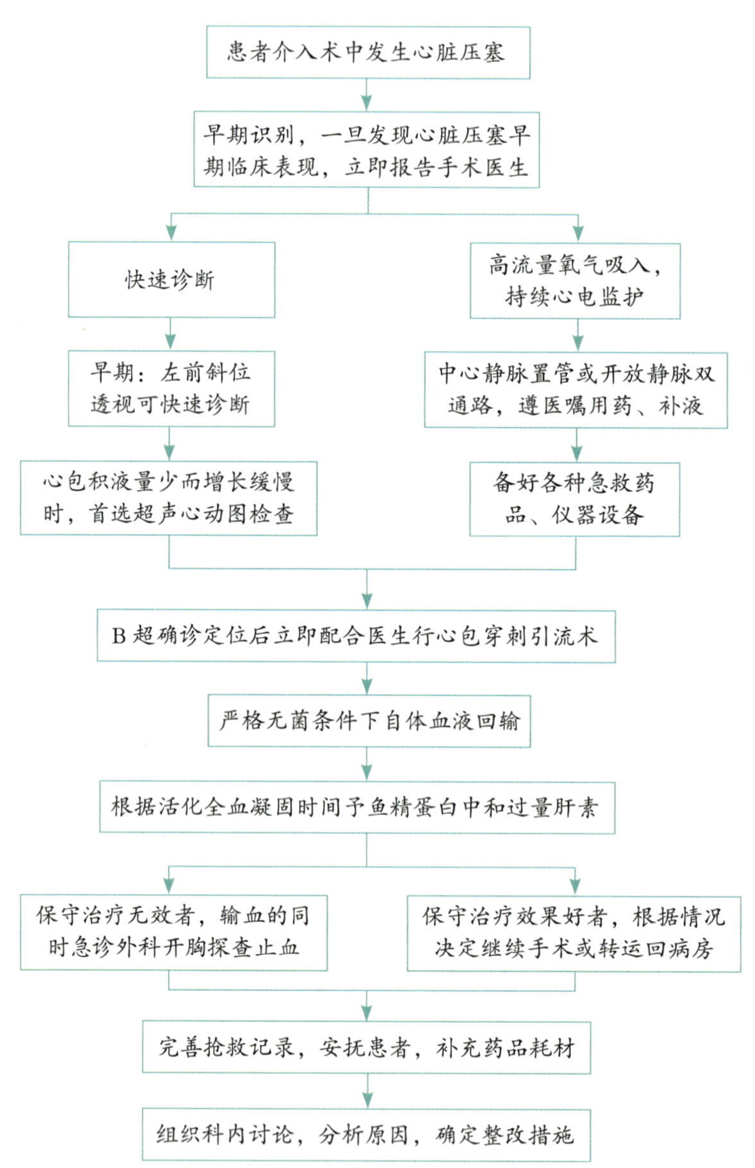

图5-1-8　患者介入术中发生心脏压塞处理流程图

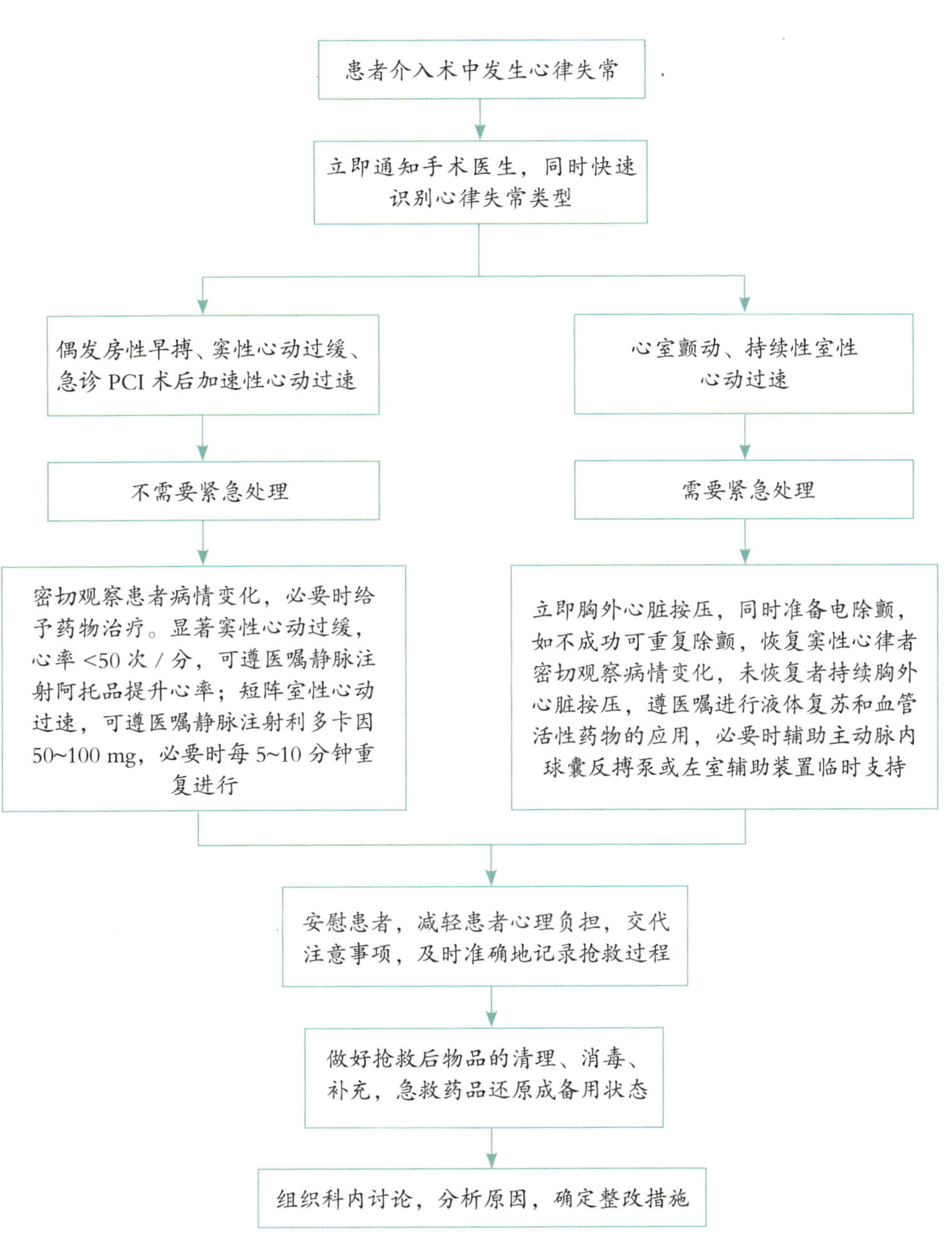

图5-1-9　患者介入术中发生心律失常处理流程图

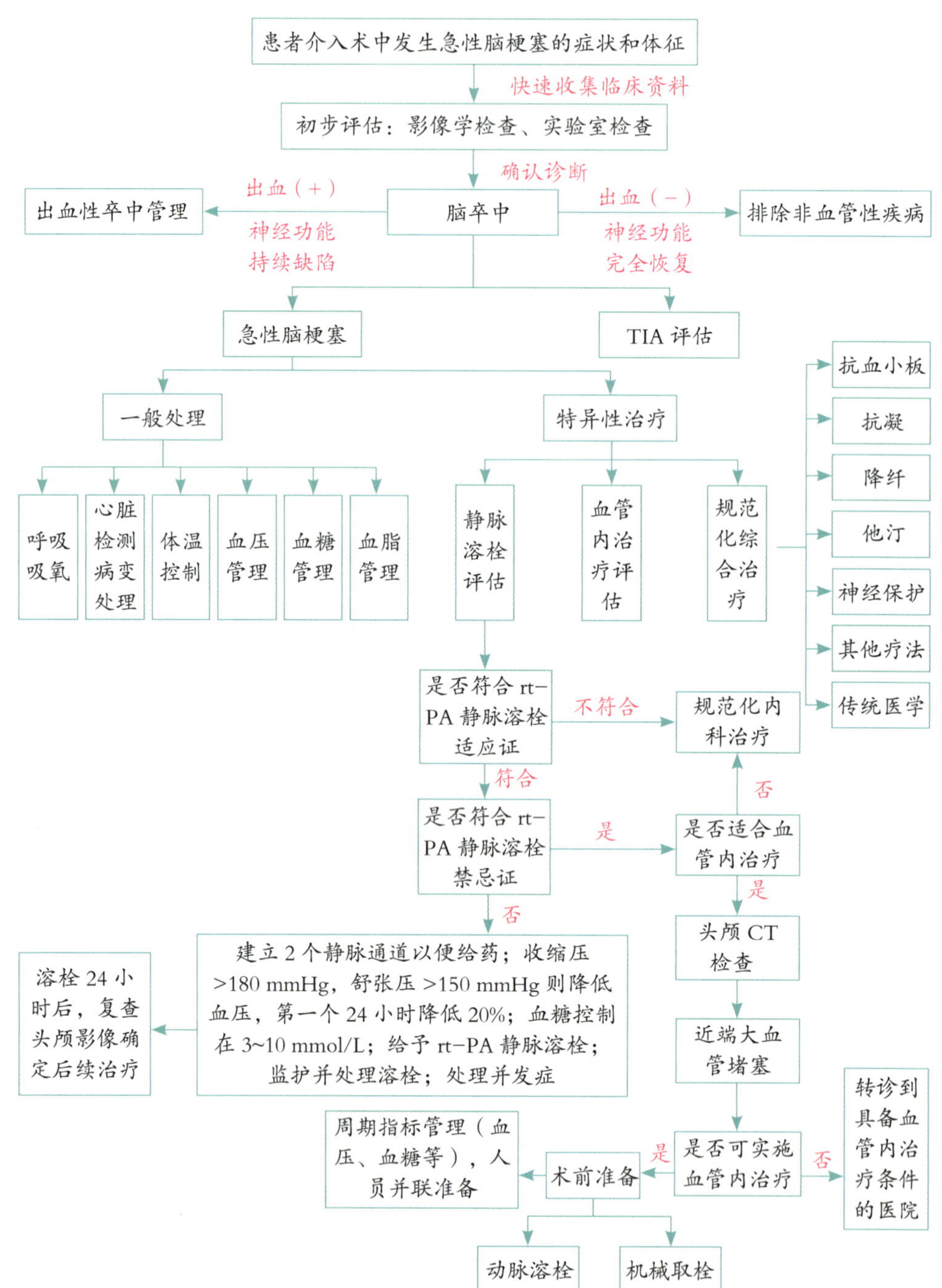

图 5-1-10　患者介入术中发生急性脑梗死处理流程图

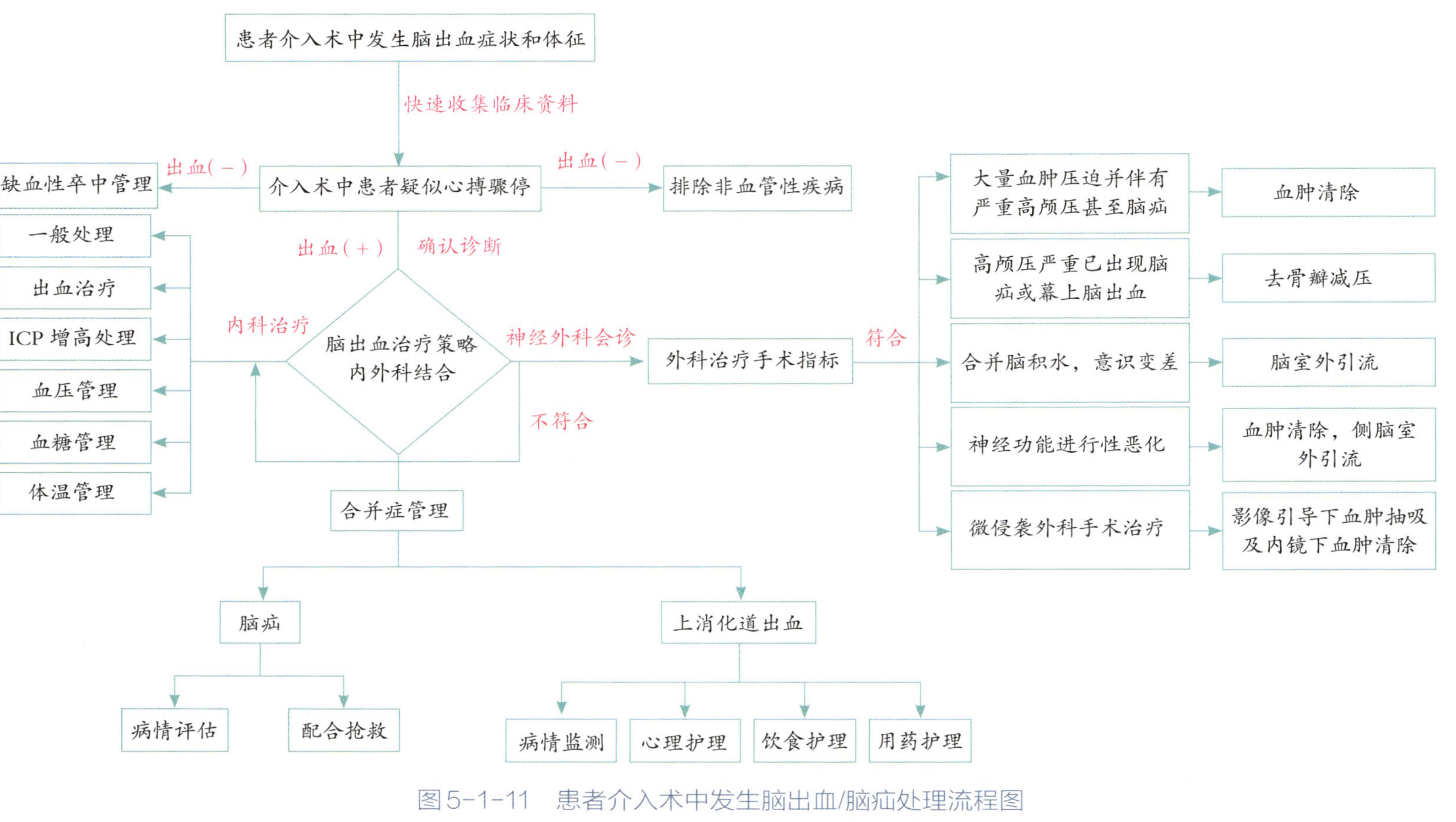

图 5-1-11 患者介入术中发生脑出血/脑疝处理流程图

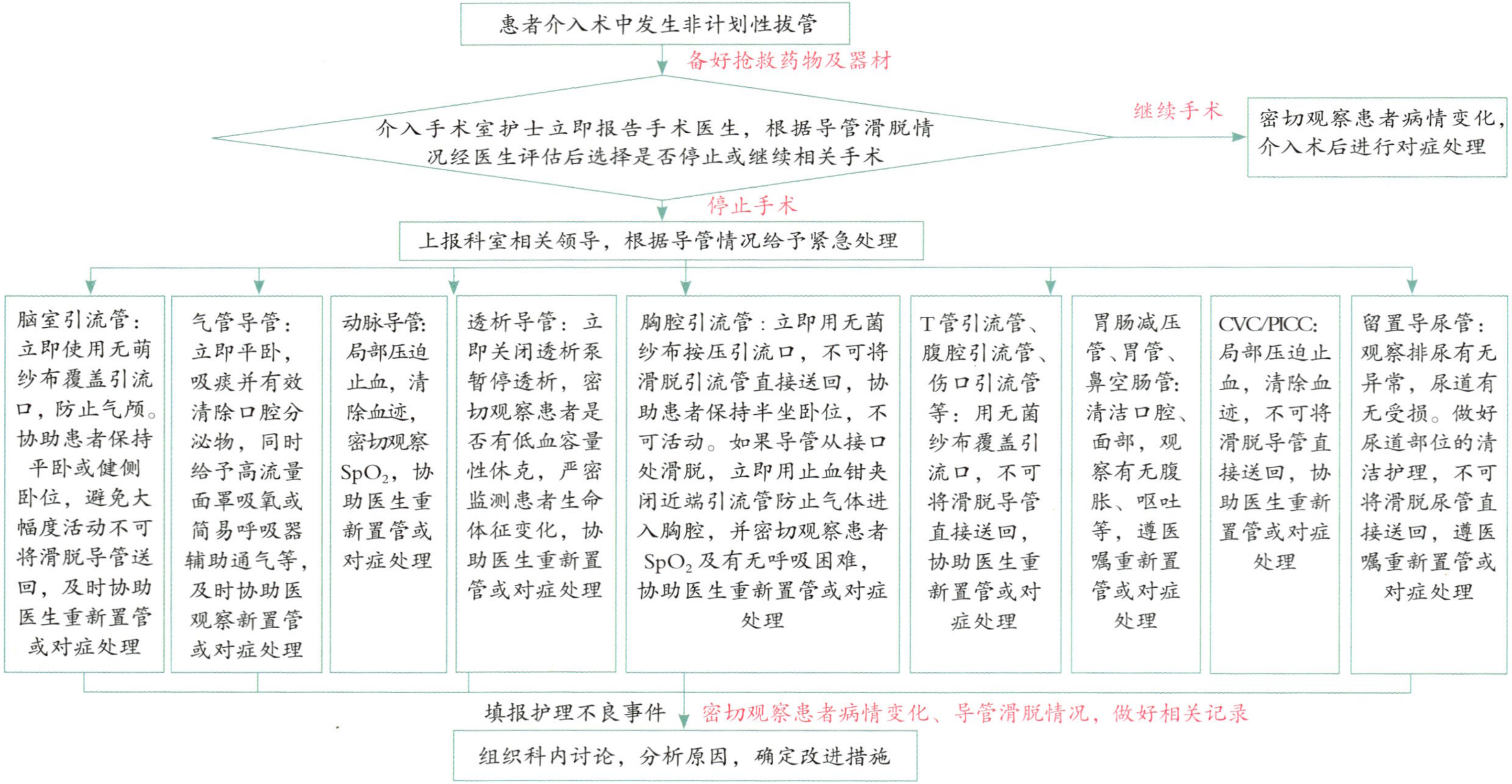

患者介入术中发生非计划性拔管

↓ 备好抢救药物及器材

介入手术室护士立即报告手术医生，根据导管滑脱情况经医生评估后选择是否停止或继续相关手术

→ 继续手术 → 密切观察患者病情变化，介入术后进行对症处理

↓ 停止手术

上报科室相关领导，根据导管情况给予紧急处理

- 脑室引流管：立即使用无菌纱布覆盖引流口，防止气颅。协助患者保持平卧或健侧卧位，避免大幅度活动不可将滑脱导管送回，及时协助医生重新置管或对症处理
- 气管导管：立即平卧，吸痰并有效清除口腔分泌物，同时给予高流量面罩吸氧或简易呼吸器辅助通气等，及时协助医观察新置管或对症处理
- 动脉导管：局部压迫止血，清除血迹，密切观察 SpO_2，协助医生重新置管或对症处理
- 透析导管：立即关闭透析泵暂停透析，密切观察患者是否有低血容量性休克，严密监测患者生命体征变化，协助医生重新置管或对症处理
- 胸腔引流管：立即用无菌纱布按压引流口，不可将滑脱引流管直接送回，协助患者保持半坐卧位，不可活动。如果导管从接口处滑脱，立即用止血钳夹闭近端引流管防止气体进入胸腔，并密切观察患者 SpO_2 及有无呼吸困难，协助医生重新置管或对症处理
- T管引流管、腹腔引流管、伤口引流管等：用无菌纱布覆盖引流口，不可将滑脱导管直接送回，协助医生重新置管或对症处理
- 胃肠减压管、胃管、鼻空肠管：清洁口腔、面部，观察有无腹胀、呕吐等，遵医嘱重新置管或对症处理
- CVC/PICC：局部压迫止血，清除血迹，不可将滑脱导管直接送回，协助医生重新置管或对症处理
- 留置导尿管：观察排尿有无异常，尿道有无受损。做好尿道部位的清洁护理，不可将滑脱尿管直接送回，遵医嘱重新置管或对症处理

↓ 填报护理不良事件　密切观察患者病情变化、导管滑脱情况，做好相关记录

组织科内讨论，分析原因，确定改进措施

图5-2-1　患者介入术中发生非计划性拔管处理流程图

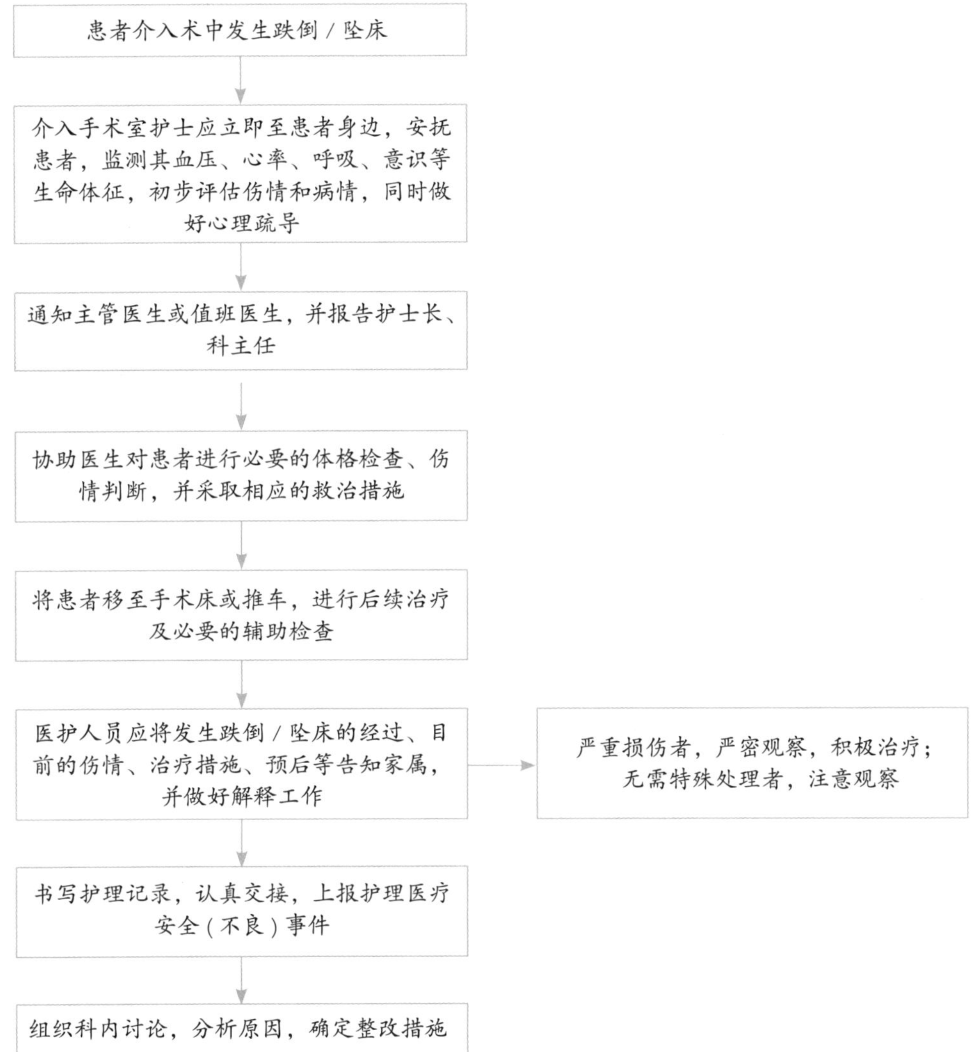

图5-2-2　患者介入术中发生跌倒/坠床处理流程图

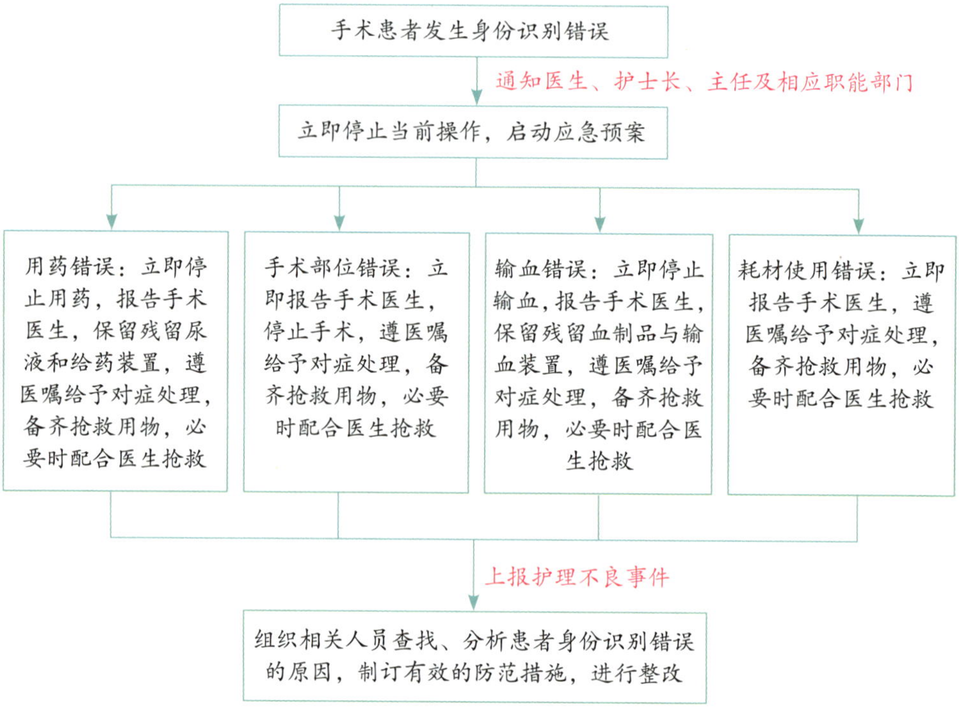

图5-2-3　介入手术患者发生身份错误处理流程图

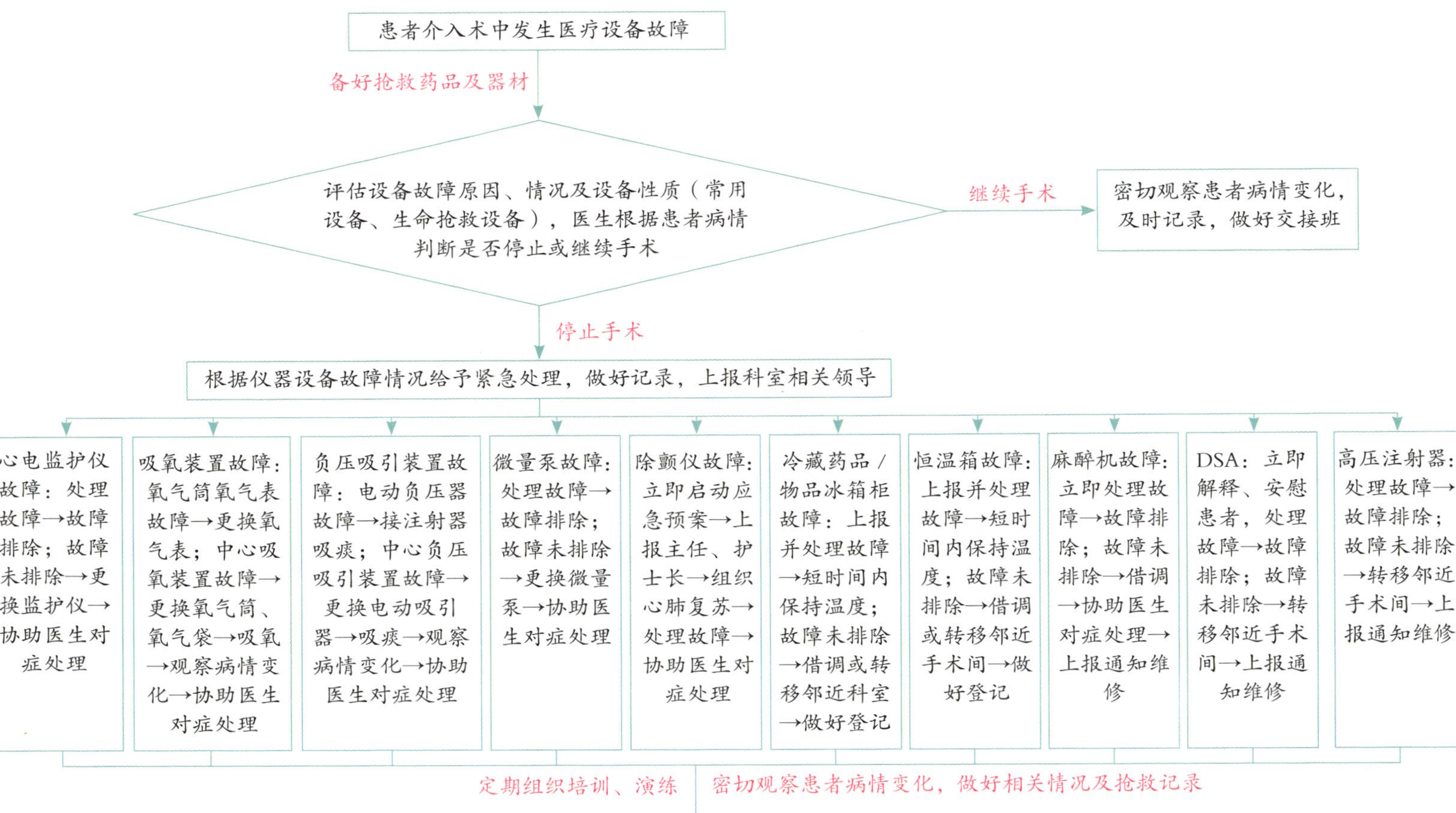

图5-2-4　患者介入术中发生医疗设备故障处理流程图

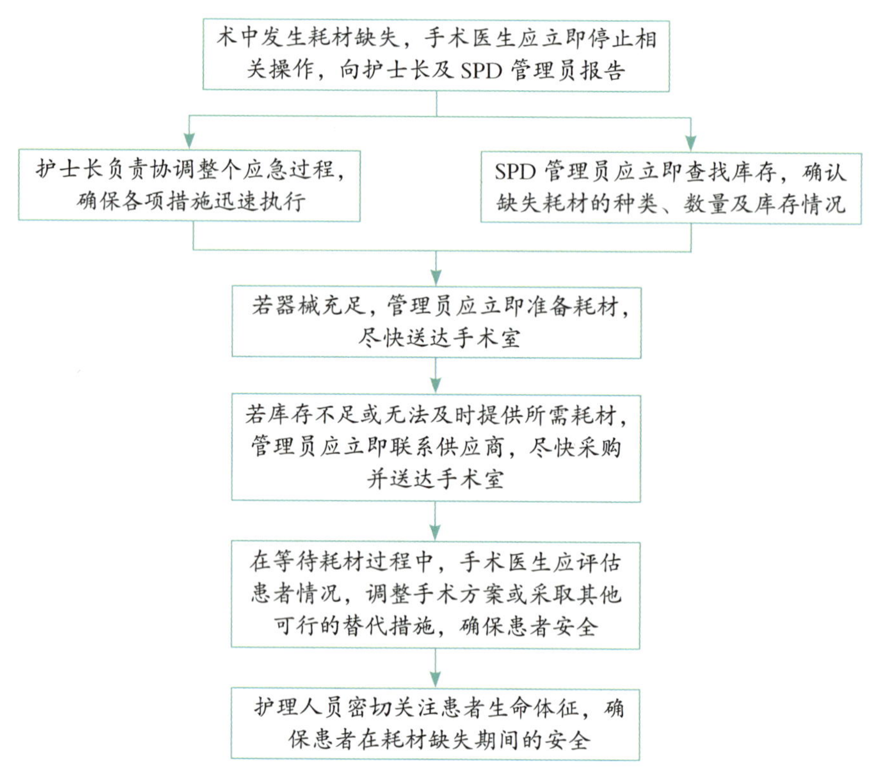

图5-2-5　介入术中发生耗材缺失或损坏应急处理流程图

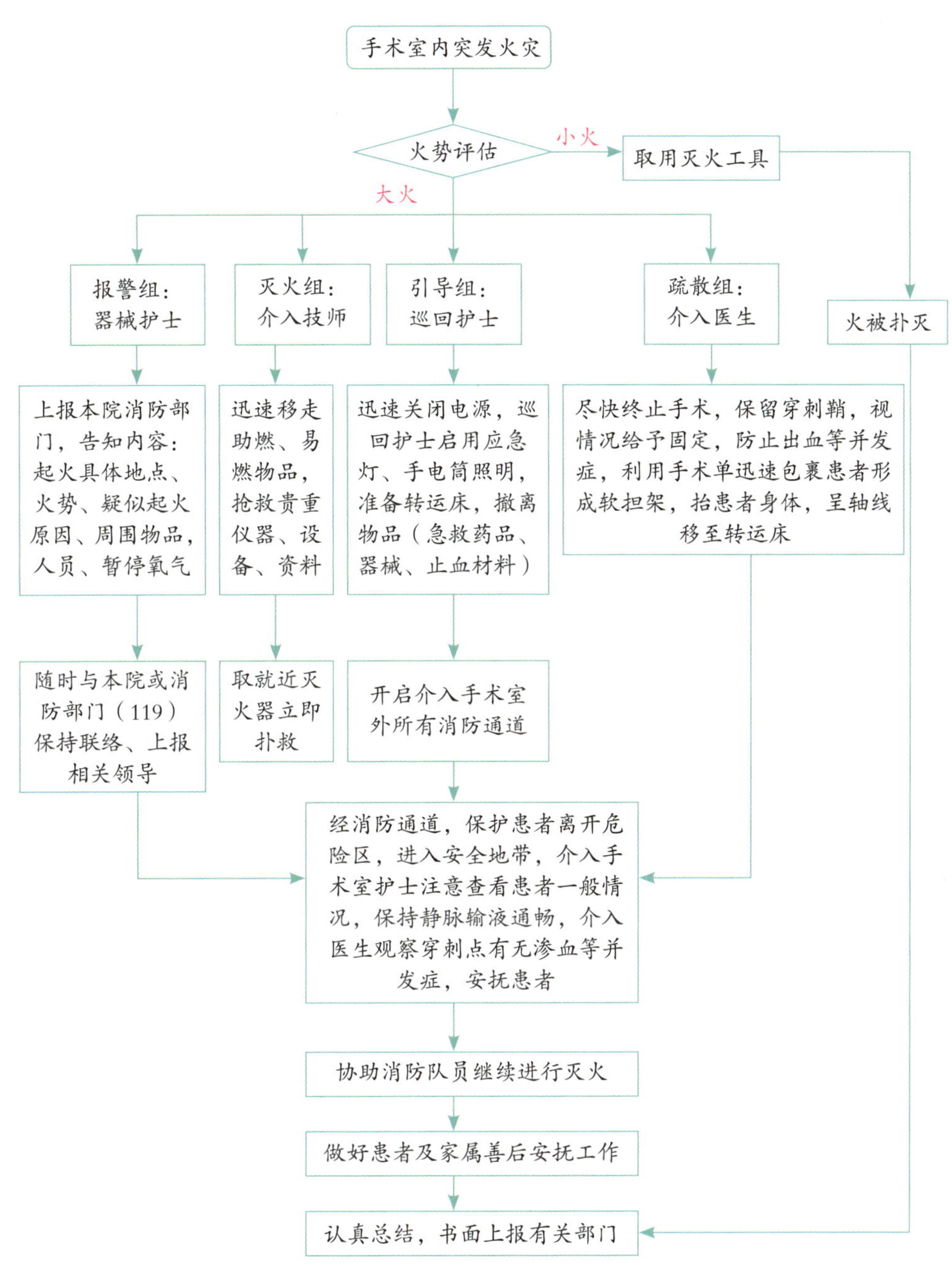

图5-3-1　介入手术室突发火灾处理流程图

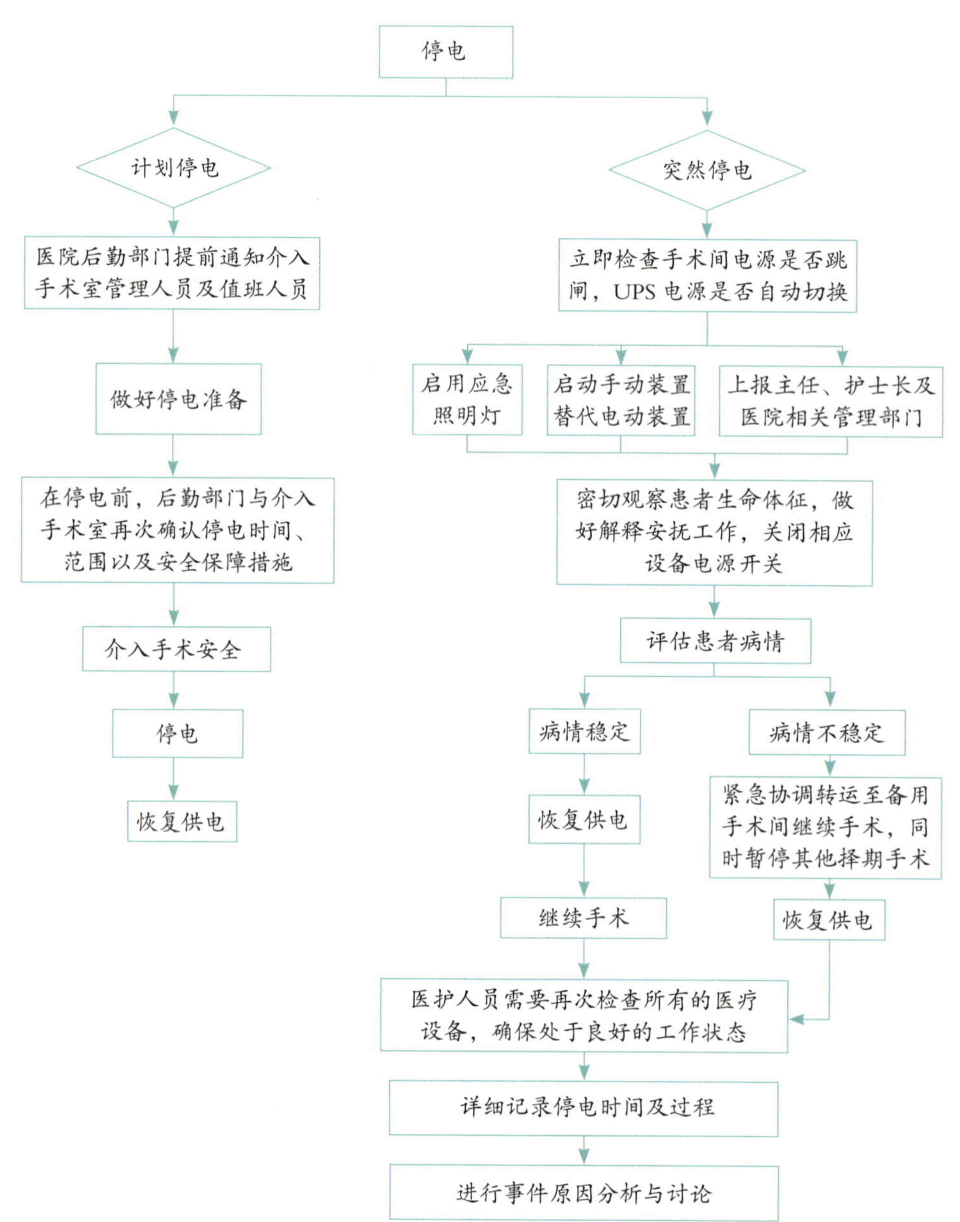

图5-3-2　介入手术室突然停电处理流程图

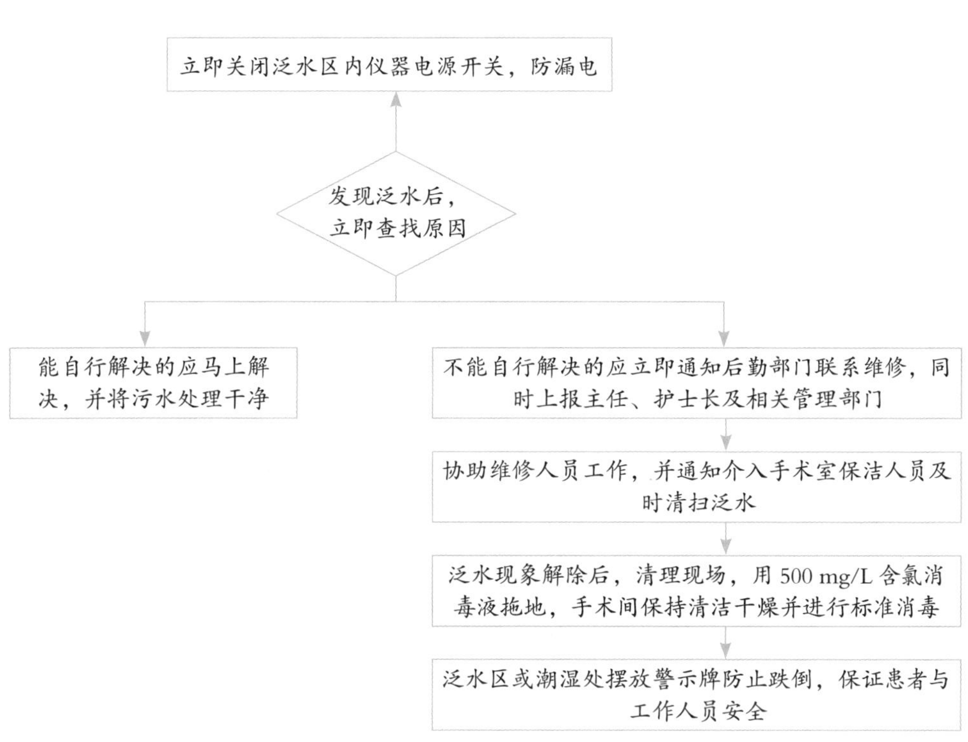

图5-3-3　介入手术室突然泛水处理流程图

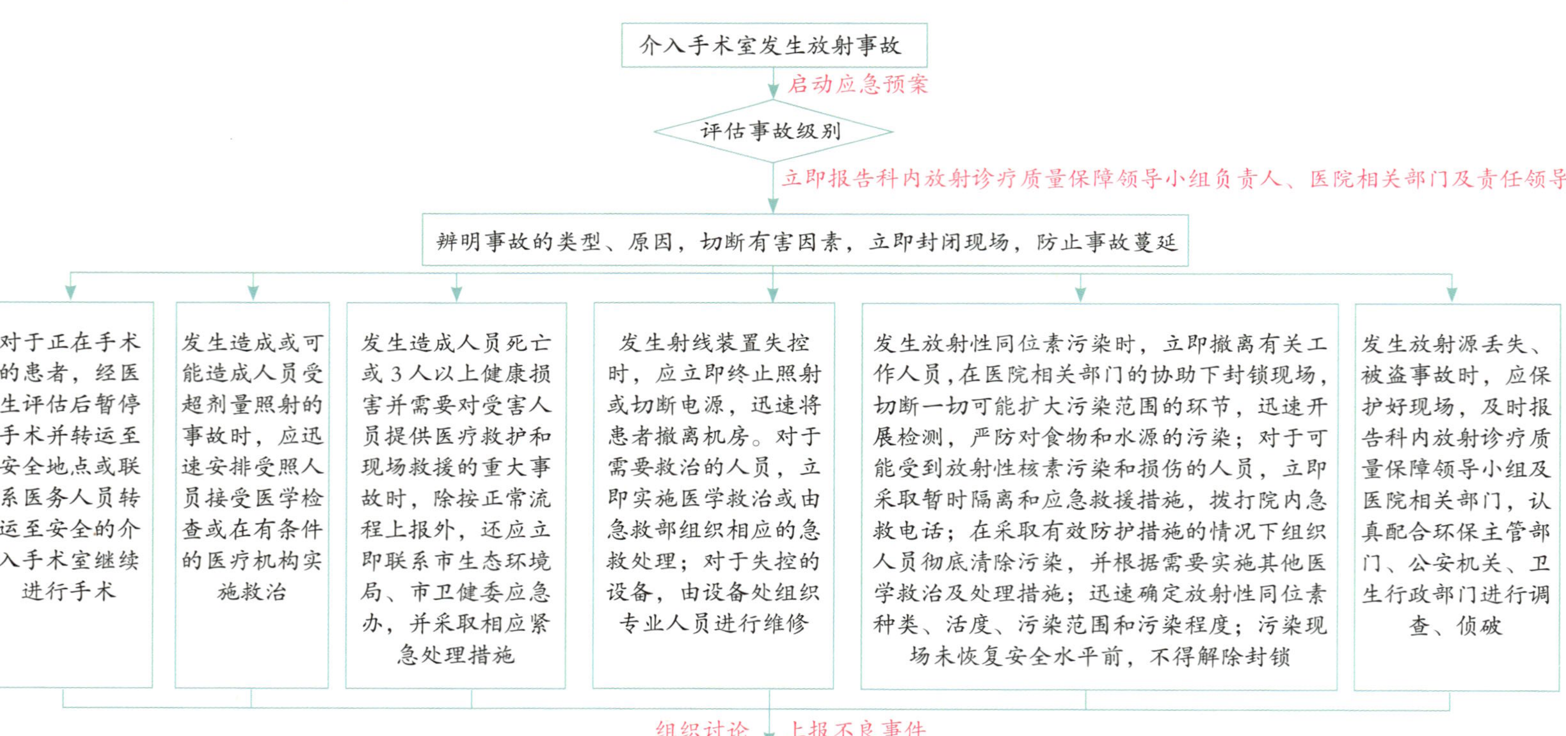

图5-3-4　介入手术室放射事故应急处理流程图

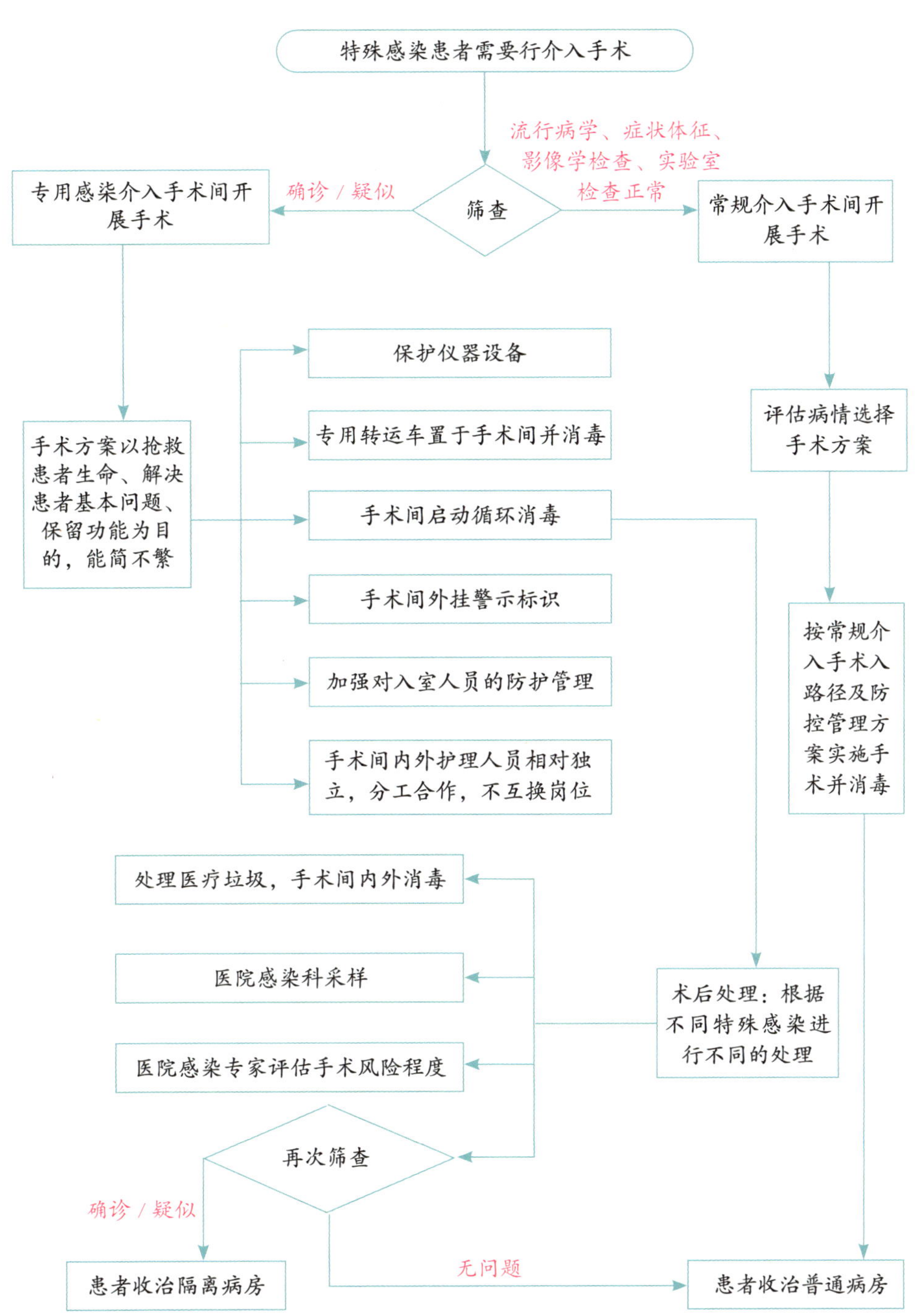

图5-3-5　介入手术室应对特殊感染手术应急处理流程图

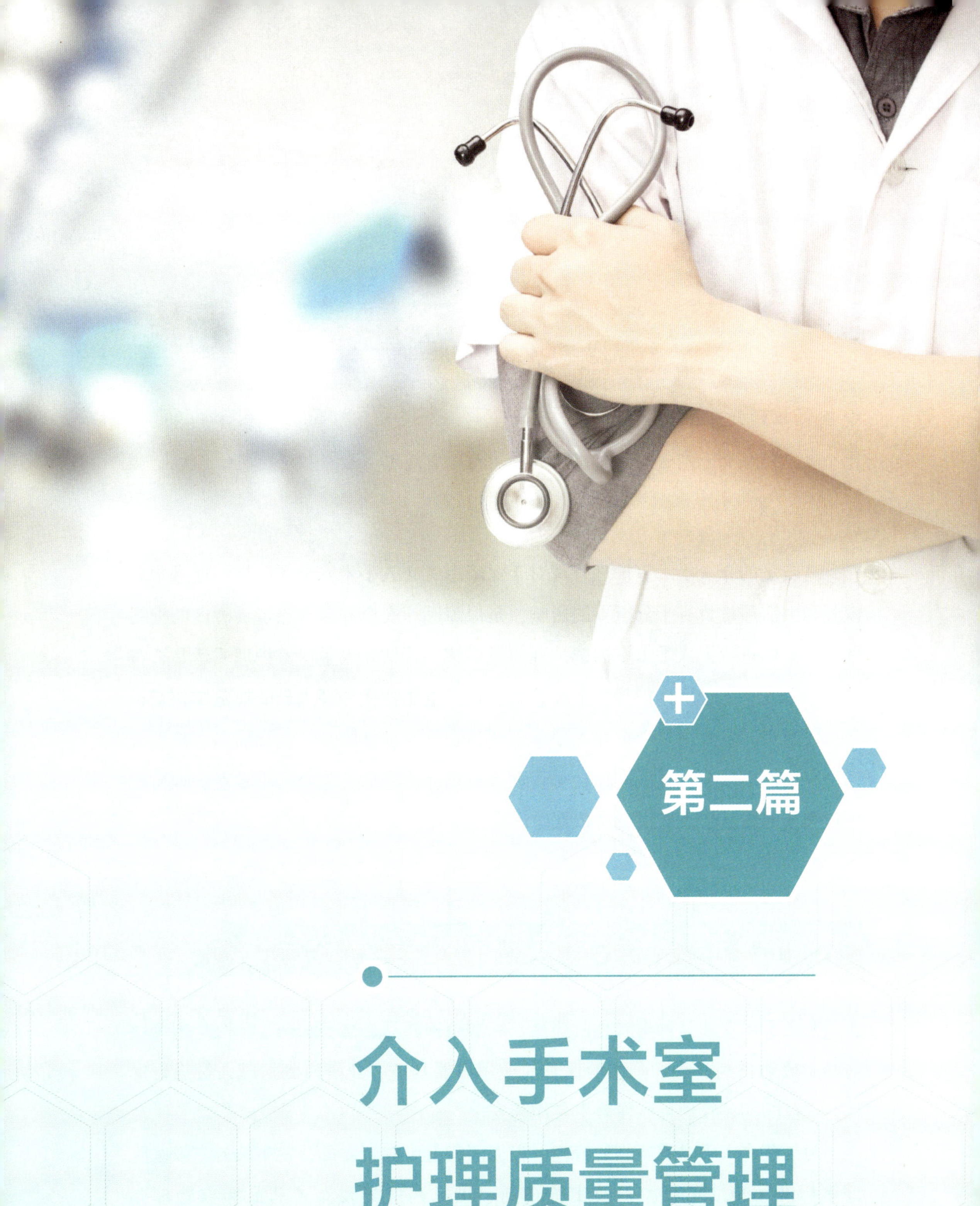

第二篇

介入手术室护理质量管理

第六章 介入手术室护理质量评价标准

编者：（以姓氏笔画排序）
王小琳　包建英　刘雪莲　张义静　顾　梅　黄超琼　崔　颖

高质量的介入手术室护理管理对于保障患者介入手术安全和效果、促进术后恢复和生活质量具有十分重要的影响，是保障医疗安全和提升患者满意度的重要环节。定期进行介入手术室内部护理质量审核，评估介入手术室护理质量是否符合标准，既有助于确保护理质量和患者权益，也能强化护理人员的规范操作意识与责任担当。本章主要介绍介入手术室药品管理、护理服务、消毒隔离、护理文件书写、护理安全管理、高值耗材管理等质量评价标准，为介入手术室护理质量评价和全面质量管理提供参考依据。

第一节 介入手术室药品管理质量评价标准

介入手术室药品种类有急救药品、麻醉精神药品、高警示药品、医疗用毒性药品、放射性药品等。药品的保管与使用需要具备专业资质的护理人员进行操作，规范的药品管理可以保障患者用药安全。

为规范介入手术室药品的管理，根据国家卫生健康委员会发布的《三级医院评审标准（2022年版）》及实施细则、国家药监局发布《药品标准管理办法》，制定《介入手术室药品管理质量评价标准》（表6-1-1），供参考。

表6-1-1　介入手术室药品管理质量评价标准

项目	质量标准	评价方式	分值
药品管理原则12分	(1) 介入手术室药品种类包括急救药品、麻醉精神药品、高警示药品、医药用毒性药品、放射性药品等，均有基数，各类药品清单上注明药品名称、规格、数量、效期等	现场查看、随机抽查	2
	(2) 药品数目与药品清单相符		1
	(3) 所有药品在有效期范围内		2
	(4) 专人每周对基数药品进行检查，有固定的药品检查日期，并记录，护士长至少每半个月质控1次，并记录		1
	(5) 专人负责基数药物的清点、保管和使用管理，每班清点交接		2
	(6) 经过资格认定及相关培训的护理人员方可执行给药医嘱		2
	(7) 注射用药、内服药、外用药、防腐剂、消毒用药（皮肤黏膜、器械）等严格分类分开放置		2
基数药品11分	(1) 外包装盒的名称、规格型号、批号必须与内置药品一致	现场查看	3
	(2) 药品包装盒侧面标签内容包括药名、规格（浓度）及数量		2
	(3) 各类药品无沉淀、浑浊、变色等		1
	(4) 药品在有效期内，外观正常，无变色、霉变、风化等现象		1
	(5) 各类药品分类放置，有标识，标识清晰		2
	(6) 软包装液体的外包装现用现撕		2
冷藏药物6分	(1) 介入手术室有医院冷藏药物明细，且根据科室具体情况罗列冷藏药物明细清单，清单包含药物名称、规格型号及数量	现场查看	1
	(2) 需冷藏的药品放入冰箱冷藏室，且必须有医嘱标签或基数药标签或特殊药物证明资料		2
	(3) 冷藏室温度控制在2~8 ℃，同时查阅药品保存条件，有特殊要求时严格执行		2
	(4) 冷藏药品的冰箱有温度计，配有温度监测记录本，每班交接并记录，记录与实际相符		1
避光药物3分	(1) 有医院避光药物明细清单，且根据科室具体情况罗列避光药物明细清单，清单包含药物名称、规格型号及数量	现场查看	1

续表

项目	质量标准	评价方式	分值
	(2) 需要避光保存的药物（如肾上腺素、碘对比剂等）保存符合要求		2
急救药品管理 12 分	(1) 使用统一格式的急救药品基数清单，包括品种、规格、数量、主要药理作用等	现场查看、随机抽查	2
	(2) 急救药品按照清单顺序摆放		2
	(3) 急救药品数目与急救药品基数清单相符；除急救药品基数清单上罗列的药品外，抢救箱内不得存放其他药品		2
	(4) 急救药品名称醒目，需要避光保存的药品使用避光药品盒存储；有高警示药品的警示标识，且单独或分区摆放		2
	(5) 急救药品按有效期从近到远的顺序从右至左顺序摆放，按序摆放和取用，有按序取用的标识		2
	(6) 护理人员能说出抢救箱内急救药品名称、主要药理作用		2
高警示药品 12 分	(1) 介入手术室有医院高警示药品目录	现场查看	2
	(2) 原则上不存放高警示药品（急救药品除外），如确有需要，根据护理单元实际情况提出申请，限量存放		2
	(3) 建立介入手术室高警示药品清单，分别注明放置位置，如抢救车、治疗室等		2
	(4) 科室高警示药品单独或分区存放，有包装，有“高警示药品”警示标识		2
	(5) 按有效期从近到远的顺序从右至左摆放，按序取用，在药品盒正面右上角或药品盒侧面有按序取用的标识，保证先进先出		2
	(6) 发放口服高警示药品时做到看服下肚，确保发放准确无误	现场查看、随机抽查	2
医疗用毒性药品 5 分	(1) 医疗用毒性药品必须专柜加锁，专人保管，严防混药	现场查看	2
	(2) 介入手术室有专门的医疗用毒性药品入库使用记录本，记录入库日期、药名、规格、批号、交接人签字、患者姓名、床号、性别、年龄、诊断、用药时间、剂量、用法、用药者签名等		2
	(3) 需要报损的毒性药品须经药学部主任、主管院长批准，交上级主管部门集中销毁，销毁前要有记录，包括销毁日期、时间、地点、品名、数量、方法等，必要时拍照		1

续表

项目	质量标准	评价方式	分值
放射性药品及试剂10分	(1) 所有的放射性药品及放射性试剂由科主任授权专人负责订购，科室其他人员一律不得订购	现场查看	1
	(2) 严格按有关规定向有资质的厂商订购有批准文号的放射性药品、试剂		1
	(3) 放射性药品及放射性试剂台账登记，包括日期、订购种类、数量、活度、检测活度、使用量、剩余量及处理等		1
	(4) 放射性药品及放射性试剂有专人领取和保管，到货后迅速取回，及时登记，妥善保存，防止丢失和变质，及时通知患者检查或治疗，以减少浪费		2
	(5) 工作人员严格遵照无菌操作规程进行标记开瓶、分装、稀释放射性药物，使用放射性药物时严格执行查对制度，防止发生差错；定期质控检查，如需要可随时检测		1
	(6) 放射性试剂不符合质控指标者不得使用，以保证检测结果准确可靠		2
	(7) 放射性污物处理：①气体污物，挥发性同位素进行开瓶、分装、标记，均应在通风柜内于通风条件下进行操作；②固体污物，放射性污染的固体物质（如安瓿、棉签、一次性注射器等），不得随意乱丢，应放在固定的污物桶内，放置6~10个半衰期后作非放射性污物处理；③液体污物，充分稀释后经下水道排入衰变池		2
自备药品4分	(1) 患者原则上不允许使用自备药，如确实需要，患者应出具自备药品使用知情书及医嘱，交由护士审核，缺少任一项不予执行，使用前应核对正式发票，检查药品批号、外观、质量及是否在有效期内	现场查	2
	(2) 如发现患者在未签署自备药品使用知情同意书且无医嘱时自服药品，务必嘱患者主动告知管床医生，同时护理人员立即向管床医生汇报，并做好护理记录		2
使用中的无菌液体10分	(1) 开启的无菌溶液瓶内的溶液，保存时间不超过24小时	现场查看、随机抽查	2
	(2) 配置好的静脉输液液体在4小时内使用		2
	(3) 抽出的药液在2小时内使用		2
	(4) 现配现用		2
	(5) 使用中的药品应放置于无菌盘；按要求铺设无菌盘，无菌盘有铺盘时间，4小时内有效		2

续表

项目	质量标准	评价方式	分值
介入术中药品9分	（1）介入术中用药，做好交接	现场查看	3
	（2）遵医嘱用药，严格执行“三查七对”，非抢救时不执行口头医嘱		2
	（3）抢救时执行口头医嘱，需要复述无误后执行，用药后进行双人核对，记录并补开医嘱	现场查看、随机抽查	2
	（4）及时观察患者用药反应，特殊情况及时记录		2
药品观察4分	（1）加强药品不良反应监测，有药品不良反应时，评估不良反应的严重程度，立即停药或汇报医生，遵医嘱处理	现场查看	2
	（2）加强药品质量监测，如发现药品有虫蛀、霉烂变质、破损、污染、失效等现象立即上报药学部		2

第二节 介入手术室护理服务质量评价标准

护理服务是医疗质量、就医体验的重要组成部分。护理服务要求护理人员全面履行护理职责，基于患者疾病特征、生理状况、心理需求及社会支持需求等，以规范的外在职业形象和扎实的内在专业素养，为患者提供涵盖病情观察、治疗配合、健康指导、人文关怀等维度的身心整体护理，致力于使护理工作更贴近患者需求、贴近临床实际、贴近社会服务，持续提升患者的就医获得感、治疗舒适感及康复安全感。

为规范介入手术室护理人员服务质量，打造有温度的护理服务，制定《介入手术室护理服务质量评价标准》（表6-2-1），供参考。

表6-2-1　介入手术室护理服务质量评价标准

项目	质量标准	评价方式	分值
护士仪表6分	（1）护士仪表、语言、行为举止等符合护士形象、体现人文关怀	现场查看	2
	（2）不佩戴饰品，不留指甲，不涂指甲油，符合感控要求		2
	（3）进入手术间前，按规范戴口罩、帽子，头发不外露，更换洗手衣裤，换手术室专用鞋		2

续表

项目	质量标准	评价方式	分值
行为规范 17 分	(1) 不迟到，不早退，不脱岗	现场查看	3
	(2) 上班时间不做与工作无关的事情		3
	(3) 接听工作电话时保持礼貌，规范用语，主动问好		3
	(4) 不谈论患者隐私		2
	(5) 对患者态度和蔼，服务热情		3
	(6) 耐心回答患者或家属提问，做到首问负责制		3
患者接待 16 分	(1) 护士接待患者时应使用尊称，用规范语言向患者问好，主动自我介绍	现场查看	2
	(2) 核对患者的姓名、性别、年龄、病区、床号、麻醉方式、手术名称等基本信息		2
	(3) 戴手术帽，必要时戴口罩，安置患者舒适体位		2
	(4) 做到人文关怀，有爱伤观念		2
	(5) 进行消毒或导尿等操作时应保护患者隐私，注意保暖		2
	(6) 建议将消毒液、碘对比剂及 0.9% 氯化钠注射液加温至 37 ℃使用		3
	(7) 落实保护性医疗措施，防止意外损伤		3
护患沟通 12 分	(1) 介绍手术室环境及要求，解释手术相关注意事项	现场查看	2
	(2) 在进行吸氧、监护、输液等各项护理操作前，向患者做好解释工作		2
	(3) 主动询问患者感受，密切观察患者病情		2
	(4) 减轻或消除患者的恐惧情绪和疼痛不适，多与患者交流，鼓励患者		2
	(5) 患者有需求时，护士能及时提供帮助		2
	(6) 积极钝化矛盾，不与患者发生冲突，无投诉		2
便民措施 5 分	(1) 手术室家属等候区配备便民箱，提供适当便民服务	现场查看	2
	(2) 提供疾病及术后注意事项等健康宣教图册，有条件可采用电子屏翻页滚动播放		3
满意度 17 分	(1) 每月开展 1 次患者满意度调查	现场查看、随机抽查、患者访谈	3
	(2) 患者满意度>90%		3
	(3) 每季度开展 1 次医生对护士满意度调查		3
	(4) 存在问题者，有分析整改记录		4
	(5) 满意度和绩效挂钩，奖惩合理		4

续表

项目	质量标准	评价方式	分值
收费管理 18 分	(1)介入手术室有手术收费相关规定和要求	现场查看	3
	(2)有专职物价员(或护士长)做好物价收费管理工作		3
	(3)每天手术结束后,进行账务核对		3
	(4)无多收、漏收和误收费的现象		3
	(5)对收费中存在的问题及时处理整改,向患者做好解释工作,并持续改进		3
	(6)公示手术收费标准,如在等待区、介入手术室门口		3
护理投诉 9 分	(1)患方投诉,应及时调查处理	查看台账	3
	(2)对发生的投诉有原因分析和整改措施		3
	(3)对投诉有反馈、整改及记录		3

第三节 介入手术室消毒隔离质量评价标准

介入治疗需要在专用的DSA、CT或B超设备下进行专科手术。与外科手术室不同,介入手术室的空气洁净度、环境管理、物体表面清洁消毒及术中无菌操作规范直接影响患者手术安全。因此,修订并完善介入手术室消毒隔离技术标准,严格执行介入手术室消毒隔离制度,是保障手术质量和患者安全的重要措施。

为了减少介入手术室院感不良事件的发生,保障手术患者安全,根据《医疗机构消毒技术规范》(WS/T 367—2012)和《医疗机构环境表面清洁与消毒管理规范》(WS/T 512—2016)以及《医院医用织物洗涤消毒技术规范》(WS/T 508—2016)、中华护理学会手术室护理专业委员会编制的《手术室护理实践指南》,制定《介入手术室消毒隔离质量评价标准》(表6-3-1),供参考。

表6-3-1 介入手术室消毒隔离质量评价标准

项目	质量标准	评价方式	分值
人员管理 12 分	(1)工作人员与患者分通道进出	现场查看、随机抽查	1

续表

项目	质量标准	评价方式	分值
	(2) 工作人员按手术室要求规范着装		1
	(3) 患有皮肤化脓性感染及其他传染病的工作人员，暂停手术		1
	(4) 手术人员术前严格按要求进行外科手消毒，戴好口罩和帽子，穿无菌手术衣，戴外科手套，根据手术要求对手术部位进行备皮、消毒处理，术中严格无菌操作		3
	(5) 加强参观人员管理：一般不接待参观者，确需参观者应经医务部批准，每个手术间最多不超过 3 人；参观人员应服从手术室人员管理，按指定路线进出，规范着装，在指定区域观看		2
	(6) 加强患者管理：术前按手术要求做好相应准备工作，如备皮、禁食、导尿、着病员服等		2
	(7) 加强保洁人员管理：加强保洁人员管理及培训，定期检查保洁人员工作落实情况		2
着装防护管理 10 分	(1) 工作人员由专用通道进入介入手术室，在指定区域内更换消毒的手术服装及拖鞋，帽子应完全遮盖头发，口罩应遮盖口鼻	现场查看、随机抽查	2
	(2) 保持洗手衣清洁干燥，一旦污染应及时更换		1
	(3) 洗手衣上衣应系入裤子内		1
	(4) 内穿衣物不能外露于洗手衣或参观衣外，如衣领、衣袖、裤腿等		1
	(5) 不佩戴不能被洗手衣遮盖的首饰（戒指、手表、手镯、耳环、珠状项链），不化妆、美甲		1
	(6) 进入手术室洁净区的非手术人员（检查人员、家属、医学工程师）可穿着隔离衣，完全遮盖个人着装，更换手术室拖鞋并规范佩戴口罩、帽子		2
	(7) 手术过程如果可能产生血液、体液或其他感染物飞溅、雾化、喷出等情况，应正确佩戴防护用品，如防护眼镜、防护面罩等		1
	(8) 工作人员出手术室时（送患者回病房等），应穿着外出衣和鞋		1
物品管理 8 分	(1) 所有进入洁净区的物品、设备，均应拆除外包装，擦拭干净后方可进入	现场查看、随机抽查	2

续表

项目	质量标准		评价方式	分值
	(2) 接送手术患者的平车须保持清洁，垫单一人一换			1
	(3) 无菌物品管理按规定放置，确保包装完好、干净干燥、在有效期内，包装破损、潮湿、超过有效期不可使用			3
	(4) 一次性使用植入物等高度危险器械禁止手术室自行消毒灭菌处理，须严格执行相关产品管理规定			1
	(5) 可复用物品须由消毒供应中心集中清洁消毒灭菌			1
环境及物表清洁与消毒 32 分	日常清洁与消毒（22 分）	(1) 手术间每天启用前，宜用清水进行物表清洁	现场查看、随机抽查	2
		(2) 术中发生血液、体液污染手术台周边物体表面、地面及设备或疑似污染时，应立即实施污点清洁与消毒		2
		(3) 接台手术之间，应对手术台及周边 1~1.5 m 范围的高频接触物表进行清洁与消毒		2
		(4) 每天手术结束后，应对所有物体表面进行终末清洁/消毒（2 m 以上的墙面、天花板除外）		2
		(5) 做好空气消毒：使用消毒机进行空气消毒，在手术过程中持续开启，休息日每天定时消毒 3 次，每次 1 小时，进行预防消毒		2
		(6) 每周应对手术间所有物体表面（包括高空处表面）、回风口、送风口进行清洁、消毒		2
		(7) 辅助间、走廊、生活区的物体表面每天清洁至少 1~2 次；视地面污染程度制订拖擦频率，每天不少于 2~3 次，保持地面干净、干燥、无尘、无污垢、无碎屑、无异味等		2
		(8) 手术患者出入门口地面应随时保持过道地面清洁；进入手术间的推车、医疗用品、设备等应保持清洁		2
		(9) 洗手池有防溅设施，管道不应裸露，池壁光滑无死角，应每天清洁、消毒		2
		(10) 铅衣使用后需按要求清洁并悬挂放置，定期检测、消毒，确保在有效期内使用，被体液、血液污染时应及时消毒处理		2

续表

项目	质量标准		评价方式	分值
		(11) 朊病毒、气性坏疽、呼吸道传染病及突发原因不明的传染性疾病患者手术结束后，应按《医疗机构消毒技术规范》(WS/T367—2012) 进行终末清洁消毒；开放性肺结核患者建议在专科医院集中收治，如需手术，应安排在负压手术间进行，包括术后复苏		2
	清洁工具的管理（10分）	(1) 不同区域的清洁工具应有明确标识，区分使用		2
		(2) 清洁工具的配置数量、复用处置设施应与手术室规模相匹配		1
		(3) 擦拭布巾和地巾应选择不易掉纤维的织物，宜使用细纤维棉布和脱卸式地巾		1
		(4) 复用擦拭布巾应清洗干净，在 250 mg/L 有效氯消毒剂（或其他有效消毒剂）中浸泡 30 分钟，冲净消毒液，干燥备用		2
		(5) 复用地巾应清洗干净，在 500 mg/L 有效氯消毒剂中浸泡 30 分钟，冲净消毒液，干燥备用		2
		(6) 有条件的医疗机构宜采用热力型清洗消毒机，将使用后的布巾、地巾等物品放入清洗消毒机内，按照使用说明实施机械清洗、热力消毒、机械干燥、装箱备用		2
医疗废物管理30分	(1) 应有对医疗废物分类、收集、转运、暂存及交接、登记的规定		现场查看、随机抽查	2
	(2) 制订医疗废物流失、泄漏、扩散和意外事故的应急方案			2
	(3) 专人负责培训，督促相关制度落实			1
	(4) 医疗废物包装袋或者容器应符合《医疗废物专用包装袋、容器和警示标识标准》			2
	(5) 手术间应放置无盖垃圾桶（袋）、锐器盒等，用于医疗废物和生活垃圾的收集			1
	(6) 黄色垃圾袋应放置医疗废物包括被血液、体液污染的敷料、一次性使用介入耗材、引流管、密闭式引流瓶及杂项物品等，传染病或疑似传染病患者产生的医疗废物应当使用双层包装并及时密封			2

续表

项目	质量标准	评价方式	分值
	(7) 黄色锐器盒应放置各类锐器及导丝		1
	(8) 黑色垃圾袋应放置未被血液、体液、排泄物污染的手术物品的外包装材料		1
	(9) 未被污染的输液瓶（袋），指普通患者使用后去除输液管、针头部分，且输注液体内未添加其他药物，按可回收的生活垃圾处理		1
	(10) 引流液、排泄物、废化学试剂、废弃的消毒剂等液体应排入污水处理系统		1
	(11) 放射性药品应存放在防护容器中，用后剩余的药品必须清点后再存放在防护容器中，按《放射性废物安全管理条例》规定运至存放地		1
	(12) 每台手术结束后，及时清空手术间内所有垃圾，并注明手术间号及台次		2
	(13) 发生医疗废物流失、泄漏、扩散时，应立即报告并上交事件经过		1
	(14) 患者发生健康损害时，需要对患者提供医疗救护和现场救援等相应紧急处理措施		2
	(15) 发生医疗废物导致传染病传播，或有证据证明传染病传播的事故有可能发生时，应当按照《中华人民共和国传染病防治法》及有关规定报告，并采取相应措施		2
	(16) 手术室内医疗废物暂存地应远离手术区域、无菌物品储存区域及生活区；应设醒目标识，有医疗废物分类收集方法的示意图或者文字说明，且定期清洁消毒		2
	(17) 放入包装袋或者容器内的感染性废物、病理性废物、损伤性废物不得取出		2
	(18) 盛装的医疗废物达到包装物或容器的 3/4 时，应使用有效的封口方式		1
	(19) 包装物或者容器的外表面被感染性废物污染时，应对被污染处进行消毒处理或者增加一层包装		1
	(20) 在进行医疗废物的收集、运送、贮存、处置等工作中，出现渗漏、遗撒等情况，应立即进行污染范围的清洁消毒		1

续表

项目	质量标准	评价方式	分值
	(21) 若怀疑污染范围大或有无法控制的情况，除做好清洁、消毒工作外，应立即通知上级有关部门进行评估，并给予有效处理，避免污染周围环境		1
感染性防护8分	(22) 接触患者体液、血液、排泄物、分泌物、不完整的皮肤与黏膜或被其污染的物品时，应戴手套；接触污染物品后，应及时摘除手套，洗手或手卫生消毒	现场查看、随机抽查	4
	(23) 根据疾病传播途径（接触传播、飞沫传播、空气传播），选择适宜的防护措施，飞沫传播医务人员佩戴医用外科口罩；空气传播医务人员佩戴医用防护口罩；患者病情允许情况下佩戴医用外科口罩		4

第四节　介入手术室护理文件书写质量评价标准

介入手术室护理文书是护理人员对患者术中护理情况及所用器械、耗材等的客观记录，其质量可反映护士专业能力、责任心、工作态度及科室护理管理水平，既是医患纠纷中实行举证责任倒置的重要举证材料，也是介入护理教学与科研的基础数据支撑。

介入手术室护理文书主要有手术患者交接记录单、手术安全核查表、高值耗材使用登记单、备用药品清点记录及抢救药品/物品清点交接记录、危重患者抢救记录、医院感染相关记录（医疗垃圾处置本、各种消毒记录、特殊感染患者检查记录、环境检查结果粘贴本等）、护理设备维护保养记录及各种交接班本、防护用品清点维护记录等。

为规范介入手术室护理人员行为，提高介入手术室护理文书质量、护理管理质量、护士专业能力及法律意识。根据《医疗事故处理条例》《关于在医疗机构推行表格式护理文书的通知》，参考《病历书写基本规范》《临床护理文书规范》等并结合介入手术室护理文书特点，制定《介入手术室护理文书质量评价标准》（表6-4-1），供参考。

表6-4-1　介入手术室护理文件书写质量评价标准

项目	质量标准	评价方式	分值
护理文书书写要求20分	(1) 护理文书应客观、真实、准确、及时、规范、完整，严禁篡改、伪造、隐匿、毁坏护理文书	现场查看、随机抽查	4
	(2) 使用中文，通用的外文缩写和无正式中文译名的症状、体征、疾病病情等可使用外文		2
	(3) 使用规范医学术语，字迹清晰、工整，语句通顺，描述准确，标点符号正确		4
	(4) 按规定的格式和内容书写，避免重复，由相应的执业注册护理人员签名；实习护士、无执照护士书写的护理文书应由执业注册护士审核修改并签名		2
	(5) 使用电子病历，护士应登录自己的HIS或者PACS账号进行书写和执行检查医嘱，用后及时退出账号；严禁使用他人账号书写护理文书及执行医嘱		2
	(6) 护理评估单、各种护患沟通单等需要患方签字确认，签字人应为具有民事行为能力的患者本人或者授权委托人		2
	(7) 护理文书在书写过程中避免记录不及时、漏记、错记等问题；书写过程中出现错字时，使用原色在错字上划双线，保留原始记录清楚、可辨，做出修改后签名，并注明修改时间；不能通过刮、粘、涂等方法掩盖或去除原来的字迹		2
	(8) 危重患者抢救的护理文书书写要求：需在抢救结束后6小时内据实补充护理文书；纸张规格与医疗记录纸张规格一致，页码用阿拉伯数字表示		2
手术患者交接记录8分	(1) 眉栏中各项填写正确、完整	现场查看、随机抽查	1
	(2) 术前交接：各项内容交接完整、不能缺项，交接内容包括病历、患者皮肤、导管、特殊检查资料、手术用药、特殊手术器材、患者特殊物品等		3
	(3) 术后交接：各项内容交接完整、不能缺项，交接内容包括病历、患者皮肤、导管、特殊检查资料、手术用药、特殊手术器材、患者特殊物品、术后剩余药品及血制品等		3
	(4) 交接双方签名		1

续表

<table>
<tr><th>项目</th><th>质量标准</th><th>评价方式</th><th>分值</th></tr>
<tr><td rowspan="5">手术安全核查表 10 分</td><td>（1）眉栏中各项填写正确、完整</td><td rowspan="5">现场查看、随机抽查</td><td>1</td></tr>
<tr><td>（2）麻醉实施前核对：对核查内容逐项核对，不能漏项</td><td>3</td></tr>
<tr><td>（3）手术开始前：对核查内容逐项核对，不能漏项</td><td>3</td></tr>
<tr><td>（4）患者手术结束离开前对核查内容逐项核对，不能漏项</td><td>2</td></tr>
<tr><td>（5）记录者签名</td><td>1</td></tr>
<tr><td rowspan="4">耗材使用记录 6 分</td><td>（1）眉栏处正确、完整填写患者信息</td><td rowspan="4">现场查看</td><td>1</td></tr>
<tr><td>（2）如实登记每个患者使用耗材种类、数量，每班交接</td><td>2</td></tr>
<tr><td>（3）使用的高值耗材均规范粘贴相应的条码标识</td><td>2</td></tr>
<tr><td>（4）执行者签名</td><td>1</td></tr>
<tr><td rowspan="4">备用药品记录 8 分</td><td>（1）药品名称、数量（现存量、使用量、剩余量）相符、标识清楚、均在有效期内</td><td rowspan="4">现场查看</td><td>3</td></tr>
<tr><td>（2）遵医嘱使用备用药品</td><td>2</td></tr>
<tr><td>（3）药品使用后，及时补充</td><td>2</td></tr>
<tr><td>（4）交接双方签名</td><td>1</td></tr>
<tr><td rowspan="5">抢救药品/物品记录 10 分</td><td>（1）药品、物品名称、数量与记录本上名称、数量一致</td><td rowspan="5">现场查看</td><td>2</td></tr>
<tr><td>（2）车内药品、物品摆放与封面图一致</td><td>2</td></tr>
<tr><td>（3）药品、物品均在有效期，失效期药品、物品按要求记录</td><td>2</td></tr>
<tr><td>（4）药品使用与医嘱一致</td><td>2</td></tr>
<tr><td>（5）交接者每班签名，每周有质控护士签名，每半个月有护士长督查签名</td><td>2</td></tr>
<tr><td rowspan="6">抢救记录 10 分</td><td>（1）患者信息登记齐全：姓名、性别、年龄、登记号等</td><td rowspan="6">现场查看</td><td>2</td></tr>
<tr><td>（2）客观记录患者病情变化时间、症状、生命体征等</td><td>2</td></tr>
<tr><td>（3）医嘱：内容完整，包含药物使用方法、使用剂量等；及时签名，正确执行并签名</td><td>2</td></tr>
<tr><td>（4）用药时间、名称记录正确，抢救措施描述规范</td><td>2</td></tr>
<tr><td>（5）客观记录患者结局</td><td>1</td></tr>
<tr><td>（6）记录人签名</td><td>1</td></tr>
<tr><td rowspan="2">院感相关记录 10 分</td><td>（1）医疗垃圾种类、重量记录完整，有清运人员与交接护士双签名</td><td rowspan="2">现场查看</td><td>2</td></tr>
<tr><td>（2）各种消毒记录本：日期、消毒时间、消毒方式、实施者签名</td><td>3</td></tr>
</table>

续表

项目	质量标准	评价方式	分值
	(3) 特殊感染患者检查登记：患者信息（姓名、年龄、性别、检查号）、检查时间、消毒时间、消毒方式、消毒结束时间，执行者签名		3
	(4) 环境监测结果粘贴本：按院感要求在规定时间监测并按要求粘贴		2
仪器维护记录 10 分	(1) 设备名称与数量与记录本一致	现场查看	2
	(2) 设备均在质检期内		2
	(3) 除颤仪每天有检测结果，并记录		2
	(4) 除颤仪每月有二级维护记录		2
	(5) 记录者每天签名，护士长每周签字		2
防护用品维护记录 8 分	(1) 每班清点交接防护用品种类及数量	现场查看	2
	(2) 防护用品一般不外借，如需外借应做好记录，如借出种类、数量、编号，借用者与借出者签全名		2
	(3) 有定期检测防护用品性能记录		2
	(4) 执行者签名		2

第五节 介入手术室护理安全管理质量评价标准

护理安全是医疗质量的核心，关乎患者生命健康，也是医院医疗水平的重要体现。介入手术具有创伤小、恢复快、疗效好等优点，但仍存在一定风险，因此，在介入手术过程中应认真落实各项操作规程及管理制度，确保患者安全。

介入手术室护理安全管理包括患者安全交接，术前、术中、术后安全查对，介入室感染预防制度，用药安全管理，用血安全管理，跌倒防范管理，术中压力性损伤防范管理，设备安全管理（含急救设备），辐射防护安全管理，术中各种应急预案等。

为维护介入手术室患者健康权益，保障患者安全，提升介入手术室患者安全管理水平，根据《国家卫生健康委办公厅关于印发患者安全专项行动方案（2023—2025 年）的通知》、世界卫生组织制定的《2021—2030 年全球患者安全行动计划》，结合介入手术室特点，制定《介入手术室患者安全质量管理质量评价标准》（表6-5-1），供参考。

表6-5-1　介入手术室护理安全管理质量评价标准

<table>
<tr><th>项目</th><th>质量标准</th><th>评价方式</th><th>分值</th></tr>
<tr><td rowspan="4">患者安全管理总则10分</td><td>(1) 建立患者安全管理组织架构，规范相应职责及各项安全管理制度、预案、流程，制度、预案、流程具体可行</td><td rowspan="4">现场查看、随机抽查</td><td>3</td></tr>
<tr><td>(2) 有患者安全不良事件上报制度，不良事件分析报告，持续改进措施及记录</td><td>3</td></tr>
<tr><td>(3) 有各项安全管理记录表单，并按要求执行</td><td>3</td></tr>
<tr><td>(4) 重要预案、流程图上墙</td><td>1</td></tr>
<tr><td rowspan="6">患者交接8分</td><td>(1) 核对患者身份信息，采用2种以上的核对方式</td><td rowspan="6">现场查看、随机抽查</td><td>2</td></tr>
<tr><td>(2) 检查患者皮肤是否完整、局部有无红肿、压疮，术后交接伤口及穿刺点局部情况等</td><td>2</td></tr>
<tr><td>(3) 检查各种导管有无折叠、扭曲、是否通畅等</td><td>1</td></tr>
<tr><td>(4) 交接手术用药、用血</td><td>1</td></tr>
<tr><td>(5) 交接特殊手术器材</td><td>1</td></tr>
<tr><td>(6) 交接患者特殊物品</td><td>1</td></tr>
<tr><td rowspan="3">手术核查12分</td><td>(1) 麻醉前核对：患者姓名、性别、年龄正确、手术方式、手术部位与标识正确、手术知情同意、麻醉知情同意、麻醉设备安全检查完成、皮肤是否完整、静脉通道建立完成、患者是否有过敏史、抗菌药物皮试结果、术前备血、影像学资料等</td><td rowspan="3">现场查看、随机抽查</td><td>4</td></tr>
<tr><td>(2) 手术开始前核对：患者姓名、性别、年龄正确、手术方式、手术部位与标识正确、手术麻醉风险预警（手术医生陈述、麻醉医生陈述、手术护士陈述）</td><td>4</td></tr>
<tr><td>(3) 患者手术结束离开前核对：患者姓名、性别、年龄正确，手术方式、手术部位与标识正确，手术知情同意、麻醉知情同意、麻醉设备安全检查完成，皮肤是否完整，各种导管妥善固定、标识清楚</td><td>4</td></tr>
<tr><td rowspan="2">感染预防制度10分</td><td>(1) 建立完善的介入手术室感染预防制度，包括人员管理、物品管理、术中无菌技术、环境管理</td><td rowspan="2">现场查看</td><td>2</td></tr>
<tr><td>(2) 人员管理：规范进出手术室人员行为，如着装、手卫生、无菌操作技术；有皮肤化脓性感染及其他传染病的工作人员，应暂停手术；保洁人员经培训合规方能上岗，并定期检查工作完成情况等；无关人员严禁入内，参观手术人员每台不能超过3人</td><td>2</td></tr>
</table>

续表

项目	质量标准	评价方式	分值
	(3) 物品管理：规范手术器械及无菌物品管理；术中手术器械均无菌，可复用物品须由消毒供应中心集中清洁消毒灭菌；DSA 设备、监护仪、袖带、血压饱和夹等用专用消毒湿巾擦拭；接送手术患者的平车须保持清洁，铺单应一人一换；所有进入洁净区的物品、设备，均应拆除外包装，擦拭干净方可进入；做好洁净设施的日常维护保养		2
	(4) 加强手术中无菌操作管理：穿刺部位彻底消毒，用碘伏消毒 3 遍，消毒范围≥20 cm，完全待干；铺设无菌操作区域，一旦污染及时更换，铺设新的无菌区域；遵守无菌原则，保证无菌物品不被污染，一旦污染及时更换；手套有破损、疑似污染时，应立即更换；手术时长≥2 小时，应更换无菌手套；护士监督医生严格遵守无菌操作原则	现场查看、定期抽查	2
	(5) 做好环境清洁管理：保持手术室环境干净整洁；按手术要求对空气进行消毒，定期对环境进行检测，确保合规		2
用药管理 10 分	(1) 严格遵医嘱使用，不执行口头医嘱（抢救除外），抢救医嘱需在抢救结束后 6 小时内补齐	现场查看、系统查看	2
	(2) 使用前核对医嘱、药品有效期、给药途径、质量及剂量		1
	(3) 给药前认真履行告知义务（急救用药除外），询问过敏史等禁忌证		1
	(4) 使用过程前、中、后认真做好“三查七对”；使用过程中认真观察患者反应，发现异常及时报告并处理		1
	(5) 定期对医务人员进行用药安全培训，增强医务人员用药安全意识		1
	(6) 做好介入手术室药品管理，确保药品安全备用		2
	(7) 特殊药品应注意配伍禁忌		1
	(8) 需要签署知情同意书的特殊用药（如对比剂、毒麻药品、血管活性药物等），应在患者或家属充分理解并签字后方可使用		1
用血管理 6 分	(1) 严格执行输血前告知制度	现场查看、随机抽查	1
	(2) 严格执行核对制度及无菌操作技术		1
	(3) 输注前双人核对，做好“三查八对”		2
	(4) 禁止与药物混输		1

续表

项目	质量标准	评价方式	分值
	(5) 输注过程中观察患者情况，发现问题及时报告处理		1
跌倒防范管理 8分	(1) 患者入手术室后，对患者进行跌倒风险评估，如利用跌倒风险评估量表，对风险较高者制订个性化预防措施	现场查看、随机抽查	2
	(2) 确保手术地面干燥、清洁、无障碍物、光线充足		1
	(3) 确保手术床平整、稳定，高度及角度适宜，根据患者病情及体型加防护栏或防护带		1
	(4) 关注影响患者平衡、认知或意识的药物		1
	(5) 在转运、移动或改变体位时加强保护，尤其要做好意识不清或行动不便的患者防护		1
	(6) 加强患者及家属跌倒防范教育，指导患者做好跌倒防范		1
	(7) 建立跌倒应急机制及流程，对医务人员进行定期培训及急救演练		1
压疮防范管理 6分	(1) 评估患者，对极度消瘦、肥胖、手术时间>2小时的患者予以高度重视	现场查看	1
	(2) 保持床单干燥、平整、无碎屑		1
	(3) 合理安置手术体位，摆放体位时动作轻柔，避免拖、拉、推等动作合理放置衬垫物或支撑物，必要时局部贴压疮防护贴		1
	(4) 手术室温度、湿度适宜，保持患者正常体温，在不影响手术及无菌操作情况下暴露皮肤并给予保暖		1
	(5) 保持患者皮肤清洁、干燥，术中加强皮肤情况观察，手术时长>2小时在不影响手术的情况下协助患者放松约束，改善局部血液循环		1
	(6) 手术结束后及时检查皮肤情况，解除受压情况，有异常及时处理；运送患者过程中防止皮肤受压、摩擦等		1
设备管理 4分	(1) 保持介入手术室温度、湿度适宜，通风及光线良好；做好防火、防盗、防水、防尘、防震	现场查看	1
	(2) 设备专人管理，每天进行安全检查及清洁维护，定期保养与检查，确保设备安全可用		1
	(3) 使用设备人员需经培训，合格后严格按照操作规程使用		1
	(4) 设备故障时，立即启动应急预案，确保患者安全，并及时通知维修人员进行检查和维修		1

续表

项目	质量标准	评价方式	分值
辐射防护管理6分	（1）介入诊疗工作人员必须持《放射工作人员证》方可上岗，介入手术室、控制室辐射防护必须达标，有电离辐射警告标志和工作指示灯、警戒线等	现场查看	1
	（2）介入诊疗工作人员应熟悉主要结构和安全性能，防止意外放射事件的发生		1
	（3）在诊疗过程中遵循放射防护三原则		1
	（4）在实施介入手术前告知患者辐射对健康的影响，充分权衡利弊（利大于弊），患者同意并签字后方可实施		1
	（5）操作人员应熟练掌握手术技能，尽量缩短手术时间，减少照射时长，照射时使球管与床板间距离达最远		1
	（6）根据手术方式、手术部位、穿刺位置、无菌原则、术中未知情况等因素为患者采用合理的屏蔽防护		1
应急预案管理20分	（1）有完善的各类应急预案及处置流程	现场查看、随机抽查	10
	（2）有应急领导小组架构，明确职责、分工协作		2
	（3）定期培训、演练并有记录		2
	（4）有问题分析记录及持续改进措施		4
	（5）根据循证依据及时审查、更新应急预案及处置流程		2

第六节 介入手术室高值耗材管理质量评价标准

医用耗材是医院为患者提供诊疗服务行为的直接载体，其质量直接影响医疗行为的效果与患者安全。医用高值耗材通常是指通过植入、介入或固定方式作用于机体受损或病变部位，用于支持、修复或替代组织器官功能的特殊医用消耗性材料。介入手术室常用高值耗材包括球囊、导管、支架、滤器、弹簧圈等，此类耗材种类繁多、规格不一，因此规范管理尤为重要。

医用耗材的管理关乎患者医疗安全及权益，其保管与使用应由具备专业资质的护理人员进行操作。为规范介入手术室高值耗材的管理，提高高值耗材管理质量，制定《介入手术室高值耗材管理质量评价标准》（表6-6-1），供参考。

表6-6-1　介入手术室高值耗材管理质量评价标准

项目	质量标准	评价方式	分值
入库验收质量标准15分	(1) 介入手术室接收的高值耗材必须是经采购供应办公室专人验收合格的耗材，耗材外包装完好无损	现场查看、随机抽查	2
	(2) 采购供应办公室送至科室的高值耗材数目、型号与配货单相符，高值耗材签收后，签收单存档保存（植入性高值耗材签收单永久保存，非植入性耗材签收单保存两年）		2
	(3) 所有高值耗材在有效期范围内，且距失效期>3月		3
	(4) 专人负责高值耗材的接收与保管		2
	(5) 高值耗材入柜必须按效期先后顺序摆放，左出右进		3
	(6) 如所在医院已上线SPD管理平台，科室高值耗材的补充，摆放均由SPD管理平台的工作人员按上述质量标准执行		3
高值耗材存放质量标准45分	(1) 高值耗材库房内外环境整洁，无污染源	现场查看、随机抽查	2
	(2) 库房内墙光洁，地面平整，房屋结构严密		2
	(3) 库房有可靠的安全防护措施，能够对无关人员进入实行可控管理		3
	(4) 按说明书或者包装标示的储存要求储存医用耗材；储存医用耗材应当按照要求采取避光、通风、防潮、防虫、防鼠、防火等措施（设施如：货架、地排、灭火器、温湿度计等）；库房温度、湿度应当符合所采购医用耗材说明书或者标签标示的要求，对有特殊温湿度储存要求的医用耗材，应当配备有效调控及监测温湿度的设备或者仪器		5
	(5) 根据国家认可的标准分类编码，按照医用耗材的储存要求分库（区）、分类存放，有相应的货位号、标签与物资名称一致		2
	(6) 高值耗材应当按规格、批号分开存放，耗材与库房地面、内墙、顶、灯、温度调控设备及管道等设施间保留有足够空隙；摆放要求离地≥20 cm，离墙≥5 cm，离天花板≥50 cm		4
	(7) 储存医用耗材的货架、托盘等设施设备应当保持清洁，无破损		2
	(8) 高值耗材库房应当与办公区和生活区分开一定距离或者有隔离措施；无耗材取用权限的人员未经批准不得进入高值耗材库房，有高值耗材取用权限的工作人员不得影响医用耗材质量的行为		2
	(9) 高值耗材库房内不得存放与高值耗材无关的物品		2

续表

项目	质量标准	评价方式	分值
	(10) 对库房温湿度进行监测记录，每天不少于2次		3
	(11) 定期对库存进行盘点，确保库存数量的准确性；定期对库存高值耗材的外观、包装、有效期等质量状况进行检查		5
	(12) 应当对库存高值耗材有效期进行跟踪和控制，采取近效期预警，有效期少于3个月的耗材及时与采购供应办公室联系，做好退库工作		5
	(13) 高值耗材库房内保证合理的库存量，合理设定每种高值耗材的备货数量，防止短缺或积压；高值耗材每月进行盘点，双人清点，做到账物相符，量出为入，账物不符时要及时查找原因		5
	(14) 手术结束后，高值库房及时关灯锁门，保管好库房物资		3
高值耗材使用质量标准40分	(1) 使用高值耗材前，签署知情同意书	现场查看、检查台账、查阅病历	10
	(2) 高值耗材价格昂贵，使用前跟台护士必须重复口头医嘱，确认正确后方可打开传递到手术台上		5
	(3) 使用者应具备正确使用高值耗材的专业知识及技能		5
	(4) 一次性高值耗材使用后，及时毁型，严禁重复使用		5
	(5) 将使用的高值耗材条码粘贴在患者高值耗材同意书上，保存在病历中		5
	(6) 将使用的高值耗材条码及院内收费码粘贴于介入手术室术中高值耗材记录本中，以便术后收费、查询、追溯等		5
	(7) 正确扫码收费，完成闭环管理		5

第七章 介入手术室护理质量监测指标

编者：（以姓氏笔画排序）
王晓燕　包建英　杨崇明　张义静　黄郑丽

随着介入医学的飞速发展，介入诊疗技术覆盖的病种范围日益扩大，介入手术室护理工作面临更高的要求与更大的挑战。介入手术室护理质量是保障介入手术质量的基石，对确保介入治疗顺利实施及患者手术安全具有关键作用。介入手术室护理质量监测指标是评估护理质量的有效工具，通过量化关键环节的质控数据，实现护理管理的动态化、科学化，持续提升护理质量并保障患者安全。本章主要介绍介入手术室常用的护理质量监测指标，分别从结构指标、过程指标、结果指标3个维度进行阐述，旨在为介入手术室护理安全质量控制评价与监测提供参考，推动介入手术室护理质量的持续改进。

第一节 结构指标

一、医疗机构介入手术室台护比

1.指标定义

单位时间内，医疗机构同期实际开放介入手术间数与介入手术室执业护士人数之比。

2.计算方法

医疗机构介入手术室台护比（1∶X）=1∶（医疗机构介入手术室执业护士人数÷同期实际开放介入手术间数）。

3.计量单位

比值（1∶X）。

4.指标说明

依据《护理专业医疗质量控制指标（2020年版）》，介入手术室护士是指取得护士执业资格、在本医疗机构注册并在介入手术室护理岗位工作的护士，包括临床护理岗位护士、护理管理岗位护士、护理岗位的返聘护士、护理岗位的休假（含病产假）护士，不包括后勤等非护理岗位护士、未取得护士执业资格人员、未在本医疗机构注册的护士。

5.指标意义

反映介入手术室护理人员配备情况。

二、介入手术室工作5年以上护士占比

1.指标定义

单位时间内，介入手术室工作且年限>5年的执业护士人数在介入手术室执业护士总人数中所占比例。

2.计算方法

介入手术室工作5年以上护士占比＝介入手术室工作且年限>5年的执业护士人数÷介入手术室执业护士总人数×100%。

3.计量单位

百分比（%）。

4.指标说明

依据《护理专业医疗质量控制指标（2020年版）》，介入手术室工作年限是指护士在医疗机构注册以后在介入手术室的工作时间，包括在其他医疗机构介入手术室参加工作的时间、试用期，不包括实习期、待业期。

5.指标意义

通过不同年限护士的配置反映护理团队能力结构，合理的护理人力结构，不仅可以保障资源得到合理配置，也是临床护理质量的重要保障。

三、介入手术室护士人均年手术例次数

1.指标定义

单位时间内，在岗介入手术室护士平均完成的年手术例次数。

2.计算方法

介入手术室护士人均年手术例次数＝手术室年手术总例次数÷同期在岗手术室护士总人数。

3.计量单位

比值（X：1）。

4.指标说明

依据《护理专业医疗质量控制指标（2020年版）》，介入手术室护士是指取得护士执业资格、在本医疗机构注册并在介入手术室护理岗位工作的护士，不包括进修护士、非护理岗位护士、外出支援护士等。

5.指标意义

反映介入手术室护士工作负荷情况。

四、介入专科知识和技术培训月均课时数

1.指标定义

单位时间内，介入专科知识与技术培训每月平均课时数。

2.计算方法

介入专科知识和技术培训月均课时数＝介入专科知识和技术培训课时数÷统计周期内包含的月数。

3.计量单位

比值（X：1）。

4.指标说明

依据《护理专业医疗质量控制指标（2020年版）》，护士素质指标包括护士的专业知识、技能和态度等。这些指标可以通过培训、评估和考核来衡量，以提升护士的专科知识和技能，提高护理服务的质量。

5. 指标意义

确保护士具备足够的介入专科知识和技能来提供高质量的护理服务。

第二节 过程指标

一、患者安全管理

（一）介入手术间环境指标异常发生率

1. 指标定义

单位时间内，介入手术间环境指标发生异常的手术间数与同期开放介入手术间的总数之比。

2. 计算方法

介入手术间环境指标异常发生率＝介入手术间环境指标发生异常的手术间数÷同期开放介入手术间总数×100%。

3. 计量单位

百分比（%）。

4. 指标说明

依据《医院洁净手术部建筑技术规范》（GB 50333—2013）、《放射诊断放射防护要求》（GBZ 130—2020）、《介入神经病学导管室构建与管理中国专家共识》和《数字减影血管造影复合手术室管理专家共识》：①手术室温度应恒定维持在20~25 ℃，相对湿度40%~60%。②手术前30分钟开机净化空气；每台手术后对DSA手术间进行初步整理，每天手术完成后彻底清洁、消毒；每月配合感染控制部门完成DSA手术间不同区域的空气、物品和手的培养。③做好DSA手术间墙体、地面、天花板、门、窗的X射线防护工作，总防护强度>2.5 mmPb铅当量。

5. 指标意义

反映介入手术室环境是否符合规范要求，手术患者存在的感染风险以及介入手术室工作人员是否得到电离辐射标准安全防护。

（二）防护用品检测合格率

1.指标定义

单位时间内，同一品种防护用品检测合格例数与同期检测该品种防护用品总数之比。

2.计算方法

防护用品检测合格率＝同一品种防护用品检测合格例数÷同期检测该品种防护用品总数×100%。

3.计量单位

百分比（%）。

4.指标说明

依据《放射诊断放射防护要求》（GBZ 130—2020），使用中的个人防护材料及用品每年应至少自行检查1次。此外，还要依据《医用一次性防护服技术要求》（GB 19082—2009）、《呼吸防护　自吸过滤式防颗粒物呼吸器》（GB 2626—2019）、《医用防护口罩技术要求》（GB 19083—2010）、《一次性使用灭菌橡胶外科手套》（GB/T 7543—2020）、《一次性使用医用橡胶检查手套》（GB 10213—2006）、《个人用眼护具技术要求》（GB 14866—2006）等相关标准。

5.指标意义

降低手术感染发生率，保障介入手术室人员、物品、环境等安全。

（三）手术人员外科手消毒正确率

1.指标定义

单位时间内，现场抽查时介入手术室人员正确完成外科手消毒的次数与同期外科手消毒检查总次数的百分比。

2.计算方法

手术人员外科手消毒正确率＝抽查中介入手术室人员正确完成外科手消毒的次数÷同期抽查的外科手消毒检查总次数×100%。

3.计量单位

百分比（%）。

4. 指标说明

外科手消毒是指外科手术前医护人员用流动水和洗手液揉搓冲洗双手、前臂至上臂下1/3，再用手消毒剂清除或者杀灭手部、前臂至上臂下1/3暂居菌和减少常居菌的过程，是手术室人员在手术前进行的、符合规范要求的手部清洁和消毒过程。

5. 指标意义

美国疾病控制与预防中心（Centers for Disease Control and Prevention，CDC）2017年发布的《手术部位感染预防指南》指出，手术部位感染在住院接受手术的患者中发病率为2%~5%，是医源性感染中最常见的、经济花费最高的感染。外科手消毒能有效减少手部细菌数量，控制病原体的传播，预防术后感染，减少医院感染事件的发生，保障患者的生命安全，从而提高医疗和护理质量。

（四）介入手术安全核查正确执行率

1. 指标定义

介入手术安全核查正确执行率是指统计周期内，现场抽查时介入手术安全核查正确执行例数与同期内介入手术安全核查总例数之比。

2. 计算方法

介入手术安全核查正确执行率＝抽查中准确执行介入手术安全核查的例数÷同期内抽查的介入手术安全核查总例数×100%。

3. 计量单位

百分比（%）。

4. 指标说明

介入手术安全核查是指由具有执业资质的介入手术医生、麻醉医生（或技师）、介入手术室护士三方分别在麻醉实施前、手术开始前、患者离开介入手术室前共同对患者身份、手术部位、手术方式等进行核查的过程。

5. 指标意义

介入手术团队规范执行介入手术安全核查制度是确保手术安全的有效工具，能够有效降低手术风险，防止错误的患者、错误的手术部位及错误的手术方式，保证患者安全。

（五）高值耗材闭环管理规范执行率

1.指标定义

单位时间内，术中规范闭环处理高值耗材例数与同期使用高值耗材总例数之比。

2.计算方法

高值耗材闭环管理规范执行率＝核查术中闭环处理高值耗材例数÷同期使用高值耗材总例数×100%。

3.指标说明

依据《医疗器械监督管理条例》，使用植入和介入类医疗器械时，应将医疗器械的名称、关键性技术参数等信息以及与使用质量安全密切相关的必要信息记载到病历等相关记录中。依据《国家卫生计生委办公厅关于加强植入性医疗器械临床使用监管工作的通知》（国卫办医函〔2013〕61号），医务人员在使用植入性医疗器械前，要核对有关信息，严格按照相关诊疗规范使用，并向患者或其家属履行告知义务，签署知情同意书，在病案中记录植入性医疗器械相关信息。

4.指标意义

保障介入手术安全，维护患者权益。

（六）患者术前压力性损伤风险评估规范执行率

1.指标定义

统计周期内，介入手术患者术前压力性损伤风险评估规范执行例数与同期内手术总例数之比。

2.计算方法

患者术前压力性损伤风险评估执行率＝统计周期内介入手术患者术前压力性损伤风险评估规范执行例数÷同期介入手术总例数×100%。

3.计量单位

百分比（%）。

4.指标说明

依据《压力性损伤的预防和治疗：临床实践指南》（2019年版）及《术中

获得性压力性损伤预防专家共识》（2023年版），建议考虑6项风险因素对手术相关性压力性损伤风险的影响，包括术前肢体活动、手术时间、体重指数、受压部位皮肤状态、高危疾病（糖尿病）、美国麻醉医师协会（American Society of Anesthesiologists，ASA）分级。使用“术中获得性压力性损伤危险因素评估量表”对所有手术患者进行术前评估，确定风险等级。

5.指标意义

术前充分评估压力性损伤风险，及时采取针对性预防措施，可有效降低术中获得性压力性损伤发生率，保障患者安全。

（七）患者术中获得性压力性损伤预防护理规范落实率

1.指标定义

统计周期内，介入手术患者术中获得性压力性损伤预防护理规范落实例次数与同期内介入手术患者术中获得性压力性损伤评估为高风险患者总例次数之比。

2.计算方法

患者术中获得性压力性损伤预防护理规范落实率＝统计周期内介入手术患者术中获得性压力性损伤预防护理规范落实例次数÷同期介入手术患者术中获得性压力性损伤评估为高风险患者总例次数×100%。

3.计量单位

百分比（%）。

4.指标说明

术中获得性压力性损伤是指患者在接受手术过程中发生的受压部位皮肤及皮下组织压力性损伤，与手术体位相关，通常位于骨突处或者涉及医疗器械设备接触的界面处。依据《压力性损伤的预防和治疗：临床实践指南》（2019年版），对于在手术中的患者，通过将压力分布在更大的体表面积和骨突以上的方式摆放体位，可减少手术中获得性压力性损伤发展的风险，如俯卧位时使用面枕和胸部衬垫。依据《术中获得性压力性损伤预防专家共识》（2023年版），应充分评估术中低体温、出血量、压力剪切力改变、手术时间等对患者的影响，使用“术中获得性压力性损伤危险因素评估量表”评估风险等级，并采取对应的规范预防措施。

5. 指标意义

保障患者手术安全，降低并发症。

（八）患者辐射防护措施落实率

1. 指标定义

统计周期内，患者行介入手术辐射防护措施落实例数占同期内放射性治疗的患者总例数的比例。

2. 计算方法

患者辐射防护措施落实率＝统计周期内患者行介入手术辐射防护措施落实例数÷同期内行介入手术的患者总例数×100%。

3. 计量单位

百分比（%）。

4. 指标说明

依据《放射诊断放射防护要求》（GBZ 130—2020）、《核医学放射防护要求》（GBZ 120—2020），放射诊疗工作人员对患者和受检者进行医疗照射时，应遵守医疗照射正当化和放射防护最优化的原则，有明确的医疗目的，严格控制受照剂量；对邻近照射野的敏感器官和组织进行屏蔽防护，并事先告知患者和受检者辐射对健康的影响。

5. 指标意义

医疗机构应当采取有效措施，保证放射防护、安全与放射诊疗质量符合有关规定、标准和规范的要求，避免患者受到辐射伤害。

（九）术中防护用品规范使用率

1. 指标定义

统计周期内，术中防护用品规范使用的介入手术总数占同期内检查的介入手术总数的比例。

2. 计算方法

术中防护用品规范使用率＝统计周期内术中防护用品规范使用的介入手术总数÷同期内检查的介入手术总数×100%。

3. 计量单位

百分比（%）。

4. 指标说明

依据《放射诊断放射防护要求》（GBZ 130—2020）、《核医学放射防护要求》（GBZ 120—2020），开展核医学与放射诊疗工作的医疗机构应根据工作内容，为工作人员配备合适的防护用品和去污用品，其数量应满足开展工作需要。对陪检者应至少配备铅橡胶防护衣。当使用的 ^{99}Tcm 活度大于800 MBq时，防护用品的铅当量应不小于0.5 mmPb。对于操作 ^{68}Ga、^{18}F 等正电子放射性药物和 ^{131}I 的场所，应考虑其他的防护措施，如穿戴放射性污染防护服、熟练操作技能、缩短工作时间、使用注射器防护套和先留置静脉留置针等。除介入防护手套外，防护用品和辅助防护设施的铅当量应不小于0.25 mmPb；介入防护手套铅当量应不小于0.025 mmPb；甲状腺、性腺防护用品铅当量应不小于0.5 mmPb；移动铅防护屏风铅当量应不小于2 mmPb。应为儿童的X射线检查配备保护相应组织和器官的防护用品，防护用品和辅助防护设施的铅当量应不小于0.5 mmPb。个人防护用品不使用时，应妥善存放，不应折叠放置，以防影响防护效果。

5. 指标意义

术中防护用品规范使用是加强放射诊疗工作管理，保证医疗质量和医疗安全，保障放射诊疗工作人员、患者和公众的健康权益的重要环节。

二、介入术中管理

（一）首台手术准时开台率

1. 指标定义

统计周期内，准时开台的首台手术例数与同期内总首台手术例数的百分比。

2. 计算方法

首台手术准时开台率=准时开台的首台手术例数÷同期内首台手术总例数×100%。

3. 计量单位

百分比（%）。

4.指标说明

首台手术准时开台是指每天择期手术中，首台手术在规定时间内开始，通常以穿刺置鞘为手术按时开始的标准，以各医疗机构规定的准点开始时间计算，一般为8：00。

5.指标意义

首台手术准时开台率是评价介入手术室运行效率主要标准之一，同时也是影响手术间利用率的重要因素，更是有效利用手术室人力物力资源、降低手术费用成本、缩短患者手术等待时间、增加经济收益的基础。

（二）胸痛患者介入手术DTB时间（<90分钟）达标率

1.指标定义

单位时间内，胸痛行急诊冠脉介入手术患者从进入急诊室大门到球囊扩张（Door-to-balloon，DTB）时间<90分钟的例次数占同期胸痛患者行急诊冠脉介入手术总数的比例。

2.计算方法

胸痛患者介入手术DTB时间（<90分钟）达标率＝胸痛行急诊冠脉介入手术DTB时间（<90分钟）的例次数÷同期胸痛行急诊冠脉介入手术的总例次数×100%。

3.计量单位

百分比（%）。

4.指标说明

根据《中国胸痛中心认证标准（第六版）》《中国经皮冠状动脉介入治疗指南（2016）》，对于接受急诊经皮冠状动脉介入治疗的ST段抬高型心肌梗死患者，月平均入门到开始经皮冠状动脉介入治疗时间不超过90分钟。

5.指标意义

反映介入手术室的应急救治能力。

（三）脑卒中患者介入手术DTP时间（<90分钟）达标率

1.指标定义

单位时间内，脑卒中患者行血管内介入手术从入院到完成动脉穿刺（Door-to-puncture，DTP）时间<90分钟的例次数占同期脑卒中患者行血管内介入手术总数的比例。

2.计算方法

脑卒中患者介入手术DTP时间（<90分钟）达标率＝脑卒中患者行血管内介入手术从入院到完成动脉穿刺时间在90分钟内的例次数÷同期脑卒中患者行血管内介入手术总数×100%。

3.计量单位

百分比（%）。

4.指标说明

根据《急性缺血性卒中血管内治疗中国指南2023》及《急性大血管闭塞性缺血性卒中血管内治疗中国专家共识（2019年修订版）》，各级卒中中心应按照国家卫生健康委员会颁布的《中国卒中中心建设标准》进行优化改进，并加强院内急救流程建设，使接受血管内介入手术的患者的入院至股动脉穿刺时间≤90分钟。

5.指标意义

反映介入手术室的应急救治能力。

（四）介入术中药物规范配制执行率

1.指标定义

单位时间内，介入术中药物规范配制的例数与同期介入术中药物配制总例数之比。

2.计算方法

介入术中药物规范配制执行率＝介入术中药物规范配制的例数÷同期介入术中药物配制总例数×100%。

3.计量单位

百分比（%）。

4.指标说明

依据《医疗机构制剂配制质量管理规范》（试行），从事制剂配制操作人员，应经专业技术培训，具有基础理论知识和临床操作技术培训。依据《中华人民共和国药品管理法》，依法经过资格认定的药师或者其他药学技术人员调配处方，应进行核对，对处方所列药品不得擅自更改或者代用。对于有配伍禁忌或者超剂量的处方，应拒绝调配；必要时，经处方医生更正或者重新签字，方可调配。介入手术室应制定介入术中药物配制规范，并按照规范实施。

5. 指标意义

反映介入术中药物规范配制情况。

第三节 结果指标

一、介入手术室不良事件管理

（一）介入手术患者Ⅱ期及以上术中获得性压力性损伤发生率

1. 指标定义

单位时间内，介入手术患者Ⅱ期及以上术中获得性压力性损伤发生例数与同期介入手术患者总例数之比。

2. 计算公式

介入手术患者Ⅱ期及以上术中获得性压力性损伤发生率＝介入手术患者Ⅱ期及以上术中获得性压力性损伤发生例数÷同期手术患者的总例数×100%。

3. 计量单位

百分比（%）。

4. 指标说明

依据《护理专业医疗质量控制指标（2020年版）》，同一患者发生1处或多处Ⅱ期及以上压力性损伤，均计1例；不包括带入压力性损伤，动脉阻塞、静脉功能不全、糖尿病相关神经病变或失禁性皮炎等造成的皮肤损伤。

5. 指标意义

反映介入术中获得性压力性损伤发生率、风险人群及影响因素。

（二）介入术中低体温发生率

1. 指标定义

单位时间内，介入术中发生低体温的患者例数（医疗目的的控制性降温除外）与同期接受体温监测的手术患者总例数之比。

2. 计算公式

术中低体温发生率＝介入术中发生低体温的患者例数÷同期接受体温监测的手术患者总例数×100%。

3. 计量单位

百分比（%）。

4. 指标说明

依据《麻醉专业医疗质量控制指标（2022年版）》，术中低体温是指术中患者核心体温<36.0 ℃，连续监测低体温持续≥30分钟，或间断监测连续两次低体温发生且间隔时间≥30分钟。

5. 指标意义

反映介入手术室预防术中低体温护理质量。

（三）介入术中电灼伤发生率

1. 指标定义

单位时间内，介入术中发生电灼伤的患者例数与同期手术患者使用电外科的总例数之比。

2. 计算公式

介入术中电灼伤发生率＝介入术中发生电灼伤的患者例数÷同期手术患者使用电外科的总例数×100%。

3. 计量单位

百分比（%）。

4. 指标说明

依据《手术室护理实践指南》，电灼伤是指使用高频电刀、术中激光、射频消融等电外科设备导致的灼伤。

5. 指标意义

反映介入手术过程中电外科操作不规范对患者造成的直接或间接伤害的情况。

（四）介入手术室护士锐器伤发生率

1. 指标定义

单位时间内，发生锐器伤的介入手术室护士人数与同期手术室护士总人数之比。

2. 计算公式

介入手术室护士锐器伤发生率＝发生锐器伤的介入手术室护士人数÷同期手术室护士总人数×100%。

3. 计量单位

百分比（%）。

4. 指标说明

依据《针刺伤防护专家共识》，介入手术室护士锐器伤是指介入手术室护士在工作时间内发生的针刺伤、锐器伤。

5. 指标意义

反映锐器伤对介入手术室护士的伤害特征和程度。

二、满意度

（一）患者对介入手术室护理满意度

1. 指标定义

单位时间内，被调查术后患者对介入手术室护理满意的条款数与调查条款总数之比。

2. 计算公式

患者对介入手术室护理满意度＝被调查术后患者对介入手术室护理满意的条款数÷同期调查条款总数×100%。

3. 计量单位

百分比（%）。

4. 指标说明

通过满意度调查，可了解患者对接受的护理服务的评价，以期进一步改善护理服务，提升护理质量。

5. 指标意义

间接反映介入手术室护理服务的质量。

（二）介入手术室护士工作满意度

1. 指标定义

单位时间内，被调查的介入手术室护士工作满意的条款数与调查条款总数之比。

2. 计算公式

介入手术室护士工作满意度=被调查的介入手术室护士工作满意的条款数÷同期调查条款总数×100%。

3. 计量单位

百分比（%）。

4. 指标说明

介入手术室护士工作满意度是介入手术室护士对工作环境表现出的积极情绪反应，或对所从事工作的喜好程度。

5. 指标意义

介入手术室护士工作满意度是影响护理队伍稳定性和医院护理质量的重要因素。

参考文献

[1] 卫生部.放射工作卫生防护管理办法［EB/OL］.（2001-10-23）［2025-01-05］. https：//www.gov.cn/gongbao/content/2002/content_61627.htm.

[2] 第十届全国人民代表大会常务委员会.中华人民共和国放射性污染防治法［EB/OL］.（2003-06-28）［2025-01-05］.https：//www.gov.cn/gongbao/content/2003/content_62270.htm.

[3] 卫生部.放射诊疗管理规定［EB/OL］.（2006-01-24）［2025-01-05］. https：//www.gov.cn/gongbao/content/2007/content_526995.htm.

[4] 卫生部.放射工作人员职业健康管理办法［EB/OL］.（2007-06-03）［2025-01-05］.https：//www.gov.cn/zhengce/2007-06/03/content_5713744.htm.

[5] 第九届全国人民代表大会常务委员会.中华人民共和国职业病防治法［EB/OL］.（2001-10-27）［2025-01-05］.https：//www.gov.cn/gongbao/content/2001/content_61162.htm.

[6] 国务院.放射性同位素与射线装置安全和防护条例［EB/OL］.（2019-12-31）［2025-01-05］. https：//www.gov.cn/gongbao/content/2019/content_5468884.htm.

[7] 国务院.医疗器械监督管理条例［EB/OL］.（2021-02-09）［2025-01-05］.https：//www.gov.cn/gongbao/content/2021/content_5595920.htm.

[8] 国家卫生健康委员会.国家卫生健康委关于印发《三级医院评审标准（2022年版）》及其实施细则的通知［EB/OL］.（2022-12-06）［2025-01-05］. https：//www.gov.cn/zhengce/zhengceku/2022-12/18/content_5732583.htm.

[9] 国家市场监督管理总局，国家卫生健康委员会.医疗器械不良事件监测和再评价管理办法［EB/OL］.（2018-08-13）［2025-01-05］.https：//www.gov.cn/gongbao/content/2018/content_5343748.htm.

[10] 国家卫生和计划生育委员会.医院洁净手术部建筑技术规范：GB 50333—2013［S］.北京：中国建筑工业出版社，2013.

[11] 国家市场监督管理总局，中国国家标准化管理委员会.医用电气设备

第2-43部分：介入操作X射线设备的基本安全和基本性能专用要求：GB 9706.243—2021［S/OL］．［2025-01-05］．http：//c.gb688.cn/bzgk/gb/showGb?type=online&hcno=A2C89ABE8801F9A8957592D5EB87F1FA.

［12］国家质量监督检验检疫总局．电离辐射防护与辐射源安全基本标准：GB 18871—2002［S/OL］．［2025-01-05］．https：//openstd. samr. gov. cn/bzgk/gb/newGbInfo?hcno=61888EEB7C3060FDB7312BDC8B0BC29B.

［13］国家质量监督检验检疫总局．放射性废物管理规定：GB 14500—2002［S/OL］．［2025-01-05］．https：//openstd. samr. gov. cn/bzgk/gb/newGbInfo?hcno=4AAED4E2A3E852BE8365A3794B807727.

［14］国家卫生健康委员会．放射诊断放射防护要求：GBZ 130—2020［S/OL］．［2025-01-05］.http：//www.nhc.gov.cn/wjw/pcrb/202004/3db780ee6ba84d699d198da17f6f74d4/files/67d5d27c85814d118009e5671b795f63.pdf.

［15］国家质量技术监督局．放射治疗机房设计导则：GB/T 17827—1999［S/OL］．［2025-01-05］.https：//www.cmde.org.cn/gbpdf/GB17827-1999.pdf.

［16］生态环境部．放射治疗辐射安全与防护要求：HJ 1198—2021［S/OL］．［2025-01-05］．https：//www. mee. gov. cn/xxgk2018/xxgk/xxgk01/202110/W020211029543309369895.pdf.

［17］国家药品监督管理局．医疗机构制剂配制质量管理规范（试行）［EB/OL］．（2001-03-13）［2025-01-05］．https：//www.gov.cn/gongbao/content/2002/content_61934.htm.

［18］国务院．中华人民共和国药品管理法实施条例［EB/OL］．（2019-12-31）［2025-01-05］．https：//www. gov. cn/gongbao/content/2019/content_5468873.htm.

［19］浙江省标准化研究院．医用防护服、手套、护目镜、鞋标准解读［EB/OL］．（2020-02-07）［2025-01-05］．https：//www.sac.gov.cn/zt/yqfkbzhzxd/bzjd/art/2020/art_9de107756bec4ac49137c1bad08a3221.html.

［20］中国胸痛中心联盟，中国胸痛中心执行委员会．中国胸痛中心认证标准（第六版）［EB/OL］．（2020-03）［2025-01-05］.https：//ccahouse.org/ueditor/php/upload/file/1585744424557344.pdf.

［21］国家卫生健康委员会．国家卫生健康委办公厅关于印发药事管理和护理专业医疗质量控制指标（2020年版）的通知［EB/OL］．（2020-08-

04）［2025-01-05］.https：//www.gov.cn/zhengce/zhengceku/2020-08/05/content_5532636.htm.

［22］国家卫生健康委员会.核医学放射防护要求：GBZ 120—2020［S/OL］.［2025-01-05］.http：//www.nhc.gov.cn/wjw/pcrb/202101/497316e0039240cca8902f64cd55bdbd/files/2370d835a2094b6bbf2f2886a3cc880c.pdf.

［23］国家卫生健康委员会.国家卫生健康委办公厅关于印发中国脑卒中防治指导规范（2021年版）的通知［EB/OL］.（2021-08-27）［2025-01-05］.http：//www.nhc.gov.cn/yzygj/s3593/202108/50c4071a86df4bfd9666e9ac2aaac605.shtml.

［24］国家卫生健康委员会.国家卫生健康委办公厅关于印发超声诊断等5个专业医疗质量控制指标（2022年版）的通知［EB/OL］.（2022-05-11）［2025-01-05］.http：//www.nhc.gov.cn/yzygj/s7657/202205/56765f0f512f4f058efc4169a0e1c639.shtml.

［25］国家卫生健康委员会.国家卫生健康委关于印发《全国护理事业发展规划（2021-2025年）》的通知［EB/OL］.（2022-04-29）［2025-01-05］.https：//www.gov.cn/zhengce/zhengceku/2022-05/09/content_5689354.htm.

［26］国家卫生健康委员会，国家中医药局.关于印发进一步改善护理服务行动计划（2023—2025年）的通知［EB/OL］.（2023-06-15）［2025-01-05］.https：//www.gov.cn/zhengce/zhengceku/202306/content_6887303.htm.

［27］国家卫生健康委员会.国家卫生健康委办公厅关于印发患者安全专项行动方案（2023-2025年）的通知［EB/OL］.（2023-09-27）［2025-01-05］.https：//www.gov.cn/zhengce/zhengceku/202310/content_6908044.htm.

［28］卫生部.医用放射性废物管理的放射卫生要求：WS/T 2—1996［S/OL］.［2025-01-05］.https：//hbba.sacinfo.org.cn/stdDetail/8c173d340e59aa09b29133ede799bdbf.

［29］卫生部.医用X射线放射卫生防护监测规范：WS/T 190—1999［S/OL］.［2025-01-05］.https：//hbba.sacinfo.org.cn/stdDetail/a1e6223545471594e38cc41eb36cab54.

［30］卫生部.医学放射工作人员的放射防护培训规范：WS/T 74—1996［S/

OL]. [2025-01-05] .https: //hbba.sacinfo.org.cn/stdDetail/fe12ec2a05746b13606530fb62a9f602.

[31] 卫生部.医疗机构消毒技术规范：WS/T 367—2012 [S/OL]. [2025-01-05] .https: //hbba.sacinfo.org.cn/stdDetail/b5933a08d56cb6f2a896569554569385.

[32] 国家卫生健康委员会.公众成员的放射性核素年摄入量限值：WS/T 613—2018 [S/OL]. [2025-01-05] .https: //hbba.sacinfo.org.cn/stdDetail/3db27ac9f8da50269438a874faffc3a5d128f380aa93c7dbe5c58c67d9d2075e.

[33] 国家卫生健康委员会.医务人员手卫生规范：WS/T 313—2019 [S/OL]. [2025-01-05] .https: //hbba.sacinfo.org.cn/stdDetail/398c70f93c177f34ccc9106a49af0c287789535c2f1b3ed97e6606b792c0ecb6.

[34] 国家卫生和计划生育委员会.医疗机构环境表面清洁与消毒管理规范：WS/T 512—2016 [S/OL]. [2025-01-05] .https: //hbba.sacinfo.org.cn/stdDetail/de25dd4311fcc16857fe9babb3fd013d.

[35] 国家卫生健康委员会.医院感染监测标准：WS/T 312—2023 [S/OL]. [2025-01-05] .https: //hbba.sacinfo.org.cn/stdDetail/f99e581d09f87dc19d57e4cb0ee21b5672880b128d835545726619bd16ec77e4.

[36] 江苏省市场监督管理局.介入放射学和临床核医学放射工作人员职业健康检查规范：DB32/T 3906—2020 [S/OL]. [2025-01-05] .https: //www.renrendoc.com/paper/218240592.html.

[37] 肖书萍，陈冬萍，熊斌.介入治疗与护理 [M] .3版.北京：中国协和医科大学出版社，2016.

[38] 计进，明志萍，彭俊秋，等.实用护理应急预案与处理流程 [M] .武汉：华中科技大学出版社，2016.

[39] 徐梅.北京协和医院手术室护理工作指南 [M] .北京：人民卫生出版社，2016.

[40] 李鑫，占伊扬.医疗机构医用耗材规范化管理操作手册 [M] .南京：江苏凤凰科学技术出版社，2017.

[41] 中华医学会放射学分会.放射科管理规范与质控标准：2017版 [M] .北京：人民卫生出版社，2017.

［42］霍勇，方唯一.冠心病介入治疗培训教材：2018版［M］.北京：人民卫生出版社，2018.

［43］贾建平，陈生弟.神经病学［M］.8版.北京：人民卫生出版社，2018.

［44］谢卫华，黄二亮，焦燕.医用耗材管理［M］.北京：中国医药科技出版社，2022.

［45］屈红，王非凡，潘群.临床护理应急预案与处理流程［M］.北京：科学出版社，2019.

［46］李海燕，陆清声，莫伟.血管疾病临床护理案例分析［M］.2版.上海：复旦大学出版社，2019.

［47］郭滨.SPD模式下医用耗材经济学研究［M］.长春：吉林大学出版社，2020.

［48］侯桂华，肖娟，王英.介入诊疗器材应用与护理［M］.北京：北京大学医学出版社，2021.

［49］李乐之，路潜.外科护理学［M］.7版.北京：人民卫生出版社，2021.

［50］美国心脏协会.高级心血管生命支持导师手册［M］.杭州：浙江大学出版社，2021.

［51］侯桂华，温红梅.中国介入导管室建设与管理规范［M］.北京：北京大学医学出版社，2022.

［52］尤黎明，吴瑛.内科护理学［M］.7版.北京：人民卫生出版社，2022.

［53］郭莉.手术室护理实践指南：2022年版［M］.北京：人民卫生出版社，2022.

［54］陈秀梅，张婧，李燕.介入手术护理配合流程及评分标准［M］.北京：中华医学电子音像出版社，2022.

［55］桂莉，金静芬.急危重症护理学［M］.5版.北京：人民卫生出版社，2022.

［56］中国卒中学会.中国脑血管病临床管理指南［M］.2版.北京：人民卫生出版社，2023.

［57］郭莉.手术室护理实践指南：2023年版［M］.北京：人民卫生出版社，2023.

［58］薛明，王晓娟，梁娇，等.手术室护理与管理［M］.成都：四川科学技术出版社，2023.

［59］肖书萍，郑传胜.放射科护理质量管理［M］.北京：科学出版社，2023.
［60］王雪梅，高岚，叶俏.介入护理质量指标实践手册［M］.南京：东南大学出版社，2023.
［61］李伟，伍冬梅，赵俐红.影像科护理标准化流程与应急预案［M］.成都：四川大学出版社，2023.
［62］王晓燕，王雪梅，徐阳.介入治疗护理学［M］.南京：东南大学出版社，2023.
［63］薛幼华，冯英璞，包建英.介入护理操作实训手册［M］.南京：东南大学出版社，2023.
［64］中华医学会放射学分会对比剂安全使用工作组.碘对比剂使用指南（第2版）［J］.中华医学杂志，2014，94（43）：3363-3369.
［65］中华医学会神经病学分会，中华医学会神经病学分会脑血管病学组.中国脑出血诊治指南（2019）［J］.中华神经科杂志，2019，52（12）：994-1005.
［66］孙玉杰，张海澄.2015年《AHA/ACC/HRS室上性心动过速管理指南》解读［J］.中国循环杂志，2015，30（Z2）：50-55.
［67］中华医学会心血管病学分会介入心脏病学组，中国医师协会心血管内科医师分会血栓防治专业委员会，中华心血管病杂志编辑委员会.中国经皮冠状动脉介入治疗指南（2016）［J］.中华心血管病杂志，2016，44（5）：382-400.
［68］中国成人血脂异常防治指南修订联合委员会.中国成人血脂异常防治指南（2016年修订版）［J］.中华全科医师杂志，2017，16（1）：15-35.
［69］中华医学会神经病学分会，中华医学会神经病学分会脑血管病学组，中华医学会神经病学分会神经血管介入协作组.中国急性缺血性脑卒中早期血管内介入诊疗指南2018［J］.中华神经科杂志，2018，51（9）：683-691.
［70］中华医学会神经病学分会，中华医学会神经病学分会脑血管病学组.中国急性缺血性脑卒中诊治指南2018［J］.中华神经科杂志，2018，51（9）：666-682.
［71］中华医学会糖尿病学分会.中国2型糖尿病防治指南（2020年版）［J］.

中华糖尿病杂志，2021，13（4）：315-409.

［72］余金波，智宏，马根山.2018年欧洲心脏病学会晕厥诊断与管理指南解读［J］.中国介入心脏病学杂志，2018，26（9）：492-496.

［73］中国高血压防治指南修订委员会，高血压联盟（中国），中国医疗保健国际交流促进会高血压分会，等.中国高血压防治指南（2024年修订版）［J］.中华高血压杂志，2024，32（7）：603-700.

［74］中华医学会呼吸病学分会介入呼吸病学学组.成人诊断性可弯曲支气管镜检查术应用指南（2019年版）［J］.中华结核和呼吸杂志，2019，42（8）：573-590.

［75］曹勇，张谦，于洮，等.中国脑血管病临床管理指南（节选版）——脑出血临床管理［J］.中国卒中杂志，2019，14（8）：809-813.

［76］中华医学会，中华医学会杂志社，中华医学会全科医学分会，等.室上性心动过速基层诊疗指南（2019年）［J］.中华全科医师杂志，2020，19（8）：667-671.

［77］中国临床肿瘤学会（CSCO）肿瘤消融治疗专家委员会，中国医师协会肿瘤消融治疗技术专家组，中国抗癌协会肿瘤消融治疗专业委员会，等.影像引导下热消融治疗原发性和转移性肺部肿瘤临床实践指南（2021年版）［J］.中华内科杂志，2021，60（12）：1088-1105.

［78］国家卫生健康委员会国家结构性心脏病介入质量控制中心，国家心血管病中心结构性心脏病介入质量控制中心，中华医学会心血管病学分会先心病经皮介入治疗指南工作组，等.常见先天性心脏病经皮介入治疗指南（2021版）［J］.中华医学杂志，2021，101（38）：3054-3076.

［79］中国卒中学会，中国卒中学会神经介入分会，中华预防医学会卒中预防与控制专业委员会介入学组.急性缺血性卒中血管内治疗中国指南2023［J］.中国卒中杂志，2023，18（6）：684-711.

［80］中华护理学会内科专业委员会，首都医科大学宣武医院.急性缺血性脑卒中静脉溶栓护理指南［J］.中华护理杂志，2023，58（1）：10-15.

［81］张谦，冀瑞俊，赵萌，等.中国脑血管病临床管理指南（第2版）（节选）——第5章脑出血临床管理［J］.中国卒中杂志，2023，18（9）：1014-1023.

［82］中华医学会放射学分会介入学组.中国Stanford B型主动脉夹层影像诊

断和介入治疗临床指南［J］. 中华放射学杂志，2023，57（5）：457-473.

［83］中国生物医学工程学会心律分会. 心律植入装置感染与处理的中国专家共识2013［J］. 临床心电学杂志，2013，22（4）：241-253.

［84］中国抗癌协会肿瘤介入专家委员会. 经导管动脉灌注化疗药物应用原则——中国肿瘤介入专家共识［J］. 介入放射学杂志，2017，26（11）：963-970.

［85］中华医学会放射肿瘤治疗学分会，中国医师学会放射治疗专业委员会，中国研究型医院放射治疗专业委员会，等. 3D打印共面模板辅助CT引导放射性125I粒子植入治疗专家共识［J］. 中华医学杂志，2018，98（35）：2815-2818.

［86］中华护理学会护理管理专业委员会. 针刺伤防护的护理专家共识［J］. 中华护理杂志，2018，53（12）：1434-1438.

［87］国家卫生健康委脑卒中防治工程委员会，中华医学会神经外科学分会神经介入学组，中华医学会放射学分会介入学组，等. 急性大血管闭塞性缺血性卒中血管内治疗中国专家共识（2019年修订版）［J］. 中华神经外科杂志，2019，35（9）：868-879.

［88］中华心血管病杂志编辑委员会，中国生物医学工程学会心律分会，中国老年学和老年医学学会心血管病专业委员会，等. 晕厥诊断与治疗中国专家共识（2018）［J］. 中华心血管病杂志，2019，47（2）：96-107.

［89］中华医学会神经病学分会，中华医学会神经病学分会神经血管介入协作组. 介入神经病学导管室构建与管理中国专家共识［J］. 中华神经科杂志，2019，52（4）：247-251.

［90］中国医师协会介入医师分会，中华医学会放射学分会介入专业委员会，中国静脉介入联盟. 下肢深静脉血栓形成介入治疗规范的专家共识（第2版）［J］. 介入放射学杂志，2019，28（1）：1-10.

［91］中国抗癌协会肿瘤介入学专业委员会，中国医师协会介入医师分会，中国临床肿瘤学会（CSCO）放射介入治疗专家委员会，等. 经皮穿刺冷热多模态消融治疗肺部恶性肿瘤操作规范专家共识［J］. 中国介入影像与治疗学，2020，17（12）：705-710.

［92］中华医学会心电生理和起搏分会，中国医师协会心律学专业委员

会.2020室性心律失常中国专家共识（2016共识升级版）[J].中国心脏起搏与心电生理杂志，2020，34（3）：189-253.

[93] 中国静脉介入联盟，中国医师协会介入医师分会外周血管介入专业委员会.下肢深静脉血栓形成介入治疗护理规范专家共识［J］.介入放射学杂志，2020，29（6）：531-540.

[94] 中国微循环学会门脉高压专家委员会.布-加综合征外科治疗规范的专家共识［J］.血管与腔内血管外科杂志，2020，6（6）：471-481.

[95] 肖书萍，饶珉，罗金香，等.新冠肺炎疫情常态下介入手术室感染防控管理专家共识［J］.临床放射学杂志，2021，40（1）：6-10.

[96] 中华医学会心血管病学分会介入心脏病学组，中华医学会心血管病学分会大血管病学组，中华心血管病杂志编辑委员会.经动脉心血管介入诊治中含碘对比剂相关不良反应防治的中国专家共识（2021）［J］.中华心血管病杂志，2021，49（10）：972-985.

[97] 北京护理学会手术室专业委员会.手术室医疗废物分类与收集方法专家共识［J］.中华现代护理杂志，2021，27（29）：3921-3927.

[98] 苏州工业园区心血管健康研究院，中国心血管健康联盟心血管病护技培训中心专家委员会.心脏介入诊疗术中并发急性心脏压塞急救与护理专家共识［J］.中国介入心脏病学杂志，2022，30（9）：644-652.

[99] 中华医学会放射学分会护理工作组.介入手术室医院感染控制和预防临床实践专家共识［J］.介入放射学杂志，2022，31（6）：531-537.

[100] 中国医师协会介入医师分会外周血管介入专业学组，中国静脉介入联盟，国际血管联盟中国分部护理专业委员会.布-加综合征介入治疗护理规范专家共识［J］.介入放射学杂志，2022，31（5）：429-437.

[101] 李春海，孟红，苏涛，等.建立CT介入手术室和规范化工作流程专家共识［J］.中国介入影像与治疗学，2022，19（6）：321-324.

[102] 中华医学会心电生理和起搏分会，中国医师协会心律学专业委员会.室上性心动过速诊断及治疗中国专家共识（2021）［J］.中华心律失常学杂志，2022，26（3）：202-262.

[103] 中华医学会外科学分会血管外科学组.Stanford B型主动脉夹层诊断和治疗中国专家共识（2022版）［J］.中国血管外科杂志（电子版），2022，14（2）：119-130.

［104］中华医学会心血管病学分会，中国医师协会心血管内科医师分会肺血管疾病学组，中国肺栓塞救治团队（PERT）联盟．急性肺栓塞多学科团队救治中国专家共识［J］．中华心血管病杂志，2022，50（1）：25-35.

［105］中国医学装备协会护理装备与材料分会手术装备与材料专业委员会．数字减影血管造影复合手术室管理专家共识［J］．中国医学装备，2023，20（1）：141-145.

［106］高兴莲，郭莉，何丽，等．术中获得性压力性损伤预防专家共识［J］．护理学杂志，2023，38（1）：44-47.

［107］陈翔宇，刘明华，赵晓东．《创伤失血性休克中国急诊专家共识（2023）》解读［J］．中国急救医学，2023，43（12）：933-936.

［108］中华医学会急诊医学分会，中国医师协会介入医师分会，中国研究型医院学会出血专业委员会，等．出血性疾病危急值专家共识（2023版）［J］．实用休克杂志（中英文），2023，7（4）：230-237.

［109］中华医学会心电生理和起搏分会，中国医师协会心律学专业委员会．普通心脏起搏器和植入型心律转复除颤器手术操作规范中国专家共识（2023）［J］．中华心律失常学杂志，2023，27（3）：188-224.

［110］中国医师协会呼吸医师分会肺栓塞与肺血管病工作组，中华医学会呼吸病学分会肺栓塞与肺血管病学组，全国肺动脉高压标准化体系建设项目专家组，等．右心漂浮导管检查操作流程专家共识［J］．中华结核和呼吸杂志，2022，45（9）：855-864.

［111］中国微循环学会周围血管疾病专业委员会下肢静脉腔内治疗专业委员会．急性下肢深静脉血栓形成腔内治疗专家共识［J］．血管与腔内血管外科杂志，2023，9（5）：513-519.

［112］中国静脉介入联盟，中国医师协会介入医师分会外周血管介入专业委员会，国际血管联盟中国分部护理专业委员会．致命性肺血栓栓塞症急救护理专家共识［J］．中华现代护理杂志，2023，29（17）：2241-2250.

［113］中华医学会心血管病学分会．冠状动脉微血管疾病诊断和治疗中国专家共识（2023版）［J］．中华心血管病杂志，2024，52（5）：460-492.

[114]《中国脑卒中防治报告2018》编写组.我国脑卒中防治仍面临巨大挑战——《中国脑卒中防治报告2018》概要［J］.中国循环杂志，2019，34（2）：105-119.

[115] 包震乾.公立医院医用耗材SPD管理模式研究［J］.卫生经济研究，2023，40（9）：80-82.

[116] 曹莉明，张勇学，梁志会，等.载药微球栓塞治疗传统TACE抵抗的原发性肝癌临床疗效［J］.介入放射学杂志，2023，32（1）：59-62.

[117] 曾清.动态条件下手术室空气质量水平和影响因素分析［J］.护理实践与研究，2019，16（14）：10-11.

[118] 陈丽娜，杨朝霞，许慧娟，等.基于循证护理的术前访视模式对不稳定型心绞痛PCI治疗患者的影响［J］.齐鲁护理杂志，2023，29（14）：77-79.

[119] 陈勤，秦永亭，钱兆玲.提高手术室安全用药的护理措施［J］.基层医学论坛，2020，24（33）：4834-4835.

[120] 崔玲玲.老年心脏介入治疗并发迷走神经反射的护理研究进展［J］.护理研究，2018，32（11）：1694-1697.

[121] 邓欣，沈雳，葛均波.中国冠心病介入治疗发展现状：介入治疗器械［J］.中国医学前沿杂志（电子版），2021，13（3）：11-15.

[122] 丁幼芽，王钰炜，闫丹萍，等.大剂量输血程序改进及在失血性休克患者中的应用［J］.中华护理杂志，2023，58（21）：2604-2609.

[123] 方艳.基于信息平台的介入高值耗材管理系统的构建［J］.全科护理，2019，17（2）：224-226.

[124] 冯文勇，罗宁，高春萍，等.两种导管在经桡动脉入路脑血管造影中的应用效果对比分析［J］.中国脑血管病杂志，2020，17（11）：641-647，660.

[125] 管鑫，景红霞，李威，等.右冠状动脉空气栓塞救治1例［J］.中国急救复苏与灾害医学杂志，2022，17（11）：1537-1538.

[126] 何秀梅，张小芳，李爽.多媒体宣教模式在临床工作中的应用对脑血管造影术后患者尿潴留的影响［J］.中国医药，2022，17（9）：1410-1412.

[127] 侯剑.建立健全医疗设备及医用耗材管理制度［J］.医疗装备，2022，

35（1）：94-96.

［128］胡宇乐，黎万汇，万佳，等.医院心导管室空气消毒运行管理现况调查［J］.中国消毒学杂志，2021，38（10）：785-788.

［129］黄景香，许秀芳，郭丽敏，等.介入护理交接单的设计与应用［J］.介入放射学杂志，2016，25（9）：826-828.

［130］黄美兰，姚茹，党小宁.全程精细化护理联合水化疗法预防糖尿病亚急性期脑梗死患者数字减影全脑血管造影术后对比剂肾病的疗效［J］.现代中西医结合杂志，2019，28（34）：3854-3858.

［131］黄书云，倪姜，薛明芳.手术室高值耗材智能精细化管理平台的构建与应用［J］.中国医疗器械信息，2024，30（8）：151-153.

［132］黄宗敏.导管室护士在急诊介入治疗术中的安全护理配合［J］.当代护士（下旬刊），2019，26（7）：119-120.

［133］贾益仑，邱原刚.冠状动脉栓塞［J］.中国心脏起搏与心电生理杂志，2022，36（2）：164-167.

［134］居洁勤，顾建芬，李丽娟，等.智能化管理系统在介入手术室高值耗材管理中的建设与应用［J］.中华现代护理杂志，2021，27（28）：3891-3895.

［135］李成学，杨凯，张虹.梗阻性黄疸介入治疗中胆心反射的防治［J］.中国介入影像与治疗学，2017，14（5）：283-286.

［136］李尔清，毛怡君，鱼丽荣，等.介入手术患者ISBAR转运交接单构建与应用［J］.中国卫生质量管理，2023，30（10）：56-61.

［137］李昊楠，王静，郑晶晶，等.血清ET-1、NO、GSH-Px水平在硬膜外阻滞麻醉胆道手术患者中水平变化及与胆心反射发生关系探讨［J］.中国实验诊断学，2022，26（4）：526-529.

［138］李敏，韩彩莉，付杏亚，等.预见性护理对射频消融术经皮冠状动脉介入诱发迷走神经反射的影响研究［J］.现代中西医结合杂志，2019，28（28）：3167-3170.

［139］梁月娥，王志英，陈璧珊，等.心脏介入手术并发迷走神经反射的抢救与护理效果观察［J］.国际护理学杂志，2017，36（9）：1292-1294.

［140］廖维，谭燕燕，唐玲，等.基于物联网平台的手术室医务人员行为管

理系统的应用和效果分析［J］.中国数字医学，2020，15（7）：33-35.

［141］林秀敏，黄雪莲，吴碧瑜.精细化管理在提高首台手术开台准点率中的应用效果［J］.解放军护理杂志，2019，36（5）：81-83，89.

［142］林姿，陈茜，江芳.二级库管理系统在提高介入导管室耗材管理水平中的作用［J］.中医药管理杂志，2020，28（21）：231-232.

［143］娄颖，沈彩凤，钱婷，等.1例ERCP术并发胆心反射致呼吸心跳骤停患者的抢救及护理［J］.当代护士（下旬刊），2020，27（8）：157-159.

［144］罗聃，孙利华，林丽.肺结核大咯血窒息患者救治及急症护理［J］.中华临床感染病杂志，2022，15（3）：217-221.

［145］马贵洲，徐荣和，蔡志雄，等.复杂高危冠脉病变患者介入治疗现状及进展［J］.实用医学杂志，2021，37（24）：3107-3112.

［146］马玲，刘融，杨学，等.混合现实技术在颅内动脉瘤夹闭术患者术前访视中的应用研究［J］.中国临床护理，2023，15（3）：138-142.

［147］蒙漫史，徐训超，王波，等.手术患者切口感染的相关危险因素与预防［J］.中华医院感染学杂志，2016，26（5）：1176-1178.

［148］穆燕，刘丹，年红霞.手术室高值耗材的全程信息跟踪管理［J］.中华护理杂志，2013，48（12）：1077-1079.

［149］彭志涛，熊昌蓉.医院医疗设备维修与维护流程优化探究［J］.中国医院建筑与装备，2024，25（3）：64-67.

［150］寿张轩，金雪，胡双飞，等.手术用药闭环化管理模式的建立与持续改进［J］.中国现代应用药学，2017，34（7）：1053-1056.

［151］孙鑫，宋坤青，王能，张峰，董少红，吴炯仁.远端桡动脉入径在冠状动脉造影和经皮冠状动脉介入治疗中的应用［J］.中华心血管病杂志（网络版），2020，3（1）：1-9.

［152］唐芬，高红.急诊介入护理流程对提升急性ST段抬高型心肌梗死患者抢救成功率的效果［J］.中国急救复苏与灾害医学杂志，2023，18（2）：250-253.

［153］佟婷婷.术前访视在手术室护理工作中的应用进展［J］.中国城乡企业卫生，2023，38（1）：28-30.

[154] 汪若晨，戴宇翔，葛均波.经桡动脉入路冠状动脉造影及介入治疗的发展历程与展望［J］.中国临床医学，2024，31（1）：3-11.

[155] 王曾妍，高兴莲，梅竹.基于物联网平台建立的手术室医务人员行为管理系统的应用及成效分析［J］.护士进修杂志，2019，34（15）：1379-1381.

[156] 王兰，汪晖，徐蓉，等.患者身份识别工具/技术的最佳证据总结［J］.护理学杂志，2021，36（4）：97-100，104.

[157] 王丽.综合术前访视护理对手术室患者身体应激、不良情绪及手术结局的影响［J］.国际护理学杂志，2022，41（9）：1680-1683.

[158] 王露平，曹才文，谭正.一例高处坠落失血性休克患者绿色通道救治流程回顾［J］.实用休克杂志（中英文），2023，7（1）：55-57.

[159] 王雪萍，叶卫国，曾小康，等.急诊经皮冠状动脉介入治疗突发心搏骤停患者的急救护理［J］.中华急危重症护理杂志，2023，4（7）：628-631.

[160] 王玉峰，何东风.载药微球经导管肝动脉化疗栓塞治疗肝脏恶性肿瘤研究进展［J］.解放军医学杂志，2022，47（5）：524-532.

[161] 卫彬彬，程应樟，章际云，等.心房颤动患者射频消融术中心脏压塞的防治研究进展［J］.介入放射学杂志，2024，33（3）：325-329.

[162] 文细毛，黄勋，曾烂漫，等.2019年全国医疗机构医务人员诊疗过程手卫生监测报告［J］.中国感染控制杂志，2021，20（5）：389-396.

[163] 吴丹，汪鹏飞，井赛，等.基于一码溯源的医疗耗材SPD管理平台构建［J］.中国医疗设备，2023，38（8）：112-116.

[164] 吴刚，刘军，马贵荣，等.全脑血管造影检查在减少脑出血患者二次自发性脑出血发生率中的应用研究［J］.中国临床医生杂志，2019，47（6）：715-717.

[165] 伍子英，陈文清.洁净手术室突发停电的风险与后备电源的解决对策［J］.中国医学装备，2018，15（2）：115-118.

[166] 夏靓，金鑫.协作式术前访视对血管支架介入术患者心理应激的影响［J］.吉林医学，2023，44（5）：1395-1398.

[167] 夏涛，汤军.外科手术患者切口感染的危险因素分析与护理干预对策［J］.护理实践与研究，2019，16（19）：81-83.

[168] 谢文瑶，蔡益民，黄金菁，等.介入手术室高值耗材智能管理系统的构建与应用［J］.护理研究，2022，36（20）：3725-3728.

[169] 徐海英，贺艳，蔡英华，等.多部门协作的手术室精益化管理研究［J］.护理学杂志，2019，34（10）：55-58.

[170] 徐敏，宋新，李琼.预警性护理干预对降低PCI术诱发血管迷走神经反射的影响［J］.中西医结合心血管病电子杂志，2020，8（14）：3-4.

[171] 徐蓉，汪晖，杨伟梅，等.患者身份识别最佳证据总结［J］.中华护理杂志，2021，56（6）：921-928.

[172] 徐业成，何婷，胡威，等.冠心病介入治疗中心血管迷走反射的原因分析及措施［J］.中国继续医学教育，2019，11（13）：101-103.

[173] 杨绮莉，周怡.《医疗机构环境表面清洁与消毒管理规范》在术后环境终末消毒中应用［J］.实用临床护理学电子杂志，2017，2（52）：191-192.

[174] 尹燕武，别曼丽，马云通，等.多学科团队基于行动研究方法降低心血管介入迷走神经反射的效果［J］.川北医学院学报，2023，38（4）：566-570.

[175] 游彤阳，王娟，刘青焱，等.四川省254所医院手术室信息化建设与应用的现状调查［J］.中华现代护理杂志，2023，29（24）：3321-3325.

[176] 张惠荣，官小莉，陈丽，等.咽喉疾病患者窒息的预警评估及管理［J］.护理学杂志，2022，37（21）：39-41.

[177] 张勤，耿素萍，李晓彤，等.介入高值耗材全程闭环管理系统构建［J］.解放军医院管理杂志，2015，22（9）：813-815.

[178] 张勤，乔继红."平战结合"型介入手术室建筑布局设计思考［J］.介入放射学杂志，2021，30（7）：743-746.

[179] 郑喜灿，孙志艳，丁小勇，等.基于病区终端智能柜的低值耗材管理［J］.护理学杂志，2022，37（11）：50-52.

[180] 智宏，余金波，马根山.优化晕厥处理流程——2018欧洲心脏病学会晕厥诊断与管理指南解读［J］.南京医科大学学报（自然科学版），2018，38（11）：1654-1658，1666.

［181］中国卒中学会科学声明专家组.急性缺血性卒中静脉溶栓中国卒中学会科学声明［J］.中国卒中杂志，2017，12（3）：267-284.

［182］钟碧红.冠脉介入手术的导管室护理风险管理措施探讨［J］.智慧健康，2021，7（26）：155-158.

［183］周雪，姜枫，朱慧兰，等.公立医院数字化转型：内涵、意义与路径［J］.卫生经济研究，2023，40（12）：60-62.

［184］国家卫生健康委员会.医疗器械临床使用管理办法［EB/OL］.（2021-01-12）［2025-01-05］.https：//www.gov.cn/gongbao/content/2021/content_5600085.htm.

［185］Bai Y，Li Y，Chi J，et al. Endobronchial closure of the bronchopleural fistula with the ventricular septal defect occluder：a case series［J］.BMC Pulm Med，2021，21（1）：313.

［186］Beyer SE，Shanafelt C，Pinto DS，et al. Utilization and outcomes of thrombolytic therapy for acute pulmonary embolism：a nationwide cohort study［J］.Chest，2020，157（3）：645-653.

［187］Capilupi MJ，Kerath SM，Becker LB. Vagus nerve stimulation and the cardiovascular system［J］.Cold Spring Harb Perspect Med，2020，10（2）：a034173.

［188］Carney N，Totten AM，O'Reilly C，et al. Guidelines for the management of severe traumatic brain injury，fourth edition［J］.Neurosurgery，2017，80（1）：6-15.

［189］Fuentes B，Ntaios G，Putaala J，et al. European Stroke Organisation（ESO）guidelines on glycaemia management in acute stroke［J］.Eur Stroke J，2018，3（1）：5-21.

［190］Guo S，Bai Y，Li Y，et al. A large central bronchopleural fistula closed by bronchoscopic administration of recombinant bovine basic fibroblast growth factor：a case report［J］.Respiration，2021，100（10）：1000-1004.

［191］Huang H，Liu Y，Gao Z，et al. Efficacy of procaine combined with ketamine and propofol in pediatric epidural anesthesia［J］.Exp Ther Med，2020，20（5）：23.

［192］Johnston KC，Bruno A，Pauls Q，et al. Intensive vs standard treatment of hyperglycemia and functional outcome in patients with acute ischemic stroke：the SHINE randomized clinical trial ［J］.JAMA，2019，322（4）：326-335.

［193］Klein-Weigel PF，Elitok S，Ruttloff A，et al. Superior vena cava syndrome ［J］.Vasa，2020，49（6）：437-448.

［194］Mondoni M，Carlucci P，Cipolla G，et al. Long-term prognostic outcomes in patients with haemoptysis ［J］.Respir Res，2021，22（1）：219.

［195］Suastika LO，Oktaviono YH. Multiple air embolism during coronary angiography：how do we deal with it? ［J］ Clin Med Insights Cardiol，2016，10：67-70.

［196］Vendittelli PS，Botros B，Rosman HS，et al. Coronary artery embolism：two case reports and a review of the literature ［J］.Am J Med Sci，2019，357（4）：333-337.

［197］Wei S，Liu J，Li X，et al. A retrospective stenting study on superior vena cava syndrome caused by lung cancer ［J］.Thorac Cancer，2020，11（7）：1835-1839.